돌파리 잔소리

촌놈 임락경 지음

삼인

돌파리 잔소리

2001년 11월 25일 초판 1쇄 펴냄
2016년 2월 4일 초판 10쇄 펴냄
2022년 5월 20일 개정판 1쇄 펴냄
2024년 2월 15일 개정판 2쇄 펴냄

펴낸곳 (주)도서출판 삼인

지은이 임락경
펴낸이 신길순

등록 1996.9.16. 제 25100-2012-000046호
주소 03716 서울시 서대문구 성산로 312 북산빌딩 1층
전화 (02) 322-1845
팩스 (02) 322-1846
전자우편 saminbooks@naver.com

표지디자인 (주)끄레어소시에이츠
제판 문형사
인쇄 수이북스
제본 은정제책

ISBN 978-89-6436-218-1 03510

값 14,000원

돌파리 잔소리

머리글

  기독교가 미국을 통하여 들어온 지 한 세기가 지났다. 그 동안에 공을 세웠다는 것이 학교와 병원을 설립하고 미신을 타파한 것이라고 평가되고, 여론 조사 결과나 통계도 그렇게 나온다. 거기에 한 가지 덧붙이자면 국민의 식생활을 바꾸는 데 앞장섰다는 것이다.

  처음 기독교가 들어와 속회, 구역 예배를 할 때는 호박죽, 식혜, 수정과 그리고 고구마, 감자, 옥수수 등으로 대접을 했다. 그랬었는데 선교사를 통해 교회에 가장 먼저 정착된 커피 따위 가공 식품이 우리의 밥상을 변화시켜 마침내 우리의 심성과 체질을 바꾸어 놓게 되었고, 산업 사회 유형의 갖가지 질병을 유발시키게 되었다.

  나는 어릴 때 이현필 선생님을 찾아가 동광원에서 생활을 했다. 동광원 이현필 선생님을 두고 유영모 선생님이 평하시기를, "북에는 남강(이승훈), 남에는 이현필이 한국의 인물"이라고 늘 말씀하셨다. 이현필 선생님은 가르침 중에 "동광원 식구들 학교 보내지 말자", "병원 가지 말자", "고기 먹지 말자", "원조 물자 먹지 말자"고 말씀하셨다.

  우리 나라 사람들, 특히 시골 사람들이 가난한 이유가 두 가지 있다. 심지어 그 두 가지 일을 위해 산다고 할 수 있다. 첫째는 자식들 큰 학교 보내고, 둘째는 가족들 병원에 가는 일이다. 큰 학교와 병원에 안 가면 소나 논밭을 팔 일이 없다. 아무리 농촌이 살기 힘들다, 못산다고 하나, 학비와 병원비 아니면 부자는 안 되더라도, 사니 못사니 할 정도로 어렵지는 않다. 또한 오늘날 농촌의 빈곤은 도시 사람들에 비한 상대적 빈곤이지 절대적 빈곤은 아니다.

  우리는 정말 이렇게 많은 학교와 병원이 필요한 것인지 의문을 가져 봐야 한다. 우리 사회에서는 학교, 병원만 설립했다 하면 돈을 번다. 병원이 망했다는 이야기는 전무후무할 것이다. 이렇게 돈벌었다는 것은 그만큼 돈을 많이 쓰고 망한 사람이 많다는 계산이다. 꼭 의사나 교수는 월급을 많이 받고 편히 살아야 되고, 노동자나 농민은 어렵게 살아야 되는지…… 지구상에서 이렇게 학교 많고 병원 많은 나라가 또 있으랴! 예수님이 언제 큰 학교에 다니셨고, 베드로는 또 언제 전문 학교라도 다니셨는지!

지금 우리 집에는 30여 명이 정신적·신체적 장애를 가지고 살고 있지만, 교통 사고 외엔 병원 가는 일이 없다. 20여 년 사는 동안 초상을 딱 한 번 치렀다. 먹거리를 밭에서 구하고, 집안에 널려 있는 여덟 가지 짐승들도 식탁에 올리기 위한 것이다. 사슴도 몇 년에 한 번은 잡아서 먹는다.

원시적이지는 않아도 뒷걸음을 향해 박차를 가하지 않으면 살아갈 길이 없다고 생각한다. 우리가 얼마만큼 건강하게 사느냐 하는 것은 얼마나 자연을 접하고 사느냐에 비례한다. 그래서 이제부터 현대인들이 중요치 않게 생각하는 집터와 수맥과 산맥, 음식이 약이 되고 약이 음식인 이야기, 자연이 살고 사람이 사는 길, 그 이야기를 학교 안 가고 병원 안 가고 비료와 농약 안 하고 살아온 농사꾼이 역설로 적어 볼까 한다.

2001년 8월
촌놈 임락경

차례

1. $\frac{ㅁ}{12}$ 이야기

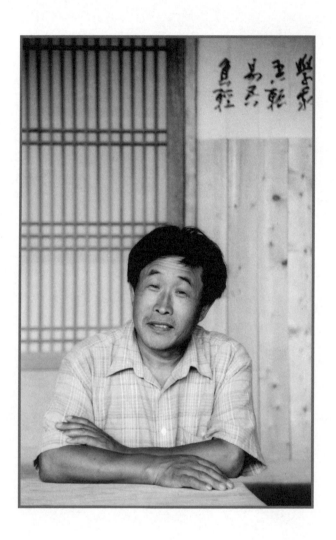

맹장은 꼭 필요한 장기다

인체 조직을 공부하는 사람들은 왜 인간이 백 년밖에 못 사는지 이해할 수가 없다고 한다. 구약 시대에 700~800년씩 살았다는 전설이 근거가 있을 것이라고 보기 때문이다. 그만큼 인체는 섬세하고 강하고 과학적으로 되어 있다는 것이다.

최근에는 좀 나아졌지만, 맹장도 사마귀 떼어 내듯이 막 떼어 내곤 하는 것을 볼 수 있다. 서양에서는 출산과 동시에 맹장을 떼어 낸다고 하고, 우리도 맹장이 좀 아프다 하면 병원에서 쉽게 떼 준다. 연필 굵기보다 가늘고 5센티미터도 안 되는 이 주머니는 백혈구 주머니다. 그러나 맹장은 오장 부대에 보충대 역할을 하는 중요한 장기이다. 가령 신장이 안 좋은 사람이 자극이 강한 음식을 먹으면, 그것을 다 걸러 내야 하니 신장이 힘들어 한다. 이때 맹장에 있는 백혈구가 나와서 도와 주는데 백혈구가 모자라면 맹장이 아파 온다. 이것은 백혈구가 모자라거나 없다는 신호이다. 이렇게 맹장이 시달리다가 염증이 생긴 것이 맹장염이다.(흔히 우리가 알고 있는 맹장·맹장염은 충수돌기·충수돌기염이다. 충수돌기가 붙어 있는 상행결장 끝부분을 맹장이라 하는데, 충수돌기염이 심하면 맹장염이 될 수도 있다. 여기서는 맹장을 충수돌기, 맹장염을 충수돌기염이라고 표기해야 하나 이해를 쉽게 하기 위해 그대로 맹장·맹장염이라 하겠다.)

이 상태에서 오장을 생각지 않고 음식을 마구 먹어 맹장이 급히 망가지면 '급성맹장염'이라 하고, 꾸준히 강한 음식을 먹어 백혈구가 서서히 죽어 가면 정확한 진단이 어려워지는데 이것을 의사들은 '만성맹장염'이라 불렀다.

손가락이 곪으면 겨드랑이에 가래톳이 나고, 발가락을 다치면 오금에 가래톳이 난다. 백혈구 주머니에 보충병이 없다는 거다. 피가 깨끗해서 강한 사람은 손가락이 곪아도 겨드랑이에 가래톳이 생기지 않는다. 염증이 늘 붙어 있는 사람은 환부에 약을 바를 것이 아니라, 엽록소, 살아 있는 효소, 효모, 물을 많이 먹어 피를 튼튼하게 하는 근본적인 대책이 필요하다.

오장이 건강한 사람은 맹장염에 걸리지 않는다. 어느 한 가지 기능이 나빠진 후에 맹장에 병이 온다. 가끔씩 맹장이 아프면 오장 중에 나빠진 곳이 있다는 증거이다. 맹장이 없는 사람은 보충병이 없고 관측소가 없다고 생각하면 된다.

전남 고흥의 어느 목사 사모님이 새벽에 전화를 했다. 맹장염이라고 했다. 오장 가운데 이상이 있는 곳을 이야기하라고 하니, "저, 장 튼튼해요" 한다. 전화 끊고 다시 연락하라니 조금 후에 다시 전화가 왔다. 발바닥에 열이 많아 한약을 먹는데 한약에 부자가 많이 들어가 배탈이 사흘간이나 났다는 것이다. 긴급 처방으로 녹두죽을 먹으라고 했다. 녹두는 해독제로 좋은데, 한 가지 나쁜 점은 보약 성분도 중화시킨다는 것이다. 한약이고 양약이고 녹두를 먹으면 약 효과가 없어진다. 녹두를 먹어 맹장 수술 위기는 면했으나 발바닥의 열은 못 고쳤다.

우리 집에 건강한 청년이 있었는데 갑자기 맹장이 아프다고 배를 움켜쥐었다. 찬찬히 원인을 찾아보니 발병하기 전날 고추장을 듬뿍 넣은 비빔밥을 먹었다는 것이다. 맹장 아픈 거하고 비빔밥 먹는 것하고 무슨 관계냐 하면, 이 친구가 음식을 맵게 먹어 신장이 안 좋았는데 갑자기 자극성이 강한 음식이 한꺼번에 들어오니 위에 무리를 주게 되고 맹장주머니에 있는 백혈구가 나가서 도와 주어야 하는데 도

14

와 줄 병력이 모자라 맹장이 쪼이면서 아팠던 것이다. 이럴 때는 목욕을 하면서 땀을 빼고 물을 먹어 오줌으로 매운 성분을 빼내서 신장의 부담을 덜어 주어야 한다.

한 사람은 아무 데도 이상이 없는데 맹장염이 걸렸다. 내가 보아도 아무 이상이 없고 건강했다. 너무 건강하다 보니 일할 때 배가 고플 정도로 일을 하고는 한 번에 밥을 서너 그릇씩 먹는 것이다. 위장에는 갑자기 많이 먹는 것도 병이 된다. 이때도 갑자기 역할을 많이 해서 맹장이 부은 것이다. "끼니를 잇는다"는 말처럼 끊었다 이었다 하는 것이 끼니다. 이 사람은 끼니를 잘못 이었기 때문에 오장의 청지기인 맹장께서 노하셨던 것이다.

1970년대 전투 경찰이 있었다. 이들은 끼여들 곳이거나 아니거나 구별 않고 끼여들었다. 학생들과 학교장이 등록금 문제로 싸우면 이것은 당사자들이 해결해야 할 일인데도 전경들이 끼여들었다. 회사에서 종업원들이 "임금 인상하라" 하고 사장은 "안 된다"고 하면서 싸우면 전경들이 바가지 쓰고 끼여든다. 농민들이 쌀값 싸다고 "인상시키라"라며 국회의사당 앞에서 시위하면 전경들은 또 바가지 쓰고 끼여든다. 어떻게 보면 고맙기도 하고 어떻게 보면 밉기도 하다.

맹장 역시 마찬가지다. 맵게 먹어 콩팥이 고생하느냐 내가 나서겠다, 한약 많이 먹어 탈났느냐 내가 붓겠다, 많이 먹어 부담되느냐 내가 나누어 고생하련다, 체하셔서 고생하시느냐 내가 대신 고생하겠다고 하는 것이다. 전경은 끼여들 곳이나 끼여들지 말아야 할 곳이나 다 끼여드는데, 맹장은 그래도 오장 중 폐장, 간장, 심장은 제외하고 위, 장, 신장에 이상이 있을 때에만 고생을 먼저 부담하며 자신을 희생한다. 맹장을 고생시키지 않으려면 음식을 순하게 먹고 물을 많이 먹어야 한다.

머리카락은 감지털이다

　30년 전 한 스님과 함께 잠을 자게 되었는데, 불가에서는 머리털을 필요없는 인모초(人毛草)라 해서 깎는다고 한다. 그러나 정말 필요없는 잡초이겠는가? 머리카락은 추울 때 보온을 해주고 더울 때는 직사 광선을 가려 준다. 어두운 곳에서 아무것도 안 보여도 물체가 나타나면 머리카락이 일어선다. 장님이 보이지 않아도 잘 부딪히지 않는 것은 머리카락이 강력한 안테나 역할을 하기 때문이다.

　성경에는 사무엘이 어릴 때부터 머리에 삭도를 대지 않았다고 한다. 예언자들, 도사들은 머리카락을 중요시했다. 또한 머리카락은 힘을 쓸 수 있는 역할까지도 맡고 있다. 삼손이 머리를 깎으니 힘을 잃었다가 다시 기르니 힘을 쓰게 된 이야기가 그렇다. 공자도 "신체발부는 수지부모"(身體髮膚 受之父母)라 하여, 머리나 털은 부모님의 손발과 같다고 깎지 못하게 가르쳤다.

　형무소 수감자들이나 군인들의 머리를 자르는 것도 지배하기 쉽게 하기 위함이다. 일제 침략기 때 단발령도 마찬가지고, 중·고등학생의 짧은 머리도 단지 공부만 하라는 뜻이다. 스님들의 삭발도 이것저것 생각하지 말고 수양하고 성욕이 일어나지 않도록 함이다.

　1970년대 어느 나라 군인이 정치를 하면서 전국민에게 단발령을 내려 남자 머리가 길면 붙잡아다 유치장에 가두고 강제로 자르고 두들겨 패기도 했었다. 머리 잘리지 않으려고 도망가고 숨고 하면서도 긴 머리를 고수하다가, 군주가 죽으면서 다시 기를 수 있도록 허용된 웃지 못할 역사가 있었다.

　머리를 짧게 자르면 성격이 단순해진다. 생각을 깊고 복잡하게 안

하게 된다. 운동 선수들은 머리가 짧다. 싸우다 보면 머리카락이 손에 잡히게 되어 거추장스러운 점도 있겠지만, 무엇보다 운동 선수들은 단순하게 빨리 판단하고 빨리 잊어야 하는데 시합 도중 '아까 상대방이 이 쪽으로 공격할 때 내가 어떻게 방어했어야 되는데' 하는 식으로 계속 생각하고 있으면 골대 안으로 공이 들어가고 만다.

운전사들이 머리가 짧은 것은 누가 짧게 자르라고 한 것도 아닌데 스스로 그렇게 한다. 그냥 성격상 긴 머리가 싫기 때문이다. 빨리빨리 상황 판단해야 사고가 안 나기 때문이다. 형무소 죄수들의 머리를 짧게 한 것은 과거를 빨리 잊고 단순한 생각으로 사는 생활이어야 하기 때문이고, 고등학생 머리가 짧은 것은 시키는 것만 하고 외우라는 것만 잘 외우면 되고 그래야 큰 학교 가고 또 역사 배울 때 연대나 잘 외우면 되기 때문이다. 이승만이 어떻고, 박정희가 어떻고, 조봉암이, 신익희가, 조병옥이, 김구 선생이 어떻게 죽어 의문사이고 어떻고 하고 따지면 점수 못 받는다. 콜럼부스가 아메리카 대륙을 발견했다면 했다고 해야 한다. 4·19가 혁명이라면 혁명이고 의거라면 의거라 해야 하고, 5·16이 혁명이라면 혁명이고 군사 반란이라면 반란이라고 해야 대학 들어간다.

머리털은 미국 말로 '안테나' 역할로 크게 한몫 한다.

몸에 난 털은 종족 보존을 위한 것이다

아이들이 말을 잘 듣거나 기특한 일을 하면 머리를 쓰다듬어 준다. 머리를 만져 주면 기분이 좋다. 남자가 여자를 만나 만지고 싶어지면 슬그머니 다가가 머리카락을 살살 만지면 된다. 그까짓 머리카락 좀 만진다고 반항을 할 수도 없고 가만있자니 쑥스럽기는 하겠지만, 곧 기분이 좋아질 것이다. 수염이 많은 사람들이 정력이 강하다 하고, 가슴에 털 난 남자들을 여자들은 좋아한다.

겨드랑이에 난 털이나 '인간 생산 공장' 주변의 잡초는, 바람이 통하지 않고 빛을 볼 수 없는 습한 곳에 있으면서 피부병 예방을 해주는 한편 생산 증식에도 필요한 것이다. '식당' 부근의 수염 또한 입 맞출 때 즐거움을 강하게 해 준다. 인간 생산 증식을 돋우기 위해서 나는 털이다. 이 귀한 털들을 생산이 필요없는 승려들은 칼을 갈아 깎아 내고, 위엄 있는 벼슬아치들은 쓰다듬어 가꾸었다.

수탉이나 수꿩의 깃이 길고 무늬가 아름다운 것도 암컷을 부르기 위함이다. 여름 철새들에게 털이 있는 것도 추위를 막기 위해서만 있는 것이 아니다. 짐승의 꼬리도 필요해서 매달려 따라 다닌다. 필요할 때 암수를 부르기 위해 꼬리치고 교미(交尾)한다.

손톱, 발톱은 탐지기다

동물 중에서 고기를 먹고사는 것들은 뿔이 없는데 풀을 먹고사는 동물들은 뿔이 있다. 즉 사나운 짐승은 뿔이 없는데 순한 짐승은 뿔이 있다. 이 뿔은 적과 싸우기 위한 것이 아니고 강한 적이 나타날 때 감지하려고 생긴 것으로 본다. 이 짐승들은 뿔을 무척 아낀다.

초식 동물 중에도 먹이를 조금 먹는 짐승일수록 뿔이 크다. 힘이 없는 만큼 안테나가 강해야 하기 때문이다. 사슴 수컷은 뿔이 있고 암컷은 뿔이 없다. 적이 나타나면 새끼도 어미도 숫사슴을 따라 도망한다. 새끼는 어미 따라가게 마련인데 위험할 때는 다른 모양이다. 노루도 마찬가지고, 모든 초식 동물에는 뿔이나 큰 귀가 있다. 고양이나 호랑이가 귀가 작은 것은 육식 동물이기 때문이다.

사람에게는 뿔 대신 손톱, 발톱이 있다. 내게 물 찾는 법을 가르쳐 주신 선생님은 손톱으로 수맥을 탐지하신다. 뜨거운 것이나 차가운 것도 살보다 손톱에 먼저 느껴짐을 알 수 있다. 매니큐어를 바르면 손톱 호흡이 차단되고 손톱이 무거워지면서 둔해짐을 느낄 수 있다.

봉숭아물 얼마나 좋은가?

배 속의 원리

　우선 신체의 기능과 병의 치료를 말하기 전에 많이 망설이게 된다. 인간 역사가 시작되면서부터 질병이 있었고, 거기에 비례해서 동서고금 언제 어디서나 질병에서 해방되려고 무던히도 연구 · 실험 · 관찰이 있어 왔다. 인간의 몸에 대해서도 민간 요법, 한방, 현대 의학, 사상 의학 등에서 어쩌고 말하고 있지만, 빙산의 일각일 수밖에 없다. 신이 만들어 놓았든 세포에 의해 만들어졌든 인간이 만든 것이 아니기에 다 알 수가 없는 줄 안다.

　현대인들은 병이 나면 병원을 믿고 목숨을 디밀지만, 인간의 생명인 피가 어디서 만들어지는 줄도 확실히 모르고, 뭐도 고치고 뭐도 고친다고 하지만 신통한 감기약 하나 없음이 오늘날 의학계의 현실이다.

　모르는 게 죄는 아니다. 인간이 하는 일이니. 다만 환자들이 의학에 너무 의존하지 말아야 한다. 자연의 일부인 우리 몸이니만큼, 자연에서 치료법을 알아보자는 생각에 좁은 식견, 짧은 경험에도 불구하고 붓을 든다.

　크게 보면 모든 질병과 치료는 한 길이다. 얼마만큼 섭생을 잘하고, 어떻게 천기와 지기를 받고 자연과 함께 호흡을 하고 사느냐에 좌우된다고 생각한다. 건강한 사람은 자만하지 말고, 병이 생긴 사람은 병을 이기려 하지 말고 조심스럽게 다스렸으면 좋겠다.

　『주역』을 보면 상생(相生)과 상극(相剋)이 있다. 상극은 접어두고 상생의 원리를 알아보자. 금생수(金生水), 수생목(水生木), 목생화(木生火), 화생토(火生土), 토생금(土生金)이라고 한다. 금이 물을 낳고,

물은 나무를 기르고, 나무는 불을 태우고, 불이 타면 흙이 되고, 흙에서는 금이 나오고 하는 뜻이다.

내 할아버지는 토(土)를 사용해야 되기에 주(周)자시다. 아버지는 금(金)을 넣어서 호(鎬)자시다. 나는 수를 넣어 락(洛)자다. 나의 딸은 목(木)을 넣어 래(來)자다. 손녀는 화를 넣어 병(炳)자가 된다. 이렇게 해서 부모는 자녀를 위해 녹아지고 태워지고 희생되어 간다는 뜻이다.

오행(五行)에 따라 장부를 살펴보면, 금(金)은 폐, 수(水)는 신장, 목(木)은 간, 화(火)는 심장, 토(土)는 위이다. 폐병은 먼저 위가 나빴고, 위장병은 먼저 심장이 나빴고, 심장병은 먼저 간이 나빴다. 간장질환은 신장이 나빴고, 신장의 질환은 폐가 먼저 나빴다.

좀더 설명을 하면, 폐결핵 환자 치고 위장병 없는 사람이 없다. 평소에 잘 먹고 감기에 자주 안 걸리면 폐가 나빠지지 않는다. 폐결핵에 양약을 먹으면 폐는 고쳐지나 위와 간이 나빠진다. 폐질환 환자는 잘먹어야 한다고 했다.

위가 나쁜 사람은 심장이 좋지 않기 때문이다. 위장병 환자는 마음(심장)을 잘 다스리고, 화를 내지 말아야 한다.

심장이 나쁜 사람은 간이 나쁘기 때문이다. 갑자기 놀라면 간이 두근두근 거리고 콩알만 하다거나 간이 서늘하다 하고, 큰일 하는 사람을 간이 크다고 한다.

간 질환은 장을 다스려야 하는데, 양약 중에 우루사나 쓸기담의 원료는 곰의 쓸개는 아니지만 쓴 성분으로 만든다. 광고에는 곰이 '웅' 하고 울지만 곰의 쓸개는 아니다. 그것은 웅담이 아니고 웅담 성분의 간장약이다. 그냥 쓸개를 먹으면 장이 편해지면서 간이 좋아진다.

장이 약한 사람이 감기 걸려 약을 먹으면 배탈이 난다. 특히 아이들이 그렇다. 배탈 약을 먹으면 감기가 오고, 감기 약을 먹으면 배탈이 또 난다.

이렇듯 장 기능 한 개가 나빠지면 다른 장도 함께 약해진다. 한방에서는 위장병을 치료하려면 심장을 먼저 다스리고 30가지 이상의 약재를 넣어 보강을 시켜 가면서 위를 다스렸다. 양약국에서도 무슨 약을 쓰든지 영양제나 소화제를 같이 넣어 조제한다.

위장: 도시락 간수 잘하자

많이 먹어서 생긴 병(위하수증)

음식을 때맞추지 않고 소나기 음식을 먹거나 많이 먹어서 생긴 병이니 적게 자주 먹으면 고쳐진다.

배고플 때 속 쓰린 병(위궤양, 위염)

위는 항상 움직이고 있다. 그런데 위벽이 건강한 사람은 배고플 때 위벽이 맞닿아도 이상이 없으나, 위벽에 상처가 있으면 공복에 속이 쓰리다. 자극 있는 음식이 들어가면 더욱 그렇다. 위벽에 염증이 생기면 위염이고, 위궤양은 만성 형태의 질환으로 최근에는 박테리아가 원인으로 규명되고 있다. 즉 위벽이 허는 병이다.

강한 음식을 피하고 부드럽고 순한 음식을 조금씩 자주 먹어 주면 된다. 빠른 방법은 공복에 꿀을 먹으면 된다. 물론 꿀이 들어가면 속이 쓰리지만, 4~5시간 지나면 괜찮아진다. 입안이 헐었을 때 꿀을 머금고 있는 것과 같은 이치다.

위궤양 환자는 주의해야 할 것이 있다. 빨리 치료하지 않는 경우, 만일 암 성분이 몸 속에 있다면 위암이 된다는 사실이다. 암은 상처가 있는 곳에서 서식하기 때문이다.

곽란

앞서 말한 것처럼 위는 언제나 움직이고 있어야 한다. 그런데 충격을 받거나 갑자기 찬 음식을 잘못 먹어 위가 움직이지 않고 정지 상태일 때가 있다. 배가 아파 구르고 고함을 지르는데 그대로 두면 몇

23

시간 안에 죽게 된다. 병원이 멀면 가다가 죽게 된다. 위험한 병이다.

그러나 고치기도 쉽다. 배꼽과 가슴 중간 부분을 침으로 뚫어 주면 된다. 침이 없을 경우에는 주물러 자극을 준다. 사정 보지 말고 세게 눌러 줘야 한다. 간경화증 환자는 살살 문질러 간이 비키게 하고 나서 눌러야 한다.

병 중 제일 무서운 병이 곽란이고, 제일 고치기 쉬운 것도 곽란이다. 힘이 없으면 눕혀 놓고 발뒤꿈치로 눌러 주면 된다.

위경련

위경련으로 사망하는 경우는 거의 없다. 그러나 심근경색이나 급성위염, 담낭염이 위경련으로 오진되어 사망하기도 한다. 이런 병에서 실제로 위경련 같은 증상이 나타난다.

신트림(위산 과다)

위에서 산이 많아 속이 쓰리고 신트림도 난다. 가루 음식을 피하고 신 음식 역시 피하면서 약간의 지방질을 보충해 주면 된다.

체했을 때

인간 신체의 신비는 무궁무진하다. 갓난애 젖을 먹일 때 시간이 늦어 아기가 배가 고프면 고플수록 젖이 나오기 전에 묽은 젖이 많이 나온다. 배가 고플 때 갑자기 탁탁한 젖을 먹으면 체하기 때문이다.

이래서 우리 선조들은 밥 먹기 전에 물이나 김칫국, 간장이나 국을 먼저 떠먹고 밥을 먹었다. 떡 줄 사람 생각도 않는데 김칫국 먼저 마신다는 속담도 있다.(이제는 잔칫집에 가도 김칫국이 없고 가정에서도 떡을 먹으면서 김칫국을 챙기지 않는다.) 서양인들도 빵을 먹기 전에 꼭 죽(수프)을 먹고 접시를 치운 후 빵을 먹는다. 이들은 체하지 않는다. 현대 우리 의술은 서양에서 들어온 것이지만, 체하는 데 약이 없고 병원에서 체한 것에는 병명이 없다.

위에 음식이 고여서 오래되면 가래가 감싸게 되는데 시간이 지날수록 가래 막이 두꺼워진다. 소화도 안 되고 더부룩하고 답답하여 병원에 가면 이상이 없다고 한다. 갑자기 고깃덩이나 딱딱한 음식을 먹었을 때 위의 약한 부위에 음식물이 껴서 내려가지 않아 소화가 안 되며, 덩이가 자리잡고 있기 때문에 속이 답답하다. 먹는 음식은 소화가 되지만 배가 고파도 시원치가 않다. 허리 위로 뒤 갈비뼈를 두드리면 아프고, 어깨 날개뼈 있는 부분의 척추가 아프기도 한다. 몸에 열이 나기도 하고 머리가 아프고 어지럽고 손발이 차거나 몸이 시원해지면서 마비되기도 하며, 감기 걸리지 않았는데 열이 나고 식은땀이 나기도 한다. 명치 끝이나 위를 만지면 맥박이 뛰듯이 딱딱한 덩이가 잡힌다. 이때는 물을 한 대접 마시게 하고 위를 주무르거나 지압을 해서 쓸어 내리면 된다.

즉시 체한 것은 금방 고쳐지나, 오래된 체증은 여러 번 시도해야 한다. 고깃덩이, 감 씨, 머리카락 등이 내려가지 않고 위 속에 남아 핵을 이루어 혹 같은 것이 생기는데, 오래 되면 위암으로 오인된다. 병원에서 위암 수술에 성공한 것은 이 부류의 암이다. 체해서 생긴 암 같은 덩이는 수술하면 고쳐지나, 위궤양으로 헐어서 종양이 생긴 암은 수술로 고쳐지지 않는다.

요즈음 바보 상자에 의학 박사님들이 나오셔서, 식전에 물 마시지 말고, 식간에 물 마시지 말고, 식후에 마시지 말라고 한다. 이것은 식전에 체하든, 식간에 체하든, 식후에 체하든 체하라는 말이다. 물론 너무 많이 마시면 위액이 희석이 되니 적당하게 마셔야 한다.

지금 우리 나라 사람들 4분의 1은 체해 있는데 본인이 모르고 있다. 음식 먹기 전에 꼭 물을 마시고 먹어야 한다. 옛 어른들은 떡 하기 사흘 전에 꼭 물김치를 담았고 언제나 물김치가 생활화되었다. 이 야채 효소가 매 끼니 밥상에, 떡상에, 젯상에 올라왔던 것이다. 주로 고기, 떡, 고구마에서 잘 체하는데 그때그때 조심해서 물김치 없으면 물을 먼저 마시고, 고기 먹을 때는 야채를 많이 먹어야 한다. 고구마는 물김치보다 배추김치를 함께 먹는 것이 좋다. 식당에 가면 물 먼저 주는데 물을 마시고 음식을 먹으니 식당 음식에는 체하지 않고, 배고플 때와 즐거울 때 음식을 먹으면 체하지 않는다.

병원에서 체하는 것을 잘 모르는 이유는 병원에서 체한 사람 위 사진 찍고 내시경 검사해 보면 모두 이상이 없다고 나오기 때문이다. 체하는 것은 음식물이 위벽에 고여 있는 것으로 위가 헐거나 종양이 있을 때와 달리 사진에 나오지 않는다. 또 서양 사람의 주식인 빵은 발효 식품이라 누룩곰팡이 균이 있어 체하지 않는다. 우리 음식의 주식인 밥은 발효 식품이 아니다. 밥, 고기, 고구마, 절편 등도 발효 식품이 아니다. 주로 이 네 가지에서 체하기에 한 번 먹고 체한 음식은 싫어진다. 어린이들이 주로 싫어한 음식들이다.

긴장하거나 흥분하고 화가 날 때는 음식을 먹지 않는 것이 좋다. 스트레스가 있을 때는 소화 효소가 분비되지 않고 장 운동이 잘 되지 않기 때문에, 이때 먹는 음식은 독이 되거나 체하기 쉽다.

간질의 원인을, 경험으로 밝혀진 바로는 세 가지로 보는데, 첫째는 유전성 간질이고, 둘째는 뇌에 이상이 있는 경우이고, 나머지 하나는 후천성 외상에 의한 것이다. 본태성이든 후천성이든 뇌를 다쳐 발병하는 간질은 치료가 안 된다. 체해서 생기는 간질은 체만 내려 주면 고쳐진다. 그러나 고쳐져도 체하면 재발한다. 체하지 않도록 조심해야 한다.

중풍에도 여러 부류가 있는데, 고혈압으로 인한 뇌동맥혈관이 터져 반신불수가 되는 중풍이 있고, 심장 질환이거나 기타 대사성 질환으로 찌꺼기가 뇌혈관을 막아서 중풍이 되기도 한다. 평소 혈압이 높고 동맥경화가 있는 사람이 체하게 되면 열이 나고 혈압이 올라가기 때문에 중풍이 되는 수가 있다. 이때 빨리 침으로 사관을 터뜨리거나 체를 내려 주면 중풍이 고쳐진다. 그러나 근본은 음식과 노동으로 혈압을 내려야지 이런 방법은 상책이 아니다.

침 놓는데 기본으로 사관 먼저 트고 시작한다. 어느 병이든 체해서 생긴 병이 많기 때문에 그렇다. 위의 후자의 경우도 물을 먹여서 체만 내려 주면 된다. 배를 쓸어 내리고 등을 두들겨 주면 된다. 갈비뼈가 상하지 않도록 힘 주어 딱딱한 부위를 쓸어 내리는 것이다. 그러나 간경화 환자는 간이 약해서 터질 수도 있으므로 조심해야 한다. 그래도 안 고쳐지면 전화하면 고쳐진다.

도시락 간수 잘하자.

폐는 원동기 장치다

　우리는 숨을 쉬지 않고는 일 분간도 참기가 힘들다. 공기가 있어야 숨을 쉴 수가 있는데 폐에 나쁜 공기가 들어가거나 체력이 떨어지고 영양분이 부족하면 감기가 들어온다.

　감기를 예방하려면 첫째, 그 들어간 공기가 맑은 것이어야 한다. 그렇지 않으면 기관지에서 거부 반응을 일으켜 재채기가 나오는데, 이 나쁜 공기를 계속 마시면 감기가 된다.

　둘째, 들어간 공기가 너무 차거나 더워도 안 된다. 찬 공기가 들어오면 콧물이 나오는데, 이것 또한 감기가 들어오겠다는 신호다. 이때는 빨리 더운물과 따뜻한 공기를 마시든지, 아니면 몸 자체에서 열이 나도록 뛰거나 마찰을 해도 되고 목욕을 해서 땀을 흘려도 좋다. 이런 초기에는 약을 조금만 먹어도 효과가 있다.

　셋째, 음식을 알아서 잘 먹어야 한다. 모세가 자기 백성을 데리고 이집트에서 나올 때, 지역이 바뀌면 음식을 바꿔 줘야 한다는 것을 알았다. 더운 지방이라 지방을 섭취하면 몸에서 열이 나서 열병이 걸리고 배탈이 나기 쉽고 피부병이 생기기도 하기 때문에 음식을 구별지어 줬다. 풀을 먹고사는 짐승은 잡아먹되(「레위기」 11장) 육식하는 짐승은 지방질이 많기 때문에 잡아먹어서는 안 된다. 새도 고기를 먹고사는 새는 안 된다. 작은 물고기를 먹는 고기도 안 되고 돼지나 쥐를 잡아먹으면 망한다.(「이사야」 66장 17절) 이렇게 모세는 철저하게 '보건복지부령'을 선포했다. 오늘날까지도 재림교인들은 이를 철저히 지켜 오고 있다.

　그러나 모세가 이스라엘 백성을 만주나 시베리아까지 이끌고 갔더라면, 하느님께서 지시를 다시 주셨을 것이다. 「레위기」 28장에 "돼지고기, 물개, 뱀장어, 곰 등을 먹어라. 천 년 후에는 우리 백성도 코흘린도에 전도하면 다 먹게 될 것이다"라고 하였다.(똑같이 무제한 급식을 하면 강원도 돼지는 추위를 견디기 위해 많이 먹어 비계를 5센티미터를 만들고, 전라도 돼지는 3센티미터, 제주도 돼지는 더우니까 비계를 1센티미터만 만든다고 한다.) 신약에서는 전도 지역이 아시아, 로마, 가이샤, 데살로니가로 넓어짐에 따라 베드로에게 지시하여 먹게 했다.(「사도행전」 10장 12절~13절)

불교인들도 마찬가지다. 인도에서는 채식만 해야지, 고기를 먹으면 안 된다. 석가모니에게 만주에서 6년간 앉아 계시라고 하면 그렇게는 못한다. 오늘날 어느 절이든지 스님 숫자만큼 약탕기가 있고, 손님용으로 더 있는 곳도 있다. 만약 부처님 가르치신 대로 먹고 감기 안 걸리면 그분은 가짜 스님이다. 우리 나라에 들어온 불교는 남방식이라 그렇고, 북방 불교에서는 육식을 한다. 도를 닦으려면 더운 지역이어야 한다. 추운 지역에서 포교를 하려면 육식을 해야 한다. 육식하면서 수행이 제대로 될까?

넷째, 몸에서 병을 이겨 낼 수 있는 체력을 유지하고 면역을 얻어야 한다. 몸 속에 독이 들어와 이겨 내지 못하고 빠져 나오지 못하면 가장 약한 부위에서 발병을 하는데, 피부에 상처가 있었다면 피부병이 되고, 변비로 항문에 상처가 있었다면 치질이 되고, 귓병이 있다면 고름이 나올 것이고, 기관지나 폐가 약하면 기침 감기가 된다.

어떤 병이든 치료 방법은 한 가지로 통한다. 몸 속의 기능 능력에 따라 움직이고 음식을 먹어야 한다. 전체 기능이 약한 사람이 몸에 좋다고 많이 먹으면 독이 되고 만다. 폐병에 개고기가 좋다고, 꿀이 좋다고 많이 먹으면 고단백, 고칼로리를 소화시키고 걸러 내기 위해 위와 신장이 고생을 하다가 고장이 나는 것이다.

맛없다고 안 먹지 말고 몸에 좋다고 많이 먹지 말자.

다섯째, 정신력으로 이겨 낼 수 있다. 긴장을 하거나 언제나 깨어 있으면, 외부에서 오는 병을 막을 수 있다.

여섯째, 감기가 오래 가면 폐병이 될 가능성이 크다. 폐병을 치료하려면 감기에 걸리지 않아야 한다. 감기에 자주 걸리는 사람은 지방질과 단백질을 많이 섭취해야 하고, 만주 사람들이 고기와 함께 많이 먹는 부추, 파, 마늘, 오리 고기를 함께 먹어 줘야 한다.

몸에 독이 차도 감기가 걸린다. 지난 여름에 포도 두 송이 먹고 나서 감기에 걸린 적이 있다. 몇 년 동안 걸리지 않아서 감기 든 것이 이상했다. 결국 한증막에 연속으로 가서 고쳤다. 그리고 홍성에 과수원 하는 정농회 회원 집을 가서 들으니, 포도는 알의 크기에 따라 색이 달라야지, 똑같이 검은 색이 나면 그것은 염색한 포도라는 것이다. 작은 알맹이는 파랗고 큰 알맹이는 검어야 제대로 익어 가는 것이라고 한다.

그 즈음에 고향 친구가 온다 온다 하면서 한 달간을 못 오다가 겨우 왔다. 감기로 한 달을 고생했다는데 혹 포도를 많이 먹은 거 아니냐고 했더니 감기 초기에 입맛이 없어서 값싼 포도를 한 상자 사 놓고 계속 먹었단다. 이 친구도 몸에 독이 많이 차서 감기 걸린 것이다. 감기가 들면 입맛이 없어진다. 입맛이 없어지면 그냥 굶는 것이 좋다.

체내의 독은 제일 먼저 땀으로 빠지고, 그 다음 오줌으로 빠지는데, 땀을 흘리면 고쳐진다. 감기약을 한방에서는 '패독산'이라 한다. 감기약(양약)을 먹고 땀흘리지 않으면 효과가 없다. 약사가 감기약을 조제해 주면서 수면제를 넣는데, 이불 뒤집어쓰고 땀을 흘리며 자라고 한다. 이 말을 안 해도 감기약을 먹으면 잠이 오고 약이 독해서 정신 못 차리도록 늘어진다.

감기를 고치기 위해서는, 몸살 감기라면 쉬어 주어야 하고, 추워서 걸린 감기는 땀을 흘려야 하고, 독이 차서 걸린 감기라면 자연히 입맛이 떨어지니 굶으면 되고 해독제로 좋은 녹두죽을 먹으면 좋다. 옛날에는 감기 걸렸을 때 과일을 먹으면 고쳐졌다. 감기에 좋은 비타민 C가 풍부하고(우리 나라 섭생에 있어서는 편식만 안 하면 채소에서 비타민 C를 충분히 섭취한다), 수분이 많아 오줌으로 독이 빠져나갔기 때문이다. 그러나 요즘 과일은 농장에서 농약 치고, 보관하느라 농약 치고, 판매하면서 농약 입히니 먹을수록 병이 심해진다.

무엇보다도 제철에 난 음식, 제철 과일을 먹어야 한다. 봄에는 입맛이 없어 새콤한 딸기가 맨 먼저 나온다. 여름에는 몸에 열을 식혀야 하겠기에 찬 과일인 수박, 참외, 토마토가 있다. 수분이 땀으로 많이 나갈 때니 이를 보충하기 위해 수분이 많은 음식이기도 하다. 이런 과일을 겨울에 먹으면 몸을 차게 만들어 감기에 걸린다. 이어서 복숭아, 포도가 있고, 가을에는 사과, 배, 감, 밤, 대추가 있다. 겨울에는 단백질과 지방질을 보충해야 하니 호두, 잣, 땅콩이 있다.

채소 또한 제철에 먹어야 한다. 겨울에 푸른 채소를 먹는 것은 이롭지 못하다 겨울에는 봄에 산나물 말린 것이나 가을에 말린 시래기나 무말랭이, 감기에도 좋은 콩나물, 가을 햇빛을 받은 김장 김치, 이런 것들이 좋다.

돼지고기, 뱀장어, 산삼, 인삼, 벌꿀도 열을 내는 음식이다. 벌꿀은 여름 곤충이 추운 겨울에 먹으려고 모아 둔 것이므로 감기에 좋고, 아카시아 꿀은 장마 때 먹으려고 한 것이기에 배탈에 합당하고, 가을 꿀은 보약에 좋다.

무도 겨울에 먹기 위해 심는 채소이기에 자주 먹으면 가래가 삭는다. 무를 긁어 벌꿀에 하룻밤 재서 삭혀 먹으면 기침 치료제가 된다. 대추, 밤, 은행, 생강, 마른 도라지를 달여 기침 나올 때 먹으면 약이다. '용각산'이 바로 마른 도라지 가루다.

이 약 저 약 있지만 감기는 결국 앓을 거 다 앓아야 고쳐진다. 약 먹으면 보름 걸리고, 안 먹으면 2주 걸린다. 감기가 오래되면 폐병이 되기도 한다.

폐 환자는 쉬어야 한다. 일어설 때도 걸을 때도 호흡이 빨라지면 안 된다. 돌아누울 때도 천천히 누워야 한다. 즉 폐에 바람이 갑자기 들어가지 않도록 하기 위해서다. 찬 음식은 피하고 생수도 미지근히 마셔야 한다. 폐에서 나오는 기침이 심할 때는 사나흘 씻지 말고, 더운 방에서 바람 타지 말고 땀을 흘리면 급한 불은 끈다. 폐 환자에게는 따뜻한 해안가가 요양지로 좋다.

심장은 순환 펌프다

심장은 우리 몸의 피를 공급해 주고 혈압을 조절해 준다.

병원에 가면 WHO(세계보건기구)가 정한 혈압 치수가 있는데 누구나 이것에다 맞출 필요는 없다. 본태성으로 혈압이 약간 높은 사람은 그대로 유지하면서 혈관만 안 터지게 건강하게 생활하면 된다. 왕성한 힘도 있고, 조절만 잘하면 평생을 건강히 살다가 갈 수 있는, 좋게 보면 팔자 좋은 체질이다. 혈압을 올리지 않고 지속적으로 관리하며 산다면 이보다 더 좋은 체질이 없다. 고혈압 환자는 원인이 동맥경화이기 때문에 절대적으로 혈압을 조절해야 한다.

놀라거나 마음이 불안하면 피가 빨리 돌고 가슴이 두근거린다. 신경을 너무 써도 심장이 고통스러워한다. 심장이 좋지 않으면 소화도 잘안 된다. 요즘 사람들 신경 많이 써서 밥맛이 없는 것이나, 스트레스 많이 받고 기분이 안 좋아 소화가 안 된다는 말이나 다 같은 이치다.

위장을 다스리려면 심장을 편하게 해서 위가 편안하도록 해야 한다. 기분이 나쁘거나 화가 날 때 침이 마르는 것을 느낄 수가 있는데, 이때는 음식을 먹으면 체하거나 소화가 안 되니 기다렸다가 마음이 진정된 후에 먹어야 한다.

또한 콩팥이 안 좋으면 호흡 곤란을 느끼기도 하는데, 심장을 고치려면 신장을 다스려야 한다. 심장병 환자는 틀림없이 신장이 망가져 있다. 치료 차원에서 본다면 심장병, 심장판막증, 신장병은 같은 방법으로 치료하면 된다. 이런 환자는 수술을 할 것이 아니라, 음식을 순하게 먹어서 신장이 쉴 수 있게 도와 줘야 한다.

몇 년 전 여수에서 초등학교 5학년 여학생이 심장판막증으로 고생을 했는데, 어느 목사님이 모금 운동을 해서 고대병원에 데려가니 수술 안 해 준다고 어찌하면 좋겠냐고 전화가 왔다. 병원에서 수술을 안 해 주는 것은 신장 이식 수술을 하기 전에는 하나마나하기 때문이었을 것이다. 얼른 환자를 만나서 수박이나 참외를 먹여 보고 차도가 없으면 연락하랬는데, 조금 숨쉬기가 편하다고 전화가 왔다.

그러나 수박, 참외 좋다고 계속 먹으면 안 된다. 요즘 수박, 참외는 옛날 것과 다르다. 이 환자는 증세가 심하고 수분이 극도로 모자랐기 때문에 약간의 효과를 봤지만, 많이 먹으면 오히려 악화될 수가 있다. 왜냐하면 수박, 참외에 질소질 비료를 많이 쓰는데, 오줌이 질소질인데, 질소질을 더해 주면 콩팥이 고생을 더하게 된다. 옛날에는 수박 먹으면 5분 안에 오줌 누러 갔는데 지금은 오줌이 더 안 나온다. 질소질 화학 비료를 사용했기 때문이다. 퇴비만으로 기른 수박, 참외라야 한다. 『동의보감』에 오줌 못 싸면 참외 꼭지 말렸다가 달여 먹으라고 했는데, 『동의보감』이 씌어질 때는 화학 비료가 없었다.

치료 방법으로는 신장에서 나오겠지만, 음식을 순하게 소식(小食)을 하고 미지근한 물을 조금씩 자주 마시고 퇴비 먹은 수박 참외를 먹어 소변을 냄새 안 나고 깨끗하게 보도록 정화를 시켜 줘야 한다. 신장을 잘 다스려 심장으로 피를 순조롭게 보내도록 하면 심장이 압박을 받지 않기 때문에 심장이 편해진다.

신장은 마지막 분리 처리장

콩팥은 첫째 오신물(五辛物, 맵고, 짜고, 시고, 쓰고, 단 음식), 자극
성 있는 것(커피, 겨자, 카레, 와사비, 후추)을 오줌으로 걸러 내는 필
터 작용을 한다. 둘째 피를 정화시켜 심장으로 올려 보내고, 셋째 독
성을 해독시키고, 넷째 지방질을 분해시키고, 다섯째 관절에 필요한
연골을 만들어 낸다.

이와 같이 신장은 많은 역할을 하므로 신장이 나쁘면 많은 병이 발
병하게 되어 있다.

우선 오줌을 시원히 못 보니 방광이 나빠질 것이고, 피를 정화시키
지 못하니 심장이 압박되고, 그로 인해 불면증이 생기고, 해독을 못
하니 모든 병의 원인이 되고, 지방질을 분해 못하니 지방질 축적으로
오는 동맥경화·비만·중풍·고혈압 등의 성인병을 부르게 되고,
연골을 못 만드니 관절염이나 허리 아픈 병이 오게 된다. 이 모든 병
이 마지막 분리 처리장이 고장 나서 생긴다. 중환자 치고 신장이 좋
은 사람은 없다. 하수도 고장난 집을 상상하면 된다. 그런 집이 제 기
능을 다하는 집이라고는 생각되지 않을 것이다.

대부분의 병이 발병하기 전에 먼저 신장이 나빠지는데, 이는 자가
진단이 된다. 누워 배꼽 좌우를 눌러 보면 심장이 박동하듯이 펄떡펄
떡 움직이는데, 방바닥에 엎드려도 뛰는 것을 알 수가 있다. 배가 두
꺼운 사람은 손끝으로 꼭 눌러 보면 된다. 약하게 뛰면 조금 나쁜 것
이고, 많이 뛰면 많이 나쁜 증세이다. 신장은 한번 나빠지면 회복이
안 된다. 그 상태에서 심해지지 않도록 조심하는 것뿐이다.

우리는 자극성 있는 음식(후추, 고추, 카레, 자장면, 커피, 음료수,

지방질, 당분, 와사비, 화학 첨가물, 각종 농약 등)을 늘 먹고 있다. 신장병이 맵고 짜게만 먹어서 생기는 병인 줄로 알고 있지만 그게 아닌 것이다. 그야말로 모든 음식물을 마지막으로 여과하는 곳이 신장이다. 짜게 먹는 사람보고 싱겁게 먹으라고 하면 꼭 토를 단다. 자기는 싱겁게 먹는다는 것이다. 하지만 내가 먹어 보면 짜다. 본인 생각에 싱겁게 먹는 것이다.

누구든지 지금은 싱겁게 먹어야 된다. 체내의 염분이 제일 먼저 땀으로 빠져나오는데(염분뿐 아니라 독성, 오신물까지), 지금은 옛날보다 땀을 적게는 3분의 1, 많게는 5분의 1도 안 흘린다. 어떤 이들은 땀 흘리면 큰일 나는 것처럼 햇빛을 가리고, 콧등에 조금만 땀방울이 맺혀도 선풍기 틀고, 찬바람 나는 기계 틀고 환경을 바꾼다. 그러니 훨씬 싱겁게, 담백하게 먹어야 콩팥을 지탱할 수 있다.

그 다음 위와 같은 것들이 오줌으로 빠지는데, 역시 옛날보다 물을 안 마신다. 주로 여인들이 그렇다. 오줌 누기 귀찮다고 안 마시는데 그것은 큰 오산이다. 똥 누기 귀찮으면 밥을 먹지 말아야 하는 것과 마찬가지다. 그렇지만 밥은 굶기 쉬워도 물을 안 마시기는 더 힘들다. 물을 안 마시면 소변을 더 자주 보게 된다. 또 보고 나도 시원하지를 않고, 양이 적고 색깔이 진하고 냄새도 진하다. 반대로 물을 많이 마시면 소변을 가끔 보고, 시원하고 양이 많고 색깔이 맑으며 냄새 또한 적게 난다.

짜게 먹고 물을 안 마셔 염분이나 오물이 콩팥에 박히면 신장결석, 쓸개에 박히면 담석증, 방광에 고이면 방광염(이것은 고름이 아니고 소금임), 오줌 줄기에서 걸리면 요도결석이 된다.

담배는 끊을 수 있어도 짜게 먹는 사람 싱겁게 먹으라면 못 고친다. 그런 사람도 물을 많이 마시면, 간장 한 숟가락 먹었어도 물김치

먹는 것이나 마찬가지다.

골다공증이나 관절염에는 소금을 조심해야 한다. 염분 있는 나트륨 성분이 오줌과 땀으로 나올 때 칼슘을 데리고 나온다. 무슨 병이든지 중병이 되면 치료법에 짜게 맵게 먹지 말라고 한다. 소금값은 싸지만 자기가 알아서 먹어야 한다.

15년 전에 일본에서 한 학자가 발표하기를, 한 끼 식사를 보통으로 하는데 화학 첨가물을 15~60여 가지를 먹는다고 했다. 15년이 지난 지금 우리도 그 정도 먹는다고 해도 무리는 아닐 것이다. 이것들을 몸에서 다 걸러 내야 하니 건강할래야 건강할 수가 없다. 최소한 주의를 할 뿐이다.

잡스러운 것을 많이 먹으면, 그만큼 신장이 하는 일이 많아져 고달파진다. 콩팥이 펄떡펄떡 뛰는 경우, 좌신장이면 음기(陰氣), 곧 심장·신장·간장이 나쁘고, 우신장이면 양기(陽氣), 즉 폐·비장이 나쁜 증세이다.

체내에 독이 들어오면 간, 신장이 힘들어 하는데, 신장이 나빠지면 호르몬 생산이 안 된다. 또 신장에 무리를 주는 것은 화를 내거나 스트레스 많이 받는 일이다. 성인병, 불치병, 중환자 들의 공통점은 마음 고생을 많이 하고, 성을 자주 내고, 사랑을 못 받거나 사랑을 주는 마음이 여유롭지 않고, 쌓인 게 많은 생활, 이것이 으뜸이다. 육체의 병보다 마음의 병이 중병을 부르게 한다.

또 다른 자가 진단법으로, 식후에 숨이 차거나 자고 나면 손발이나 얼굴이 푸석푸석 붓고, 손발이 저리고 술을 한 잔만 마셔도 숨이 차는 현상, 이 모두가 신장이 나빠서 오는 것이다. 젊은 여자가 잠을 못 자며 꿈자리가 사납고 숨이 가쁘고 사지 마비 상태라 병원에 석 달을 입원했으나 병명이 없다 해서 퇴원하고, 무당을 찾아가니 정신병으로 집을 나간다더라고 울며 하소연하는 일이 있었다. 수박이나 참외 먹으면 고쳐진다고 했더니, 다른 때는 소변 보느라 잠이 깨면 그대로 밤을 새는데 그날은 네 번 일어났으나 다시 잠을 잤다며, 석 달 만에 잠을 조금 자니 살겠다는 거다. 신장에서 피를 걸러 주지 못해 심장에 압박이 와 불면증으로 일어난 소동이었다.(이런 급환자는 이뇨제 음식인 물, 참외, 수박, 맥주, 칡물을 마시면 응급 처치는 된다.)

어떤 병이든지 발병을 하면, 음식을 순하게 하고 소식을 해서 신장에 무리를 주지 말아야 한다. 이것이 치료의 기본이다.

신장은 한번 망가지면 회복이 안 되는 골칫덩이 장기다. 특히 신장염, 방광염, 심장병은 수술하지 않고 물을 많이 마시고, 호박을 달여마셔도 좋고, 음식을 순하게 먹어 주고 조심하면 통증이 없어지고 편안해진다.

신장이 안 좋은 사람은 제발 수술하지 말기를 부탁한다. 급성일 때도 마음을 진정하고 미지근한 물을 천천히 마셔서 몸에 독을 희석시켜 주면 급한 불은 끌 수 있다. 그러고는 식이요법을 하되, 아기들이 먹는 음식처럼 먹어야 한다.

대부분의 현대인들이 신장이 안 좋은 것은 강한 음식에 화학 첨가물, 농약 범벅을 한 각종 농산물, 몸에 좋다는 보신식을 너무나 많이 먹고, 햇빛은 차단하고 물은 안 마시고 땀 안 흘리고 스트레스 많이 받고 해서 된 것이다.

재차 당부하지만 수술하는 게 상책이 아니다. 사람의 몸은 음식만 잘 먹어 주면 스스로 치유할 수 있는 내구성이 강하다. 먹을 것이 자연에서 나온 것처럼 치료제도 자연에 있다. 콩팥 남 주는 것도 훌륭하겠지만, 고장 나기 전에 미리 막는 것이 더욱 훌륭한 일이다.

대장, 소장이 편해야 전 부대가 편하다

음식을 삼킬 때는 침이 섞여 넘어가야 소화가 잘된다. 음식을 오래 씹으라는 것은 침을 많이 섞어 먹으라는 것이다. 음식을 남기려면 숟가락 대기 전에 먼저 덜어 놓고 먹으라 함은 침이 묻은 음식은 빨리 쉬기 때문이다.

침 중에도 군침은 일반 소화액보다 열 배나 소화력이 강하다. 배고프면 군침이 도는데, 이때 음식을 먹으면 체하지 않고 소화가 잘된다. 기분이 좋아야 군침이 돈다. 항상 기뻐하면 군침이 나고 병이 없다. 바보들이 군침을 많이 흘리는데, 죽을 먹다 보면 다 먹기도 전에 숟가락에 묻은 군침 때문에 죽이 물이 돼 버린다. 자장면도 젓가락에 묻은 침으로 물이 생긴다.

반대로 기분이 나쁘고, 당황하고, 성질 내고, 신경 쓰면 입에 침이 마른다고 한다. 이때 음식을 먹으면 직통으로 체하게 돼 있다.

똑같은 침이지만 즐거울 때 나온 침은 독을 이기는 해독제 역할도 한다. 벌레 물린 데 침을 바르면 해독제 역할을 하지만, 성질 날 때 나온 침은 오히려 독이 된다. 미워할 때 나온 침은 전염병을 옮기고 얼굴에 뱉으면 버짐이 생기지만, 사랑할 때 나온 침은 소독이 된다. 옛날에는 종기나 상처가 병원 가도 낫지 않으면 입으로 빨아 줬다.

내가 폐결핵 환자들과 15년을 같이 살았어도 전염되지 않은 것은 사는 동안 면역이 되었고, 무엇보다 사랑을 많이 받고 살았기 때문이라고 본다.

아침에 자고 일어나 입 벌리기 전에 침을 묻혀 상처 난 곳이나 피부병에 바르면 좋다. 예수님은 침에다 진흙을 개어서 소경 눈에 발라 눈을 뜨게도 했다.

그 다음 소화액으로 위산이 있다. 위에서는 위산이 나와 소화를 맡는다. 위산은 칼슘을 소화시킨다. 가시나 뼈를 녹이는 역할을 한다. 목에 가시가 걸렸을 때 넘어가면 위나 장을 찌를 것 같지만 실제로는 편안하다. 위산만 닿으면 그냥 녹아 버리는 것이다. 위산은 콘크리트도 패이게 한다고 한다.

십이지장으로 가서는, 쓸개가 쓸개액을 뿜어서 마지막을 편하게 한다. 쓸개액은 지방질을 소화시킨다. 지방질을 소화시키지 못하면 장이 맡아야 하는데, 장마저 맡지 못하면 배탈이 나게 되는 것이다. 우유나 고기를 싫어하는 아이들이 있는데, 이것은 그 아이들이 쓸개액이 부족해서다. 아무리 쫓아다니면서 먹여도, 먹고 나면 배가 아프기에 싫어하는 것이다.

쓸개액이 지방질을 소화시키지 못하면 간이 맡아야 한다. 이렇게 해서 지방질이 간에 끼면 지방간이 된다. 수술을 해서 간에 낀 지방질을 걷어 내는 수술을 했다는 이야기도 들었는데, 쓸개액이 부족하면 역시 다시 간에 붙게 된다. 닭을 여러 마리 잡았는데 한 마리가 간에 콩알만한 지방 덩이가 두 개 박혀 있다. 물론 간 전체가 기름을 머금고 몸에도 기름이 덩이져 있다. 이것을 지방간이라 하던가? 잘 모르지만 그러고도 분해를 못 시키면 콩팥이 맡아야 한다. 배가 나오면 콩팥 주위의 아랫배부터 부푼다.

비만인 사람이 늘 피곤한 것은 지방질이 많아서이기도 하다. 특히 지방간일 때 더 몸이 무겁고 피로를 자주 느낀다. 피로 회복제로 먹는 '쓸기담'이나 '우루사'는 쓸개 성분인데, 간의 지방질을 분해해 주기 때문에 피로가 잠시 풀린다. 지방질 분해에 좋은 음식으로 식초, 신 김치, 생 된장, 메밀 등이 있다.

쓸개액은 달거나 신 음식으로는 만들 수 없고 쓴 음식으로 만들게 마련이다. 유대인들은 정월 14일부터 21일까지 보름 동안 쓴 나물을 먹는다. 쓴 나물을 뜯어먹어 왔던 우리 조상들의 섭생법도 그러하거니와, 모세가 이집트에서 탈출할 때도 배탈이 날까봐 사람들에게 무교병과 쓴 나물을 먹게 한 지혜도 대단하다. 지금도 유대인들은 해방절에 쓴 나물을 먹는다. 평소에 쓴 음식을 자주 먹으면 쓸개액이 많아 배탈도 안 나거니와, 장이 원활히 움직이니 변비에도 좋다.

배탈이 나면 설사약을 먹는데 그 약이 쓰다. 설사약보다는 쓴 나물 (쑥은 쉽게 구할 수 있고, 많이 먹어도 탈이 없음)이 좋고, 그보다는 짐승 쓸개가 더 좋다.

또 대장에는 대장균이 있어야 하는데, 유익균만이 아니라 유해균과 함께 있어야 한다. 대장, 소장이 편해야 전 부대가 편하다.

간은 정화기다

간이 나쁘다는 것은 입이 독을 많이 먹어 수고를 많이 해서 기능이 약한데 해야 할 작업은 많이 쌓여 병들어 고달프다는 적신호다. 모든 피는 심장을 통하여 폐, 심장, 전신으로 보내진다. 간이 나빠지면 심장이 약해진다. 무슨 큰일을 해내면 심장 큰 사람이라 않고 간이 크다고 한다. 지나치게 이치에 맞지 않는 큰일을 저지르면 "간뎅이가 부었다"고 하고, 놀라면서는 "간이 콩알만하다"고 한다. "간이 벌렁벌렁거린다"고도 하고, "간 떨어질 뻔했다"고도 한다. 이렇게 간이 심장과 직접 관계가 있고 또 장이 나빠지면 간이 나빠진다.

간을 치료하려면 장을 먼저 고쳐야 한다. 간장 나쁜 데는 쓴 나물이며 짐승 쓸개가 약이다. 어떤 짐승 쓸개도 좋지만, 그 중에도 웅담이 좋다. 제약 회사에서 웅담은 쓸 수 없어서 '웅담 성분'의 간장약이라고 약 장사를 한다.

간은 하는 일 없이 쉬게 해야 한다. 우리가 요즘 먹고 있는 음식은 독이라 해도 과언이 아니다. 옛날에 배고플 때는 고기를 먹으면 기운이 차려졌는데, 요즘은 고기를 먹으면 더 피곤해진다. 농약에 적신 수입 사료에다 각종 약품을 섞어서 먹고 자란 짐승을 사람이 먹는데, 그 독을 다 해독하려니 간이 시달려 피로해지는 것이다.

자기 몸은 자기가 진단을 해야 한다. 전날 어떤 음식을 먹었을 때 몸이 더 아프고 덜 아픈가를 알아야 한다. 방광, 신장 나쁜 환자가 진한 골탕(짐승 뼈 달인 것)을 먹으면 그날 내로 소변이 뻑뻑하게 나오고 잠을 설치게 된다.

술은 유산균이 있는 발효 식품이다. 술 자체는 높이 평가할 수 있고, 성경에도 자주 나는 병을 위하여 포도주를 조금씩 쓰라고 했다. 그러나 이런 발효된 술과 화학주는 전혀 다르다. 간이 부실한데 화학주를 넣어 주면 간은 그때부터 철야 작업을 해야 한다. 그러니까 간장병에 술을 못 마시게 한다. 간 나쁜 환자는 무조건 술을 끊어야 한다. 발효주나 발효 음료를 마시면 해독을 하고 산성에서 알카리성 체질로 변화시키면서 피를 강하게 해 준다.

간경화로 배가 부었을 때는 호박을 달여 먹으면 이뇨를 시키면서 독이 빠진다. 신장이 나쁠 때도 호박이 약인데, 많이 먹어야 할 때는 기운도 떨어지니 대추, 밤, 콩, 꿀을 함께 달여 먹어야 한다. 배뿐 아니라 손발이나 얼굴이 부었을 때도 마찬가지다.

해독제로서는 잔칫집에서 묵을 먹으면 혓바닥에 무엇이 모래알같이 불어나는 증세가 없고 식중독에 걸리지 않는다. 잔칫집에 묵이 있는 것은 그날 음식으로 탈나지 말라는 밥상의 조화다.

첫돌 지난 아이가 기어다니면서 아스피린 몇십 개를 주워먹었다. 다 죽어가는데 이때 침을 놓으면 안 된다. 그러다 죽으면 침 놓다 죽였다고 하기 때문이다. 병원에 급히 보내니, 집에 가서 20분 기다려 보자고 한다. 이때 녹두가루를 먹이니 땀을 흘리고 잠이 들었다가 깨어났다. 아스피린 30알 정도면 간혹 살아날 수도 있지만 그 이상은 어렵다. 이와 같은 예는 천 명에 한 명 있을까 말까 하다고 어느 병원 원장님은 말씀하신다.

식중독이 걸려 밤새 토하다 보니 물도 넘어가지 않는다. 이때 녹두죽을 끓여 먹으니 통증이 풀리며 가라앉는다. 어느 집이든 녹두가루를 준비해 놓아야 한다. 불려서 죽 끓일 시간이 없을 때도 있기 때문이다.

녹두 쓸 때 주의할 점은 좋은 약을 먹을 때는 녹두를 삼가야 한다는 점이다. 녹두가 약 성분과 독 성분을 함께 중화시키기 때문이다. 그리고 녹두가 좋다고 너무 자주 먹으면 안 된다. 많이 먹으면 허기와 빈혈이 함께 온다.

우리 집 뒤에서 쓰레기를 가끔 태운다. 그 태운 먼지에 소나무가 시달리면서 솔방울들을 많이 맺는다. 자기가 수명을 다하기 전 종자를 많이 퍼뜨리려는 심리다. 6·25 전쟁 때 도토리가 3년 동안 많이 열렸다. 피난 생활 동안 도토리로 연명하였다. 화약, 폭약 냄새가 계속 나니 참나무는 자기 수명 다한 줄 알고 도토리를 많이 맺었다. 이때 피난민들은 화약 냄새 맡으며 화생방 전쟁 속에서 도토리로 살았다. 우리 나라는 소나무가 주종인 줄 알고 살았고 애국가도 "남산 위에 저 소나무"라고 하지만, 6·25가 지나고 참나무가 주종이 되었다. 참나무는 공기를 정화시키고, 참나무 낙엽은 산성비도 정화시키며, 도토리는 중금속을 해독시킨다. 도토리는 영양을 주면서 해독을 시키는데 효과는 크지 않다.

메밀은 도깨비를 달래거나 쫓는다고 말해 왔다. 병을 도깨비가 가져다준 줄 알았었다. 정신병 중에 힘이 남아 발작을 할 때 요즈음은 무조건 힘을 빼내고 쓰러져 잠만 자도록 정신 병원에서 수면제를 과하게 먹인다. 그러니 정신이 멍청해지기만 한다. 옛날에는 메밀을 먹여 몸에 힘이 빠지도록 했다. 메밀 역시 영양분을 뽑아 내고 다혈질 사람을 냉혈로 바꾸어 준다.

미나리 또한 해독제로서 좋다. 변질된 생선을 먹고서 식중독 걸리면 미나리가 좋다. 홍어회는 꼭 미나리를 넣어야 한다. 홍어는 그 생선 자체를 발효시키려고 날로 먹지 않고 또 익히지도 않으며, 두엄 속에다 묻어 두기도 했다. 홍어가 식중독 걸릴 확률이 제일 많으나, 미나리가 필수 조건으로 들어갔기에 홍어회 먹고 병났다는 이야기는 거의 없다.

철원 성산교회 사창남 장로님은 이 말 듣고 해물탕에 미나리 넣고 끓여 잡수려고 새까만 은수저를 담그니 은수저가 깨끗해졌다고 하신다. 해물탕에도 언제나 미나리가 들어간다.

북어도 해독제로 빼놓을 수가 없다. 술 먹고 속이 아프고 머리가 아픈 것은 알코올을 간이 분해시키려니 머리도 아프고 구토가 나기 때문이다. 이때 북어국을 해장국으로 먹는다. 해장은 '풀 해'(解), '창자 장'(腸)자를 쓴다. 창자를 푸는 것이 아니라 간을 푸는 것인데, 창자가 풀리는 줄 알았다. 이때 동태국은 아무 효과가 없다. 말리는 과정에 흰곰팡이가 된 것이 약효가 있기 때문이다.

우리 몸은 있는 대로 다 집어삼켜도 녹일 수 있는 철강 공장이 아니다. 인간이나 짐승이나 평생에 나누어 먹을 양이 있는데, 30, 40년 안에 술을 다 먹어 치우니 간뎅이가 붓는다. 고기도 나누어서 조금씩 먹어야 할 것을 10, 20년에 먹어 치우니 애들이 성인병에 걸려 서글픈 신세가 된다.

간뎅이 붓는 짓일랑 하지 말자.

2. 병 이야기

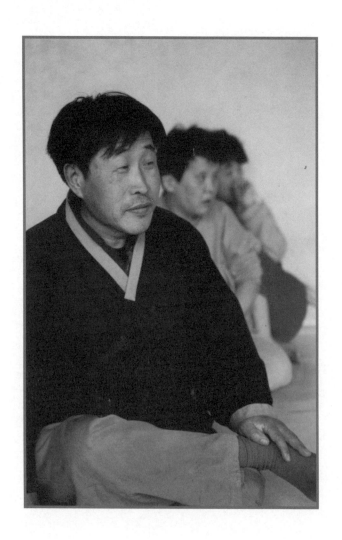

질병이란 첫째 음식에서 온다

옛말에 "3년, 3년, 3년"이라는 말이 있다. 초상 치르고 3년, 이사하고 3년, 그리고 새 사람(며느리) 들어오고 3년을 넘겨 봐야 한다는 뜻이다. 옛날에는 며느리를 맞기 위해 선을 보면 나이나 이름보다 먼저 묻는 말이 "부모님 계시냐?"였다. 안 계신다 하면 언제 돌아가셨느냐고 되묻는데, 늙어 돌아가셨으면 개의치 않으나 젊어 돌아가셨다면 며느리로 안 들이려 했다. 이 처녀가 시집을 가서 남편이 3년 안에 죽으면 "서방 잡아먹었다" 하고, 어른들이 일찍 돌아가셔도 그 탓을 며느리에게 돌렸다. 이유는 단명한 친정의 생활을 익히고 그런 음식을 배워 왔기 때문이다.

이빨은 어머니를 닮는다고 한다. 자녀들은 어머니가 즐겨 먹고 잘 먹는 음식을 먹고산다. 어머니가 생선을 좋아하지 않으면 생선 얻어 먹기가 힘들다. 생선 싫어하는 어머니의 치아가 좋지 않으면 자녀들도 대부분 이가 안 좋다. 어머니가 식성이 좋지 않은 집 식구들은 얻어먹을 게 없는 법이다. 선천적으로 이가 좋지 않아도 후천적으로 노력해서 골고루 먹어 주면 좋아진다.

어떤 병이든 집 짓거나 이사 간 후에 생긴 병이 아니면, 좋아해서 많이 먹었던 음식을 끊고 싫어하는 음식을 먹으면 고쳐진다. 그리고 병이 나면 환자들이 모두 "뭘 먹으면 되느냐?"고 묻는데, 이 생각부터 바꿔야 한다. 전에 배고픈 시절에는 대개 영양이 부족해서 병이 났으니 먹어 주면 그것이 약이 되었으나, 지금은 너무 많이 먹고 잘못 먹어 생긴 병이니 음식을 더하기로 할 것이 아니라 빼기로 해야 한다.

산 짐승은 병이 나면 돌아다니면서 제가 알아서 약초를 찾아 뜯어 먹고, 가두어 놓은 짐승들은 병이 나면 굶는다. 그런데 사람만 병이 나면 이것저것 챙겨 먹는다. 병이 나서 입맛이 없으면 안 먹는 게 약이다. 무슨 병이든지 발병하는 건 몸에 저항력이 떨어지고 독이 찼다는 영수증이니, 중환자일수록 금식을 해서 몸을 깨끗이 비운 다음에 치료제로 보식을 하면 더욱 좋겠다.

허리병: 커피 한 잔도 우습게 보지 말라

우리 몸의 가장 중심에 해당하는 허리는 늘 상체를 짊어지고 중노동을 하고 있다. 짐승들처럼 네 발로 기면 허리병이 나지 않는다. 물건을 들 때는 손으로 들지 말고, 허리에 힘을 주고 허리로 들어야 한다. 무거운 물건을 들어서 허리를 다치는 건 힘을 빼고 들어서 그런 것이다. 이불을 들다가도 삐끗하고, 밥상 잘못 들어 삐끗하기도 한다. 무거워서 그런 게 아니다. 이렇게 다친 허리는 체조를 하거나 침을 맞으면 쉽게 고쳐진다.

이렇게 허리병이 나는 탓은 평소 허리 운동을 안한 데도 있다. 옛날에 논 김을 매고 노동을 할 때는 요즘처럼 요통이 없었다. 앉아서든 서서든 가슴이 무릎에 닿는 체조를 하고, 발바닥을 맞대고 앉아 코끝이 바닥에 닿도록 유연성을 길러 놓으면, 척추가 퉁겨져 나간다거나 '삐끗' 하는 이런 병은 안 생긴다.

허리 아파서 병원 가면 그냥 디스크라 한다. 그리고 약을 준다. 아무 설명도 없다. 그도 그럴 수밖에 없는 것이 난생 처음 보는 환자를 뭘 보고 진단하겠는가? 그렇다고 환자에게 이것저것 물어 보는 것도 아니고, 무슨 점쟁이도 아니고. 병을 알려면 식생활과 생활 습관, 직업 등 여러 가지를 알아야 한다. 물론 대부분의 병은 얼굴에 나타나지만, 양의사들은 청진기로 진단을 하니까 그런 것은 물어 보지 않으면 알 수가 없다.

요즘 인근 부대 군인들이 날마다 이십여 명씩 온다. 이제 20~22살인 청년들인데 환자가 70퍼센트가 넘는다. 뒷골이 당긴다 하고, 괜히 나른하고 힘이 없다 하고, 치질·간 질환·중이염·축농증, 특히 관절염이 많은데, 신장 약화로 허리 아픈 증세도 만만치 않다.

요통은 짜고 맵게 먹고, 고기, 기름기, 첨가물이 많이 든 음식이나 농약을 많이 머금은 과채류, 즉 독을 많이 먹어 신장이 고생을 한다는 영수증이다. 허리가 삐끗하지 않았는데도 아픈 사람은 관절과 신장에도 문제가 있다. 이런 사람은 일단 신장 질환이나 관절염으로 진단하고, 무얼 먹어서 더 아픈가 또는 덜 아픈가를 스스로 알아내야 한다. 강한 음식을 먹어 신장에 무리를 주면 통증이 더하게 되고, 마음 편하고 기분 좋고 음식을 순하게 먹으면 통증이 덜해진다. 커피 한 잔도 우습게 보지 말아야 한다.

계절적으로는 장마철이나 겨울에 더 아프고 여름엔 덜하다. 장마철이나 겨울에는 땀을 안 흘려서 더 아프고, 여름엔 아무래도 물을 많이 먹고 땀을 많이 흘려 염분이나 독이 땀으로 소변으로 빠져나가 신장에 무리가 덜 가기 때문에 통증이 덜한 것이다.

신장은 배꼽 양쪽으로 강낭콩 모양으로 되어 있으니 배꼽 반대편 허리가 아프면 콩팥에 원인이 있는 것이다. 여자가 미추가 아픈 것은 하체가 차거나(냉) 달거리인 경우이다.

치료는 전체적으로 해야 한다. 각자 자기 몸을 날마다 진단하고 몸 전체를 위해 주어야 한다. 가령 신장병 환자가 신장에 좋은 음식만 먹으면 다른 장기에서 탈이 난다. 욕심 내지 말고 느긋이 몸을 다스릴 수 있어야겠다.

고혈압, 중풍, 동맥경화: 덜 먹고 깨끗이 먹자

다른 병도 그렇지만, 특히 이 세 가지 병은 한 형제다. 이 세 병 환자들도 콩팥이 거의 제 기능을 못하고 있다.

우리 몸의 실핏줄이 12만 킬로미터, 즉 지구 두 바퀴 반을 돌 수 있는 길이라는데, 얼마나 가는 줄인지 상상이 안 된다. 우리 몸 전체 피의 3분의 1이 뇌에 담겨져 있다. 그런데 이 핏줄에 콜레스테롤이 껴 피가 탁해져서 잘 돌지 못하다가 뇌에서 터져 반신이 마비되면 중풍, 그대로 쓰러지면 뇌출혈이다. 이때 머리에 피가 나지 않으면 즉사한다. 터지지는 않고 간신히 위험 수위를 오르락내리락 하면 동맥경화이다. 핏줄은 가늘고 피가 많아 혈압이 높으면 고혈압이다. 모두 피가 맑지 않고 혈관이 좁은 병이다.

피를 깨끗하게 해야 건강할 수가 있다. 이것은 필수불가결의 조건이다. 원인도, 치료 방법도 간단하다. 덜 먹고 깨끗이 먹으면 된다.

이 환자들은 대부분 미식가들이고 식탐이 강하고 뭐든지 잘 먹는다. 못된 말로 게걸스럽게 잘 먹는다. 이렇게 먹고서 일을 하고 땀을 흘리면 별일이 없는데, 몸이 무거우니 일이 하고 싶어도 못하는 배부른 병이다. 그렇지 않고, 고기도 좋아하지 않는데다 살 집도 없는 사람이 이 병에 걸린 경우는, 지나치게 편식을 하거나 고기를 못 먹어 식물성으로 보충한다고 불량 식용유를 많이 먹어 혈관에 찌꺼기가 낀 억울한 경우이다.

엄밀하게 말해서 혈압의 기준은 없다. 다만 WHO(세계보건기구)가 정한 120~80에 맞추다 보니 혈압이 높은 자가 많이 나오는 것인데, 태생으로 혈압이 높으면 높은 대로, 낮으면 낮은 대로 유지를 하면 된다. 높은 사람이 더 높아지니 위험하고, 낮은 사람이 더 낮아지니 걱정이다.

혈압이 높은 사람은 고단백·고칼로리 음식을 줄이면서 평생 살고, 저혈압인 사람은 거꾸로 평생 이런 음식을 많이 먹고살면 병이 안 생긴다. 혈압 환자들은 특히 술을 먹거나 신경 쓰고 핏대를 올려서는 안 된다. 경험해 본 사람들은 잘 알고 있다. 그러면 어떻게 된다는 것을. 혈압이 오를 때 뒷골이 당기면 고혈압이고, 손가락이나 발가락이 약간 마비가 되면 중풍을 예고하는 것이다.

조심해야 할 음식 중에 쇠고기, 계란도 포함해야 한다. 돼지고기, 닭고기 해롭다는 건 삼척동자도 다 아는 일이다. 그런데 한의사나 양의사도 괜찮다는 쇠고기는 무엇이 문제인가?

옛날에 소가 풀 뜯어먹고 여물을 먹을 때는 괜찮았다. 그러나 돼지 밥이나 소 밥, 닭 밥이 똑같은데 고기 성분이 다를 수가 없다. 집짐승보다 산짐승이 좋은 것은 산에 있는 풀만 먹어서다. 이 환자들이 평소에 좋아하는 음식이 육류였던지라 무슨 수를 써서라도 고기를 먹으려고 하는데, 사실은 어떤 환자라도 고기를 먹으려 하고 주위에서도 이들에게 고기를 먹이려 애를 쓴다. 골격 좋고 힘 좋은 밭 갈이 소도 풀만 먹고살았는데……

이 환자들에게 놓아 먹인 오리 고기는 괜찮다. 중국인들이 돼지고기를 그렇게 먹고도 건강을 유지하는 것은 양파, 파, 차, 오리 고기를 먹어서 중화를 시켜 주기 때문이다. 즉 오리는 콜레스테롤이 없고 몸을 차게 하는데, 오리 기름은 물에도 씻겨진다. 몸이 차거나 지방이 없는 이들은 오리 고기를 먹으면 몸의 기운이 떨어진다. 체질과 병에 맞게 본인이 알아서 먹어야 한다. 그렇지만 오리 고기도 치료제는 아니다. 병이 더 심해질 수도 있다.

여름에 돼지고기는 잘 먹어야 본전이라 했는데, 냉장고 없을 때 고기가 상할까봐 이런 말이 나오기도 했지만, 그보다 한방에서 돼지고기는 겨울에 먹는 음식으로 꼽는다. 추울 때는 몸 안에서 에너지가 많이 소모되는데, 중국인, 에스키모인 들은 고단백·고칼로리·고콜레스테롤인 돼지고기, 물개 고기를 많이 먹는다. 사계절이 있는 우리는 겨울에만 조금 먹어 주면 고혈압, 중풍, 동맥경화 이 세 가지 병은 안 부를 수도 있다. 이런 병에 걸린 환자들은 고기를 평생 끊어야 한다. 평생 나누어 먹을 것을 미리 다 먹었고, 아니 더 먹었기 때문이다. 지금부터 먹는 고기는 남의 것을 빼앗아 먹는 것으로 생각해야 한다.

지방을 분해하고 피를 깨끗하고 강하게 해 주는 음식은 주로 신 김치·된장·간장·살아 있는 식초·효소·효모·엽록소 등이며, 생식을 하거나 물을 자주 마셔 주는 것도 좋다. 무엇보다 가장 빠른 방법은 단식이다. 피를 더럽게 하는 음식은 주로 화학 첨가물·고기·설탕·염분·지방질·각종 식용유(대량 생산)·화식·농약 먹은 농산물 등이며, 물 안 먹는 병이 가장 큰 원인이다.

중풍이나 고혈압 환자에게 우황청심환은 좋은 약이다. 국산보다는 고기 많이 먹는 나라의 우황청심환이 좋다. 그러나 집집마다 사다 놓되 함부로 먹지는 말아야 한다. 운전 면허 시험 때, 신경질 날 때, 손발 저릴 때 수시로 먹으면, 진짜 입이 비뚤어지고 몸이 굳을 때 먹어도 듣지 않는다.

입은 비뚤어졌어도 말은 바로 해야겠다.

지혈: 당황하면 피가 더 솟는다

인간은 구멍 난 가죽 포대에 70~80년 동안 혹 건강하면 100년 동안 피를 담고 일생을 산다. 이 피는 약간은 흘려도 좋으나 많이 흘리면 죽는다.

몸에 상처가 나서 정맥이 터지면 곧 지혈이 되지만, 동맥이 터지면 지혈이 안 된다. 이때는 끈으로 묶어 병원에 가야 한다. 피가 20~30센티미터 솟는 정도라면 쑥을 으깨서 상처 부위에 묻혔다가 피가 응고될 때 떼면 된다. 이때 환자나 치료자가 당황해서는 안 된다. 당황하면 심장이 빨라지기 때문에 피가 더 솟는다.

고혈압이나 뇌졸중으로 쓰러졌을 때는 일부러 상처를 내서 피를 흘리게 해야 한다. 하혈을 하는데 양이 적을 경우나 초기에는 쑥즙이나 마른 쑥을 달여 먹어도 되고, 양이 많을 때는 우선 연뿌리를 즙을 내서 조석으로 한 컵씩 먹어 보면 좋다. 그래도 효과가 없으면 양귀비를 구해서 조금 먹으면 되는데, 양귀비는 국제법에도 허용이 안 돼 구하기가 어렵다. 대만 야시장에 가면 양귀비 비슷한 풀이 있는데 쉽게 구할 수가 있다. 그것도 못 가지고 들어오게 하면 먹고 오면 된다. 오래 가는 설사에도 직효다.

달거리를 한 달에 두 번을 하거나 또는 두 달에 한 번을 하면 임신을 할 수가 없다. 이럴 때는 연뿌리나 쑥 반찬도 조절해서 잘 먹어야 한다.

냉증에는 쓴 음식을

아랫배가 차면 월경 주기가 고르지 않고 생리통도 심하다. 냉이 심하면 아이를 낳을 수 없다. 정자가 난자를 만나 아들 궁전인 자궁에서 살아야 하는데, 추워서 살 수가 없어 유산되거나 아예 불임이 된다. 생리통은 아기를 낳으면 없어진다고 하는데, 아이를 낳아도 생리통이 있는 이들은 냉이 있어서이다.

되지도 않는 말 같지만 냉증은 몸이 좋아지면 저절로 고쳐지는 병이다. 냉증은 단백질, 지방질이 부족한 탓으로 나타나는데, 쓴 음식 많이 먹으면 고쳐진다. 열이 많은 음식, 즉 인삼 · 꿀 · 마늘 · 부추 · 파 등이 이롭다.

민간 요법에서는 물 한 말에 수탉을 넣고 달이다가 반으로 줄었을 때 닭을 건져 내고, 3년 된 흰 접시꽃(의승화) 한 뿌리를 넣고 한 대접 정도 되도록 달여서 마신다.

축농증: 코 풀면 다친다

콧구멍 속에 농이 생겨 냄새 나고 답답하고 머리도 아프고 멍청해지는 병으로, 콧구멍 양쪽 상악동에 농이 생겨 콧구멍으로 배출되는 것이 축농증이다. 최근에는 상악동에 고여 있는 농이 잘 배출되도록 작은 구멍을 적당히 넓혀 주는 수술로 치유 효과를 높이고 있다.

애들보고 어른들이 코를 한 손으로 막고 "흥해라, 흥해라, 더 세게" 하면서 코를 풀라고 한다. 콧구멍을 막고 힘을 주니 작은 구멍에 상처가 나서 코가 묻어 병이 된다. 환자가 아니더라도 코는 나오는 대로 닦아 내고 들이마셔서 뱉어 내야 코 구멍이 편하다.

환자는 파나 양파를 짓이겨 코에다 대고, 콧물 눈물이 나오도록 콧구멍 청소를 하고, 감기에 걸리지 않아서 콧물이 나오지 않도록 해야 한다. 코가 답답하면 파를 대고 흐르게 하는 것이 좋다. 수술을 해도 재발하는 것은 체내에 저항력이 없어서이기도 하지만, 그보다는 자꾸 코를 풀기 때문이다. 백혈구가 강해지도록 식이 요법도 해야 한다.

치질: 욕심 다 챙기면 병 못 고친다

치질을 고치려면 우선 변비를 고쳐야 한다. 피로와 고기, 술은 금물이다. 가능하면 3~4일이라도 단식을 해서 장 청소를 한 다음, 피가 강해지는 음식을 먹으면서 식이 요법을 하면 좋겠다. 상처가 아물 때까지 단식을 하면 더욱 좋다. 그 뒤로는 섬유질 음식을 많이 먹어서 장에 대장균이 많이 서식하도록 해 똥이 장에 차 있지 않게 하고, 장이 활발히 움직일 수 있도록 유산균이 있는 효소나 효모를 먹으면 좋다.

살찐다고 물 안 먹고 커피에 빵 쪼가리나 과자 한 쪽으로 끼니를 때우는 식생활은, 치질이 아니라 언젠가는 어떤 병이든지 불러들이는 나쁜 습관이다. 남자들 치질은 특히 술, 고기 많이 먹어서 장이 망가지는 데서 오는 경우가 많다. 술, 고기 먹은 다음날 통증이 더 심한 것을 안다. 알면서도 생활이 안 도와 주고 또 절제를 못해서 못 고친다. 또한 좋아하는 음식 찾아 끊으면 효과가 있다. 어떤 이는 오징어만 끊었는데도 고쳐졌다고 한다. 혈관은 좁고 약한데 피는 돌아야 하고, 돌다가 변비로 약해지고 상처 난 곳에서 혈관이 터지면 치질이 되고, 돌다가 뇌에서 터지면 뇌출혈, 중풍이 되는 것이다.

앞서도 말했지만 치료는 전체적으로 해야 한다. 치질이라고 항문만 치료해서는 안 된다. 파혈(破血)로 인해 생기는 병은 피를 깨끗이 해줘야 한다. 약으로 될 치료가 아니다. 벌침 요법으로는 치질 상처에 직접 벌침을 놓고 부어 오른 다음 그곳에 쥐똥만 하게 쑥을 뭉쳐 쑥뜸을 하고, 그 뜸쑥을 배로 늘려 뜨는 것을 다섯 번 하고 나면 치질 상처가 녹아 내린다고 한다.

59

이런 시각에서 본다면, 대부분의 질병의 원인과 치료 방법은 같다는 결론이 나온다. 섭생을 잘하고, 마음 편히 살고, 욕심 부리지 말고, 스트레스 안 받고, 사랑하고 사랑 주면서 사는 것. 이것이 안 되니까 병이 생기고 치료가 안 되는 거다. 욕심 다 챙기고 병을 고칠 수는 없다. 둘 중에 하나는 포기해야 한다. 그렇게 살다가 병이 났으면, 그렇게 살지 말아야 한다는 건 정한 이치 아닌가?

똥 같은 소리 그만하도록 똥구멍 간수 잘하자.

불면증: 신장과 심장을 다스려라

장자(莊子)에게 '도'(道)가 무엇이냐고 물으니, "밥 잘 먹고 잠 잘 자는 것이 도"라 했다. "세상에 밥 안 먹고 잠 안 자는 사람이 어디 있냐?"고 하니, "보통 사람들은 밥을 먹는 게 아니라 밥에게 먹히고, 잠을 자는 게 아니라 꿈만 꾸다가 밤을 샌다"고 한다.

밥은 먹고 잠은 자야 한다. 잠은 하루 두 시간만 자면 생명에 지장이 없고, 네 시간을 자면 건강에 지장이 없다. 일평생 하루 네 시간만 자고 사는 사람들을 많이 보아 왔고, 나 또한 젊어서는 네 시간만 자다가 거꾸로 돼서 지금은 다섯 시간을 잔다.

어느 나라 어디서 이런 근거가 나왔는지, 사람은 여덟 시간 일하고 여덟 시간 잠자고 여덟 시간 쉬어야 한다고 하는데, 나는 군에 가서 이 이론이 잘못됐다고 생각했다. 군인들은 10시에 자고 6시에 일어난다. 그 시간 중 두 시간 보초 들어가니, 수면 시간은 여섯 시간이다. 그러면서 고된 훈련을 한다. 군인이 병이 들면 나라가 병들 것이므로, 이는 세계적으로 건강을 유지하기 위해 통계 낸 수면 시간이라고 봐야 한다. 군인처럼 아침부터 긴장하고 어두울 때까지 뛰는 사람들이 여섯 시간 잔다고 하면, 그런 생활을 하지 않는 사람들은 네 시간만 자도 아무 지장이 없다. 생활에 따라 수면 시간이 다를 수 있다.

그런데 불면증 있다는 사람들 공통점은 규칙적인 생활 안 하고, 노동 안 하고, 할 일이 정해지지 않고 노는 사람이라는 것이다. 또 한 가지 부류는 하루에 잠자는 시간이 여덟 시간이 넘는데 자기가 자는 것을 못 느끼는 병이다. 옆에서 보면 코 골고 잘 자는데, 자기가 잔 것을 느끼지 못하는 것이다. 이런 불면증 환자들에게 사흘만 계속해서 잠을 자지 말라고 하면 견디는 사람이 없다.

세상에 제일 큰 슬픔이 부모님 돌아가신 것이고, 더 큰 슬픔은 자식의 죽음을 보는 것이다. 이러한 죽음 앞에서 사흘, 이틀 밤을 새웠다 하는데 낮에도 안 잤다는 얘기는 아니다. 남편이 교통 사고로 죽었는데도 그날 저녁에 잠을 잤다고도 한다. 어린 자식이 물에 빠져 죽었는데도 잠이 오더라는 것이다.

잠이란 길게 잘 필요가 없다. 피곤하지 않을 때 긴 수면을 하는 것보다 피곤할 때 짧게 자야 피로가 풀린다. 배고플 때 밥을 먹어야 기분 좋게 배가 부르듯이 잠도 몰았다가 자면 개운하다.

지금까지는 잠을 많이 깊게 자려는데 안 되는 억지 불면증 환자, 낮에 자고 밤에 못 자고 낮과 밤을 바꾸어 사는 불면증 환자들 얘기를 했다. 진짜 불면증 환자의 경우는 이러하다. 생활을 다하면서도 잠을 달게 못 자는 경우인데, 대부분이 신장이나 심장이 제 기능을 못하고 피를 뿜어 주지를 못해 가슴이 답답하고 심장이 압박을 받고 숨이 차 못 자게 되는 경우다.

잠이 좀 들었다 하면, 잠을 잤는지 꿈을 꾸다 말았는지, 심하면 악몽을 꾸고 가위 눌려 머리가 띵하고 눈이 아프다. 이런 환자는 날마다 잠이 안 오지는 않지만, 어떤 날 잠이 더 오고 덜 오는지 자가 진단할 필요가 있다.

차〔茶〕 종류는 거의가 카페인이 들어 있다. 커피만 잠이 안 오게 하는 줄로 쉽게 생각하는데, 각 나라의 전통 차는 다 카페인이 들어 있다. 정신을 맑게 하는 게 차인데 카페인이 없을 수가 없다.

불면증 환자는 신장이나 심장이 제 기능을 하지 못하거나 기능이 아주 약한 사람이다. 그러니 심장·신장병 환자의 경우처럼 자극 있는 음식이나 달거나 기름진 음식을 피하고, 음식을 순하게 먹고 물을 많이 마셔 신장이 부담을 갖지 않도록 하는 것이 상책이다. 과식도 금물이다. 이 환자들은 앞에서 얘기한 것처럼, 신장과 심장을 잘 다스리면 불면증은 그냥 고쳐지는 병새끼다.

지금은 새벽, 글 좀 쓰려고 일어났으나 잠이 오니 다시 자야겠다. 사람은 일평생 잠에게 지고 만다. 날마다 잠에게 지는 것도 사실이지만 제일 큰 잠은 죽음이다. 그러니 불면증이란 있을 수 없다.

피부병 : 큰병은 갑자기 발병하지 않는다

피부병에 약을 쓰다 보면, 보통 연고란 연고는 다 쓰게(한두 번 발라서 효과가 없으면 약을 바꿔야 함) 되고, 한방에 민간 요법까지 다 동원하게 된다. 걸렸다 하면 식중독이 아닌 피부병은 최소한 3년은 간다. 의사나 본인이 정확히 찾아낼 수 없는 것이, 첫째 음식을 잘못 먹어 생긴 병이 있고, 둘째는 외부에서 병균이 옮겨와 전염되기도 하기 때문이다.

가장 치료하기 힘든 피부병은 우리가 먹는 음식에 독(화학 첨가물, 각종 농약 등)이 너무 많아 체내 기능이 해결을 못하고 피부로 독이 나오면서 생기는 피부 트러블인 피부병, 그리고 조상 대대로 피부가 약해서 얻게 되는 유전성 나병 등이다. 이러한 병은 근본적으로 체질을 개선해야 한다. 무조건 싫어하고 안 먹었던 음식을 먹어 주고, 좋아서 즐겨 먹던 음식은 끊어야 한다.

우선 무엇으로 인한 피부병인가를 본인이 찾아내야 한다. 독 있는 음식을 먹었을 때 독이 소변이나 땀으로 나오는데, 모공으로 독이 나오면서 피부가 시달리는 게 피부병이다. 그러면 이 독이 소변으로도 나오는데 방광이나 신장도 이만큼 시달린다는 쉬운 계산이 나온다.

식중독으로 두드러기가 날 때 목욕탕이나 불 앞에 가면 더 심하게 불거지면서 가렵다. 그것은 조직 반응이 극대화되면서 독이 많이 나오게 되기 때문이다. 식중독의 피부병은 해독제(녹두, 미나리 등)를 먹고 시간이 지나면 고쳐진다.

무서운 건 공해 독으로 생긴 피부병이다. 일본의 중고생들에게 원인도 모를 검붉은 반점이 돋는 피부병이 생겨 고심을 한다는데, 이것이 산업 공해병이라고 추측을 하고 있다. 산업 사회에서 피할 수 없는 자업자득이고 악순환이 될 수밖에 없는 참담한 병이다.

옛날에는 못 먹어 헌데(부스럼)가 나고 종기 따위가 생긴 것은 잘 먹어 주면 치료가 되었는데, 대부분의 병처럼 요즘 피부병은 잘못 먹어서 생긴 병이라 굶으면 치료가 가장 빠르다. 최소한 공해 식품을 안 먹어 독을 제거해 나가면서, 피부가 튼튼해지고(잡곡, 콩, 깨끗한 우유, 저농약 과채류) 피가 깨끗해질 수 있는 음식(자연산 다시마, 미역, 효소, 효모 식품, 물)을 몸 속에 공급해 주면서 장시간 인내해야 한다.

피부병의 원인은 간단하나 치료가 어렵다. 피부병이 발병했다 하면 최소한 3년이고, 건성 피부병은 주로 겨울에 더 심해진다. 여름에는 물을 많이 먹고 땀을 많이 흘리는 반면, 겨울엔 흘리는 땀이 없어서다. 음식을 잘 가려서 먹고(특히 나쁜 음식은 사료 먹인 육류, 가공 식품, 다농약 과채류 등), 햇볕을 많이 쬐어 땀을 많이 흘린다. 반면 지루성 피부병은 여름에 더 심하다. 피부를 튼튼하게 하는 수밖에. 종기처럼 고름이 고이는 피부병도 마찬가지다. 우리 몸의 원기인 피가 건강치 못한 게 원인이다. 이 고름이 몸 안에서 생긴다면 어쩔 것인가?

손톱이나 피부나 머리털에 이상이 있는 것은, 몸 안에 이상이 있다는 신호다. 이것들을 다스려 주지 않으면 큰 병이 된다. 큰 병이 어느 날 갑자기 발병하지는 않는다. 중풍도 3년 전부터 손끝이 저리며 마비가 오고, 고혈압도 뒷골이 뻑뻑하게 당기다가 쓰러지게 된다.

몇십만 원 하는 냉장고, 바보 상자는 날마다 닦아 주고 만져 주면서, 우리 몸은 언제 한 번 어루만져 주었는지 생각을 더듬어 봐야 한다. 오직 내 생각 한 가지로 늘 수고하는 팔, 다리 또 심장, 신장 등이 얼마나 애를 쓰고 또 고마운가? 한 번도 자기 몸을 어루만져 주지 않는 인간의 이기심, 무지, 욕심, 이것이 결국은 병을 부른다. 병 치료는 음식으로만 되는 것이 아니라고 생각한다. 정신력이 있어야 하고, 내 몸을 기능적 욕심으로 대하는 것이 아니라 진정으로 아껴 주고 사랑하는 마음이 중요하다. 목욕할 때도 빡빡 때만 밀 것이 아니라 내 욕심을 채우느라 따라 다니는 몸뚱이에게 감사하고 미안한 마음으로 좀 만져 주면 피부도 기분이 좋아 강해질 것이다.

관절염: 몸에 좋다고 많이 먹지 말라

남녀노소, 빈부, 중노동자·경노동자들 상관없이 걸리는 게 관절염이고, 여느 병처럼 "이것이다" 하는 치료약도 없이 시달리고 있는 대중병이 또한 관절염이다. 집집마다 한 명 이상은 다 있는 인기 있는 질병이다. 3, 4년 전 농촌 교회에 건강 집회를 가서 통계를 내 보았을 때는 세 집 어울러 한 명씩 있던 관절염 환자가 지금은 집집마다 한 명 이상 있다.

'시골교회'에 인성 교육이라고, 현장 체험 같은 식으로 군인들이 주중 백여 명이 다녀가는데, 각자 가정에 환자가 한 명도 없는 사람 손들어 보라고 하면, 환자 있는 집 비율이 99퍼센트에 가까운 치수가 나온다. 집집마다 환자가 있다 해도 과언이 아니다. 이렇게 확인을 하는 나도 도무지 믿어지지 않는다. 그러나 어쩌랴, 현실인 것을.

더 황당한 것은 20~22세인 젊은 군인들이 70퍼센트가 환자라는 거다. 물론 누워 있을 환자는 아니지만, 어쨌든 고통스러워하고 불편해 한다. 술, 담배에 찌들은 나이는 아니지만, 독이 있는 음식을 많이 먹어 간이 나쁘기도 하고, 이로 인해 신장이 나빠 허리가 아프거나, 무릎 관절염으로 훈련도 제대로 못 받는 이들이 많다.

관절염에 대해서도 "이것 때문에 병이 오고, 이것이 약이다"라고, 한마디로 자신 있게 말할 수 있는 사람은 없다. 다만 시대병이니 경험으로 아는 수밖에. 일본 문화, 미국 문화가 들어오기 전에 우리에게는 이런 병이 없었다. 두 나라 생활 문화가 들어오면서 부자들이 먼저 걸리기 시작해서 이 지경에 이르게 되었다.

급속도로 발병한 것은 산업 사회로 되면서 공장에서 음식이 만들어지고 값싸고 맛있는(?) 식용 기름이 나와 과다하게 식용유를 섭취한 탓이다. 라면이나 과자, 빵 같이 늘 주식처럼 먹는 음식 치고 식용유가 안 들어간 음식이 없다. 5년 전에 일본 도쿄에서 집집마다 관절염 환자가 있다고 통계가 나온 적이 있는데, 일본 사람들 튀김 많이 먹는 거야 그렇다 치고 돼지고기도 기름에 튀겨 먹는 걸 봤다.

수입 밀가루 하역 작업을 하는데 방독면을 쓰고 한다는 그 밀가루! 식용유와 함께 이 두 가지를 관절염의 주범으로 잡아 본다.(물론 100퍼센트 순기름은 제외다.)

소금, 소다, 밀가루로 만든다는 국수가 5년이 돼도 안 썩는다. 창고에 쌓여 있다가 수해로 퇴비장으로 가고 말았는데, 더 두고 보지 못한 것이 아쉬웠다. 여기에다 집터에 습기까지 많다면 박자가 딱딱 맞는 장단이 되고 만다. 이때는 틀림없다.

관절염, 너무나 흔한 병이라 주저앉지 않은 사람들은 대수롭잖게 생각을 하는데, 연골이 말라붙어 한번 주저앉으면 인공 관절을 빌리지 않고서는 일어서지 못하는 게 관절염이다.

관절염의 원인이 전혀 알려지지 않은 바도 아니다. 주로 신장이 나쁘거나 방광에 이상이 있고, 마음 고생을 지독히 한 사람, 스트레스를 많이 받고 일을 완벽하게 처리하려고 몸을 혹사시키는 사람들이 관절염에 많이 걸린다.

초기 증세는 자고 나면 몸이 저리고 무겁고, 정강이가 당기고, 손가락 마디가 붓고, 무릎에 주로 물이 고이기도 한다. 팔을 많이 사용하는 사람은 팔목이, 타이피스트는 날개 뼈가, 딱딱하고 높은 구두를 주로 신는 여성들은 무릎이, 힘을 요령 없이 쓰는 남자들은 주로 허리가, 이렇게 먼저 통증이 나타나는 부위가 사람마다 다른 게 특징이다. 이런 초기 증세에서 신장이나 방광을 다스리지 않고 식생활을 고치지 않으면 관절 모두에 통증이 오게 된다.

병원 가면 약을 주지만, 이것은 어느 모로도 병을 더 악화시킨다. 주로 진통제를 복용케 하는데, 이 약은 한번 먹기 시작하면 계속 먹어야 한다. 먹다가 안 먹으면 움직일 수 없게 되고, 복용시는 좋아지는 것처럼 몸이 부드러워져 착각을 하게 만든다. 실상은 몸 안에서의 기능들은 쇠퇴해 가고 있는데 말이다. 요즘은 한약방에서도 환자가 너무 고통스러워하니, 진통제를 섞어 조제를 한다고 한다. 관절염을 잘 고친다고 소문이 난 곳은 한 번쯤은 의심을 해봐야 한다.

관절의 연골은 신장에서 만든다고 한다. 피도 걸러 심장으로 뿜어 줘야 하고, 방광으로 가야 하는 모든 것들을 걸러 줘야 하고, 피도 만들어야 하고, 기름도 분해하고⋯⋯ 신장이 하는 일이 밝혀진 것만으로도 이러한데, 얼마나 더 많은 일을 하는지는 다 알 수가 없다. 그렇다면 독을 많이 먹거나 기름을 많이 먹으면, 그것을 분해하느라 피도 못 만들고 연골도 못 만든다는 계산이 나온다.

관절염을 고치려면 신장이 쉬게 해 줘야 한다. 관절에 좋다고 사골을 달여 먹는 것은 금물이다. 연골이 관절에 좋다면, 같은 이치로 무 먹으면 종아리가 되고, 옥수수 먹으면 이빨이 되고, 호박 먹으면 얼굴이 된다는 얘긴데, 한 마디로 말도 안 되는 소리다. 신장에 부담을 줄 뿐이다.

심장판막증이나 신장염, 방광염, 관절염, 백혈병, 각종 환자 중에 고지질증(콜레스테롤)이 많으니 사골탕은 독약이며 골탕을 먹인다. 관절이 아픈 사람들은 과자 한 쪼가리만 먹어도 더 아프게 된다. 대량 생산하는 고기를 먹어도 마찬가지다.

목욕탕 갔다 오면 통증이 덜하지만 매운 음식이나 커피나 기름진 음식을 먹으면 통증이 더하고 잠이 안 오는 것을 느낄 수가 있다. 이것을 느낄 수 있는 이성만 있으면 오그라 붙은 무릎이 펴지지는 않겠지만, 통증만 있는 환자들은 쉽게 고칠 수 있는 게 또 관절염이다. 결국은 피가 맑아져야 한다. 그러자니 음식을 정갈하게 먹어야 한다는 거다.

산업 공해로 질병을 많이 걸려 본 일본 사람 말이 생각난다. "한 가지 음식을 많이 먹지 말라." 우리 나라 사람에게는 "몸에 좋다고 많이 먹지 말라"는 말이 더 어울리지 않을지?

귓병: 수술이 상책이 아니다

귀에서 소리가 나고 멍한 증세가 오래 가면 귀가 어두워진다. 주로 양약을 많이 먹거나 수술한 후 그러한데, 이것은 수술이 잘못된 게 아니라 덧나지 말라고 양약을 많이 먹어서이다. 이때는 귀밝이술(집에서 만든 약품 안 들어간 막걸리)을 조금씩 먹어 주면 해독이 된다. 귀밝이술이란 우리 나라 유산균 음료다. 귀에서 고름이 나오는 경우에는 앞에서 말한 음식들을 가려먹으면서 산성 체질을 중성이나 알칼리성 체질로 바꿔야 한다.

옛날에 길쌈할 때 양잿물을 손으로 만지면 손이 갈라지고 손톱이 뒤집어진다. 이때 구정물(쌀뜨물에 설거지를 해서 약간 쉰 구정물)에 손을 담그면 양잿물이 중화되어 독이 없어진다. 잘못하여 양잿물을 먹어도 이 구정물을 먹으면 살아난다. 구정물이란 유산균이 있는 물이다.

페니실린도 곰팡이에서 얻은 것이다. 불과 몇십 년 전에는 페니실린이 만병통치약이었다. 이제는 이 항생제를 너무 많이 복용해서 약효가 없고 페니실린을 잡아먹는 균이 사람 몸에 있다 하니, 페니실린 생명도 다한 모양이다.

어느 나라든지 유산균 음식 문화가 있다. 서양 사람들 주식인 빵에 있는 효모가 그렇고, 유대인들의 포도주가 그렇고, 맥주·야구르트·치즈도 그런 것들이다. 우리에게는 막걸리, 된장, 간장, 고추장, 김치 등이 있다. 우리는 이 음식들을 함께 먹으면서 몸을 해독해 왔다.

그러나 이제는 이 모든 것들이 공장에서 나오면서 유산균을 먹을 수가 없게 되었다. 김치는 쉬지 말라고 냉장고에 넣고, 유산균 음료

71

라 하는 각종 야구르트는 한 달이 돼도 미생물이 한 마리도 생기지 않는다. 우리들 몸이 산성 체질로 변하고 면역성도 떨어지고 치료제도 무익하게 되어 고생들을 하고 있다.

30여 년을 중이염으로 고생하는 환자가 있는데, 몸에 무리가 온다거나 고기나 기름에 튀긴 음식을 먹으면 그날 밤에 귀에서 고름이 난다고 한다. 말이 그렇지 30여 년 귀에서 고름이 나왔다면 상식으로도 머리가 다 썩어 골이 비었을 것 같지 않은가? 물론 병원에서도 당장 수술하지 않으면 뼈가 다 녹는다고 했다. 수술을 했으나 일 주일 후에 고름이 또다시 나왔다. 항생제를 날마다 1천 밀리그램을 복용했는데, 이 환자는 중이염으로 죽는 게 아니라 이 항생제 때문에 죽을 줄로 고민을 했다는 것이다.

양약 복용으로 신장이 악화되어 관절염까지 걸렸던 이 사람은, 식이 요법을 하면서 6년간 고기를 안 먹고 자연식을 하여 지금은 중이염, 관절염이 깨끗이 나았다. 그러나 지금도 식용유 들어간 음식이나 고기를 먹으면 고름이 나고 무릎이 뻣뻣해진다고 하니, 질병에 완치란 없는가 보다.

여느 병도 그렇지만 수술이 상책은 아니다. 수술을 해서 고름이 있는 환부를 잘라 내고 소독을 해도 다시 고름이 나는 것은, 누구나 몸에 농균을 가지고 있거니와 이 농균을 이겨 낼 저항력이 없어서 농균이 번식을 하기 때문이다. 근본적으로 체질을 바꾸면 자연 치료가 된다.

이웃집 노인이 그러는데, 귀에 물이 들어갔을 때 쇠고기를 먹으면 고름이 생긴다고 한다. 고름이 나지 않고 갑자기 귀앓이로 아플 때는 들기름을 넣어 주면 좋다. 이 병은 옛날에도 있었던 병이다. 성장할 때 영양이 부족해서 앓았던 병인데, 요즘은 좀처럼 발병되지 않는 병이다.

알레르기: 즐겁게 살자

앞에서 별다른 감기약이 없다고 했다. 감기가 왜 걸리는지에 대해서도, 확실히 "이것이다" 하고 밝혀진 바가 없다. 다만 피로하지 않게 하고 영양 섭취를 잘해야 한다는 정도다.

어떤 병은 시대에 따라 없어지기도 하고 또 새로 생기기도 한다. 봄에 유행하는 꽃가루 알레르기 병도 최근의 신종 병이다. 10여 년 전만 해도 이런 병은 없었다. 최근 대도시에서 발생해서 중소 도시까지 전염되고 있는 것이 이 병인데, 꽃가루는 10년 전에도 있었다. 그런데 왜 지금 발병을 하는가? 꽃가루를 이겨 낼 저항력이 없어서다. 꽃가루 알레르기는 건강한 성인들한테는 상관이 없다. 주로 초등학생이나 중고생 등 소젖을 먹고 가공 식품으로 주식을 하는 세대에게 많이 발병한다. 재채기가 나고 콧물이 나는데 증세는 감기와 비슷하다. 알레르기도 감기도 약이 없음은 당연하다.

이 세상에는 수많은 병균이 돌아다니고 생긴다. 그럼 왜 감기는 걸리는 사람들만 늘 끼고 사는가? 유행성 감기가 돌았다 하면 한 번도 거르지 않고 행사를 치르는 이들이 있다. 한마디로 체내에 병균이나 이물질을 이겨 낼 저항력이 없어서이다. 그래서 감기 걸리면 잘 먹고 쉬라 하고 땀을 내라고 한다.

신경성 두드러기도 있다. 어떤 이는 신경만 쓰면 머리가 아프고, 신경 쓸 때 음식을 먹으면 두통이 생긴다고 한다. 독이 꽃가루나 공기를 통해 코로 들어오기도 하지만 입을 통해서 들어오기도 한다. 또한 외부에서 들어오지 않아도 신경만 쓰면 두통이 생기고 피부가 가려운 것은 자체에서 독을 만들기 때문이다.

똑같은 침이지만 즐거울 때 생기는 침은 독을 해독시킨다고 했다. 벌레 물린 데 침을 바르면 벌레 독이 삭아 가라앉는 것처럼 사랑할 때나 즐거울 때 생기는 침은 해독을 시키지만, 기분 나쁘고 성내고 미워할 때는 침에서도 독이 나온다. 이 독을 간이 해독시키려고 하니 머리가 아프게 되는 것이다. 그리고 이 독이 땀을 통해 피부로 빠져 나오려고 하니 두드러기가 나고 가려운 증세도 생기는 것이다.

즐겁게 사는 것이 치료법이고 예방책이다. 모든 신경성 질환이 다 그렇다. 자기가 자기 몸을 잘 다스리고 좋은 일만 생기고 이로운 일만 생긴다면 언제나 즐겁다. 즐거움을 가지고 살면 모든 병이 치료가 된다. 그러나 심한 병은 즐거움만 가지고는 고치지 못한다. 기쁨이 있어야 고쳐진다.

자기를 위해 살면 즐거움이요, 남을 위해 살면 기쁨이다. 기쁨으로 사는 사람들은 병이 생기지도 않고 생겨도 금방 치료된다. 기쁨으로 사는 사람에게 알레르기? 어림도 없다!

불한당(不汗黨)에게 내리는 벌

여름철의 제일 큰 사건인 급살(急煞) 맞는 일을 피하는 방법이다. 첫 번째 벼락맞는 일인데, 번개 칠 때 쇠붙이 가지고 다니지 말 것이며, 특히 귀금속 십자가 목걸이를 차고 다녀서는 안 된다.

2000년 5월 4일 김대중 대통령이 「칭찬합시다」라는 텔레비전 프로그램에 출연한 분들 백여 명을 푸른 기와집에 청해 놓고 감사하다는 말을 하는 중에, 전국민이 금 모으기를 해서 경제난을 조금이나마 해결할 수 있었다는 인사가 있어 흐뭇했다.

귀금속은 갖고 다니면 벼락 맞고, 집에 두면 도적 맞는다. 도적만 맞으면 다행인데 꼭 강도와 살인이 붙어 다닌다. 여름철은 더워서 문을 열어 놓고 살아야 되겠기에 문단속이 소홀하다. 더욱 도적 맞기 쉬운 철이다. 금 십자가 목걸이만 놔두고 다른 물건 훔쳐 가는 도적 없고, 살인하려다 십자가 목걸이 보았다고 안 죽인 사람 없다. 벼락 칼은 번쩍거리는 사람들만 번개같이 잘 찾아다닌다. 그리고 살인 강도도 이런 사람들을 번개같이 잘 알아낸다. 불한당들이 좋아하는 것이 귀금속이다. 저승사자도 귀금속 많이 모아 놓은 사람 먼저 데려간다.

집 안에서는 키 큰 나무 가까이 기르지 말 것이다. 교회가 주로 높은 곳에 있으며, 또 외국식 교회 모양은 종탑이 너무 높고 그 위에 다시 십자가가 있으니, 꼭 기독교인들은 벼락 맞을 짓만 골라서 한다. 기도가 끊이지 않는 교회는 제외하고 기도 열심히 하지 않는 나머지 교회는 십자가 끝에 꼭 피뢰침을 장치하시길! 10년 만에 한 번 내리친 벼락일지라도 교회만 피해 가기 어렵다. 번개가 지나가다 높은 철탑의 쇠붙이를 치고 가는 것이 하나님 뜻이다.

그다지 옛날도 아닌 지난 1976년 전주 모악산의 기도원에서 기도하던 사람들이 떼죽음을 했다. 교회 너무 크게 안 짓는 것이 하느님 뜻이고(우리 나라에는 큰 교회 없으니 안심이지만), 높은 곳에 너무 높이 안 짓는 것이 벼락을 피하는 길이라는 것이 하느님 뜻이며, 십자가 위에 피뢰침 장치하는 것이 하느님 뜻이다. 그것이 벼락 맞을 짓 피하는 길이다. 교회는 크게 짓는 것보다 나누어서 여러 곳 짓는 것이 어떨까 하는 모자란 생각을 해본다. 너무 나타내려고 꼭 잘 보이는 곳에, 높은 곳에 지으려고 하는 것이 기독인들의 습관인데, 절간은 깊은 산 속 벼랑에 몰래 지어도 외국 관광객들까지 잘 찾아간다. 그리고 정부에서는 문화재로 지정해 놓았다.

　　나도 벼락 맞을까봐 벼락 맞을 소리 그만하고 불한당들에게 진짜 하고 싶은 이야기를 하나 하겠다. 우리 몸의 독성은 제일 먼저 땀으로 빠져나간다고 본다. 식중독이 걸리면 먼저 급해서 토하게 되고 두드러기가 난다. 독을 먹었으면 하느님은 자녀들을 살리시려고 위에 있는 음식물을 토하게 한다. 그리고 나서 장에 있는 음식은 설사를 하게 한다.

　　그런데 독은 김기동 목사님이 이야기한 것처럼 악한 마귀가 들어서인지 장에서 자꾸 배양을 한다. 이것이 곧 이질이다. 설사가 오래 고쳐지지 않으면 이질이 되고 장이 견디다 못해 헐어서 피까지 섞여 나오게 된다. 피부로 나온 독은 땀구멍을 거쳐서 나오기 때문에 두드러기가 된다. 우리 몸에서 땀이 어디서 먼저 나느냐 하면, 머리와 연결되는 머리 뒤와, 귀가 덮고 있는 귀 뒤이다. 그래서 이런 곳에서 먼저 두드러기가 나면서 온 몸에 퍼지게 된다. 바람이 스쳐 가는 얼굴이나 손발은 두드러기가 나지 않는다. 두드러기가 났을때 초가집에서 비올 때 떨어진 빗물로 씻으면 가라앉기도 한다. 한증막 가도 된다.

병은 병명을 정해서 나누면 고치기 어렵다. 병을 나누지 말아야 쉽게 고칠 수 있다. 두드러기 · 설사 · 구토 · 복통이나, 두통 · 가려움증 · 토사곽란 · 감기 · 간경화나, 장암 · 간암 · 피부암, 모두가 같은 병이다. 그러면서도 나누지 않을 수 없는 현실이니, 원인은 한 가지지만 결과를 보고 내과 · 외과 · 피부과 · 안과 · 이비인후과 · 원자력과로 나눈다. 그 중에서 우선 똑같은 독을 먹었더라도 여름에는 주로 증세가 식중독으로 나타난다. 이것을 억지로 나누면 구토, 설사, 즉 토사곽란, 이질 그리고 두드러기이다. 독이 입으로 들어왔을 때 나타나는 결과이다. 똑같이 몸에 들어온 독이 겨울에는 감기로 나타나는데, 재채기, 기침, 몸살 등으로 되었다가 폐병으로 연결되기도 한다. 봄철에는 눈병, 콧병 등으로 나타나게 된다. 자꾸 잔소리가 연결되어 하고 싶은 이야기가 횡설수설하는데, 횡설수설, 뒤죽박죽, 오합지졸, 동북서남, 춘동하추 하지 않으면 병을 고칠 수 없기에 그렇다.

식중독이 변질된 음식을 먹어서 생겼다는 것은 누구나 아는 사실이다. 그러나 한 가지 이상한 것은 똑같은 자리에서 같은 음식을 먹었는데 왜 식중독이 걸린 사람, 안 걸린 사람이 있느냐 하는 것이다. 이 원인을 알아야지, 모든 병을 결과만 가지고 고치려면 고치기가 힘들다. 음식으로 식중독이 생기지만, 이 독을 이길 수 있는 것도 음식이다. 모든 음식에는 상생(相生)과 상극(相剋)이 있다. 이 또한 상생이 상극이고 상극이 상생이지만 굳이 말하자면 그렇다는 것이다.

독을 급히 해결할 수 있는 음식이 있다.

첫째로, 양귀비가 제일 잘 듣는다. 양귀비라는 풀은 그 진액은 물론 잎이나 줄기만 달여 먹어도 금방 병이 낫는다. 그러나 이것은 자주 먹으면 몸이 갑자기 좋아져 온갖 통증이 없어지고 만다. 원래 통증이 나타나는 것은 좋은 현상이다. 두통이 나타나면 몸에 독이 들어와 간이 해독하고 있으나 지나치게 들어왔다는 감지기의 신호 경보다. 또 체했을 때도, 장에 독이 통과할 때도 두통 증세가 나타난다. 횡설수설 학설로 동맥경화 때도, 중풍 예고 때도 뒤통수로 경보가 오고, 몸에 영양이 부족할 때도 앞이마 양쪽 부근으로 빈혈로써 경보가 온다. 그리고 장이나 위에 이상이 있을 때는 맹장이 경보를 해준다. 여러 곳의 경보 장치가 이렇게 증세를 알려 줄 때 양귀비를 먹으면 물론 해독도 되고 병도 쉽게 고쳐지지만, 모든 경보 장치까지 마비시키게 되는 것이 문제이다. 양귀비를 계속해서 먹으면 병이 나도 모르고 죽게 되니 문제가 되는 것이다. 이것을 먹으면 기분이 좋아져 계속해서 사용하게 되고 그러면 습관이 되고, 심지어 중독이 되어 정신병으로까지 이어지게 된다. 그래서 양귀비는 우리 나라 법으로 금지하고 있고 국제적으로 금지하고 있는 나라가 많다.

둘째로, 녹두를 쓰면 좋아진다. 이것은 아직 법으로 금지되어 있지 않은 식품이다. 식중독인 구토, 설사, 두드러기에 아주 잘 듣는다. 독이 있는 음식을 먹었을 때 처음에는 토하게 되지만 계속 토하게 되면 한약, 양약 할 것 없이 어떤 약이라도 토하게 된다. 이때는 어떤 음식이라도 약간의 독이 있기에 계속 토하게 되고, 더 심해지면 찬물마저도 토하게 된다. 지난 해 어떤 목사님은 병원에서 20일간을 계속 토하고 물도 마실 수 없어 혈관에 주사기로 수분을 보충하면서 누워 계신 적이 있다. 이때 녹두를 달여서 물로 드리니 고쳐지고, 연이어 죽을 끓여 드렸더니 병이 나으면서 식사를 할 수 있게 되었다. 그러나 녹두 좋다고 계속 쓰면 다른 약 효과가 없어지고 몸에 유익한 성분도 중화시키게 되니 조심해야 한다. 이것도 계속되면 국제법으로 금지시킬까 봐서 하는 소리다.

셋째로, 육류에서 나오는 독은 메밀을 먹으면 예방은 되지만 치료는 좀 어렵다. 메밀은 지방질을 제거시키면서 몸을 차게 한다. 불고기 먹고 냉면 먹으면 금방 배고프고 허전해진다. 메밀 좋다고 계속 먹으면 기운이 떨어진다. 정신병자에게 계속 먹이면 발작을 못한다. 메밀묵으로 도깨비 쫓는다고 한다.

넷째로, 미나리가 좋다. 생선에서 오는 식중독은 미나리를 먹어 주면 좋은데, 제일 좋은 방법은 음식을 요리할 때 생선 요리에 미나리를 넣는 것이다. 이것은 약간 변질된 생선일지라도 식중독이 걸리지 않도록 하는 예방 효과가 있다. 병이 났을 때도 미나리를 먹으면 고쳐지지만, 먹기 힘들어 쉽게 먹으려면 즙을 내서 마시면 된다. 그러나 미나리 먹어도 고쳐지지 않는 수가 있으니, 그 미나리를 어디서 뽑아 왔고 뜯어 왔느냐가 문제이다. 여러 가지 폐수 오염된 곳에 미나리를 심으면 물은 정화가 되지만, 그 미나리를 먹으면 독을 먹는 것이나 마찬가지이다. 그 미나리가 어떤 밑거름과 어떤 물에서 컸느냐가 중요하다.

다섯째, 식초가 좋다. 식초는 주로 생선 독을 예방하는 데 쓰인다. 이것도 요리할 때 곁들여 주면 그 음식을 먹어도 병이 나지 않는다. 육류나 생선을 먹을 때 조금씩 마셔 주면 식중독에 걸리지 않는다. 과일이나 쌀 같은 곡식을 발효시킨 뒤 거기서 또 발효시킨 것이 식초다. 그런데 기독교에서는 곡식을 일차 발효시킨 막걸리를 법으로 금지하고 있다. 그러니 육류나 생선 먹을 때 막걸리 한 모금씩 먹으면 병이 나지 않는데도 기독교인들은 먹을 수가 없다. 똑같이 음식 먹었는데 막걸리 한 잔씩 먹은 사람은 식중독에 안 걸리고 안 먹은 사람은 걸리게 된다. 그렇지만 기독교인들은 제명되어 망신 사려면 공개적으로 이 막걸리를 잡수실까, 그렇지 않으려면 먹어서는 안 된다.

그래도 마시려거든 목회자들은 비밀 새어 나가지 않을 친한 사람들끼리만 곁들여 마시고, 그것도 목사들은 강도사나 준목이나 전도사 보지 않는 곳에서 곁들이고, 전도사들은 목사나 준목, 강도사, 교인들 보지 않는 곳에서 마셔야 한다. 이것도 병을 바꾸어서 막걸리는 우유 병에다, 소주는 사이다 병에 담아 마셔야 한다. 교인들도 목회자 안 보는 곳에서 철저히 숨어서 마셔야 한다. 그래야 어렵게 받은 성직 짤리지 않고 구원받을 수 있다. 불신자 보는 곳에서는 그렇게도 안 된다. 예수 이름 더럽힌다. 과일 발효시킨 것도 안 된다. 모든 술이란 술은 먹으면 큰일난다. 식중독 예방하려다 거룩한 성직 짤리고 지옥에 가면 어쩔 것인가? 우리 친구 목사도 교회에서 과일주 담다가 쫓겨났다.

한국 교회 할 일 많은데 이 과일 발효시킨 것 마시는 문제, 곡식 발효시킨 것 마시는 문제 가지고 백 년간 싸웠지만 아직껏 해결 못하고 교단적으로 이단 시비까지 불러 왔다. 그러나 포도 발효시킨 것만은 성찬식 때만 마시도록 허용하거나 또 일반 음식 먹을 때 마셔도 좋다고 허용한 교단이 있다. 포도주는 괜찮다. 포도 발효시킨 것은 좀 시어도 괜찮다. 예수교 장로회 쪽 몇몇 측에서는 포도즙은 되어도 발효시킨 포도주는 성찬 때도 안 된다고 하기도 한다. 교단도 그렇고 신학교에서 6년간 토론하고 논의하다 결과적으로는 포도즙은 되고 포도주는 성찬식 때도 안 된다고 결론을 내렸다. 그러나 술이란 숙성 기간이 지날수록 알코올 독이 적어진다. 오래 될수록 좋은 것이다. 중환자들에게 병원 가서 24시간 꽂아 두는 주사액도 포도당이 5퍼센트이다. 그렇지만 술을 담다가 실수로 시간이 많이 지나서 식초로 바꾸어지면 아무 문제가 되지 않는다.

여섯째, 쓴 음식 미리 먹어 주어야 쓸개액이 많아져 장이 튼튼해지면서 배탈이 이질로 연결되지 않는다. 쓴 나물이나 쓴 나물 즙 내서 많이 먹어 주어야 된다. 이스라엘에서는 정월 열 나흗날부터 스무 하루까지 다른 나물 안 먹고 쓴 나물 먹는 명절이 있다. 이스라엘 사람들은 여름 되기 전 정월 14일부터 21일까지 일 주일간 쓴 나물 먹고 장이 튼튼해진다. 또 히브리 여인들은 냉이 없이 애 잘 낳고 금방 찬물로 목욕하고 산후 처리 안 해도 건강하다. 우리 나라 사람들은 오월 단오 때(음력 5월은 양력 6월 말, 7월 초) 쑥 먹고 익모초 즙 내서 먹으며 여름 식중독, 설사, 이질을 예방한다. 이렇게만 하면 이질, 생질, 질녀, 질부, 고질병까지 다 고쳐진다.

급살이란 주로 벼락 맞는 일 외에는 식중독, 급체, 교통 사고 등이며, 살인 강도 만났을 때 있을 수 있다. 혈압으로 쓰러지는 것은 급살이 아니다. 몇 년 전부터 손발이 가끔 마비되고 뒤통수에 이상이 있었지 급살은 아니다.

자, 그러면 식단(더 유식한 사람들은 메뉴라고 하지만)을 짜보자. 모든 잔치란 잔치는 묵을 먼저 쏠 것이며(도토리, 메밀, 녹두), 모든 생선 요리에는 꼭 미나리가 들어가야 하는데, 특히 홍어회나 해물잡탕, 조개류는 꼭꼭 미나리가 들어가야 한다. 모든 생선회는 식초 쳐 먹고, 돼지고기는 새우젓을, 쇠고기는 배를, 개고기는 살구 등을 넣어 먹는 것이 일반 상식이다. 여기에 발효된 음료인 막걸리나 소주를 꼭 한 모금만 하면 좋다.

원래 우리 나라에서는 여름 잔치란 없었다. 모든 결혼식이 가을에 하고 늦으면 겨울, 봄에 하게 되니 애를 겨울에 낳게 되고, 백일이나 돌도 겨울이고, 생일이란 생일은 다 겨울이며, 환갑도 겨울이 되고 (옛말에 오뉴월은 부부간도 싫다는 말이 있으나 불한당은 예외이다), 초상도 주로 통계적으로 겨울과 봄에 많이 난다. 제사 또한 겨울과 봄이니 여름 행사는 없었다. 그러나 미신 지키지 않고 아무렇게나 한다고 여름에 결혼식 하는 것 보면 주로 기독교인들이다. 불교나 유교인들 잔치에 가 보면 묵 없는 잔치는 아직도 못 봤으며, 해물 끓일 때 정종 넣고 끓인다.(이것은 교인들도 넣는 것을 보았다.)

그렇지만 모름지기 예수 믿는 사람들이라면 악인의 꾀를 좇지 아니해서 여름 잔치는 아니하고, 오만한 자리에 앉지 않아 해독제 곁들인 식탁은 앉지 아니하고, 오직 여호와의 율법을 즐거워하여 쓴 나물 자주 먹으며, 그 율법을 주야로 묵상하여 묵 없는 잔칫상은 외면하고, 비유컨대 시냇가의 나무가 시절을 따라 열매를 맺음같이 계절 따라 행사 치러야, 그 잎사귀 마르지 않고 그 행사가 다 형통하리로다. 악인은 그렇지 아니하니 바람에 나는 겨와 같도다.

물난리와 수인성 전염병

해마다 겪어야 하는 물난리를 어떻게 하면 줄여 보느냐 생각해 보고 또 생각해 본다. 비는 어김없이 지역에 따라서 양의 적고 많음의 차이뿐이지 매년 오게 마련이다. 여기서 어떻게 하면 피해를 안 보느냐 혹은 줄이느냐, 어떻게 하면 죽지 않고 사느냐 그런 이야기를 하고자 한다.

첫째, 집터를 잘 보고 집을 지어야 한다. 산사태 날 자리가 다 정해져 있다. 1998년 경기도 수해 현장을 가 보았다. 벽제 묘지, 용미리 신세계 묘지에 산사태가 났을 적에 가 보니, 나 같으면 산소 쓰지 않을 곳에 산소를 썼다. 집터도 마찬가지다. 우리 나라는 모든 산이 바위로 이루어져 있고 그 위에 흙이 덮여 있다. 비가 많이 오면 바위와 흙 사이로 물이 스며들면서 산사태가 나게 된다. 또한 하늘이 비를 내리고 땅에는 샘이 솟아 그 궁합이 맞아 그곳에서부터 약간의 흙더미가 무너지기 시작, 그 무게가 가속이 붙어 바위를 벗기고 그 흙더미가 개울을 막게 되어 개울물이 저수지처럼 고이게 되며, 이것이 일시에 터지면서 그 밑에 있는 교량이나 논밭, 심지어 개울가의 집들이 다 떠내려가거나 물에 잠기게 되는 것이다.

둘째, 오죽하면 성철 큰스님께서 산은 산이고 물은 물이라고 외치고 열반에 드셨겠는가? 산은 산이고, 하천은 하천이고, 논은 논이고, 밭은 밭이고, 집터는 집터다. 어떤 경우든지 하천에 집을 지으면 안 된다. 백 년 만에 한 번이라도 하천은 꼭 물에 잠기게 된다. 우리 집 뒤쪽에 밭이 있고 조그만 실개울이 있어 밭을 편리하도록 쓰기 위해 물길을 밭가로 돌려 크게 둑을 만들었으나, 해마다 물이 밭으로 달려

들었다. 금년에 다시 옛날 그 물길을 찾아 주었더니 순조롭게 흐르는 모습을 볼 수 있었다. 아무리 약한 개울이라도 개울은 개울인데, 그곳을 인위적으로 막아서 그 자리에 집 짓고 축사 짓고 시가지 만들고 사노라면 물길이 반드시 찾아들게 마련이다. 개울은 몇십 년 만에라도 자기 갈 길을 가겠다고 달려드는 것뿐인데 사람들은 수해니 수마니 하고 야단이다. 하천은 어떤 경우든지 건축 허가 내주면 안 되고 그냥 놔두면 된다.

셋째, 하천이나 강에 다리를 잘못 놓으니 그 다리에 나무토막이 걸리고, 산사태 나는 곳에서 나무가 뿌리째 떠내려와 다리를 막으며, 그곳에 돌무더기가 쌓이면 다리가 넘어가든지 아니면 양 옆이 터져 도로가 유실되거나 전답이 파여 나가거나 하게 된다. 물이 다시 산으로 올라갈 수는 없는 것이다. 다리는 다리 발을 넓게 놓아야 하고, 원래 개울보다 높게 놓아야 한다.

넷째, 군인들이 이 산에서 저 산까지 걸어가도 적에게 노출되지 않도록 교통로랍시고 산등성이마다 파헤쳐 연결해 놓았다. 그곳에 물이 모이니 그 물이 낮은 곳으로 모이게 되고, 그 물길 위에 다시 양쪽 산에서 물을 지원해 주니 산사태도 나고 탄약고도 떠내려가며 군부대도 수해를 당하게 된다. 어떤 경우는 그 사이에 있는 다른 부대 놔두고 꼭 그 소속 부대만 찾아다니면서 수해가 덮친 예도 있다.

다섯째로, 유원지이다. 개울이나 강가는 발 담그고 목욕하고 빨래하고 복날 닭 잡아먹고 개 잡아먹고 하는 정도로 끝내야지, 그곳에 방갈로 짓거나 잠자는 곳을 만들면 안 된다. 더욱이 장마철에 등산하면 안 된다. 등산은 가을에 해야 하는데, 장마철에 하거나 복중에 하면 땀도 너무 나거니와 예고 없는 폭풍우를 만나기 십상이다. 겨울 등산도 안 된다. 겨울 등산 구조 대원 없었으면 한다. 산에 갈 철이 아닌데 산에 가서 길 잃으면 조난 구조하면서 잠자리 비행기 뜨고 구조대 동원하고 군인이 움직이고 방송에서 중계하고 하는데 그런 것 안 된다. 1998년 여름 지리산 등산한 사람들도 마찬가지이다. 장마철은 언제나 예고 없는 큰비가 내린다.

여섯째, 발전소와 저수지 문제이다. 발전소는 있어야 하고, 또 우리 나라는 물이 많아 석유가 필요없는 수력 발전소가 더 생기면 좋기는 하겠다. 그러나 문제는 대도시 상류에다 너무 크게 여러 곳을 지어 물줄기를 막아 놓은 것이다. 만약 한 곳이라도 위에서 무너지면 그 밑의 발전소는 물론 그 아래 시가지도 물에 잠기는 것은 말할 것도 없다. 2000년의 경우에는 과감하게도 소양강댐 수문을 열지 말자는 결단 때문에 위기를 넘겼다. 몇 년 전에는 자루에 흙을 담아 보 위에 덧씌워 위기를 면했고 그 관리인이 표창을 받기도 했다. 그러나 언제까지 이런 식으로 위기를 면하겠는가? 비가 10분만 더 왔어도 큰일 날 뻔했다.

비가 100~1,000분 더 와도 안전한 수리 시설을 해놓아야 한다. 대책은 그 발전소 수를 반으로 줄이고 규모도 작게 많이 만드는 것이다. 우리 나라는 삼면이 바다니 바닷가나 섬에는 바람 이용해서 전기 쓰고, 육지에는 산이 많으니 흐르는 물 낙차 이용해 전기 쓰면 된다. 옛날에는 마을마다 물레방아가 있어 그 물레방아 이용해 방아 찧어 먹었고, 그곳에서 청춘남녀 짝지어 홍익인간 보존해 왔다. 그 물레방아 다시 살려 전기 쓰면 마을마다 웬만큼 해결될 것이다. 남쪽에는 태양열 이용해서 난방 해결하면 좋을 듯한데, 왜 수도권 상류에다 크게 여러 곳 막아 놓는가?

동강 살리자 죽이자, 환경 친화 어쩌고 하지만, 남한강 상류에 다시 큰 보가 들어섰을 때 그 보 터지면 어떻게 하려는가? 또 비만 오면 다른 방송 중단하고 영월댐 동강 날까봐 홍수가 영월하니 못하니 동강 나니 안 동강 나니 야단일 것이다. 앞으로는 발전은 마을마다 집집마다 하도록 지원해 주고 설비를 보급하면서 태양, 물, 바람 이용해야 한다. 그래야 수해 걱정 없어지고 과감한 결단 내릴 필요도 없어진다.

하느님께서는 물을 흐르도록 했고, 흐르면서 모래·자갈·바위 스쳐 가면서 물이 정화되어 푸르게 더 푸르게, 맑게 더 맑게 했던 것인데, 이것을 막아 놓고 거기에 고기 가두고 녹조 현상 불러들인다. 그 물이 밑에서부터 썩어 올라오면 축산 폐수 어쩌고 하면서 농민들 욕한다. 물은 흐르도록 놔 두어야 한다. 그러나 그곳에 다리 놓고 건너려면 미안한 생각 가지고 조심스럽게 이용해야 한다. 우리 선조들은 징검다리 하나 놓고도 정월 대보름에 제 지내고 섬 만들어 노잣돈 놓고 미안한 생각 가지며 조심스럽게 월천했다.

이제 수인성 전염병 이야기다. 다시 말하지만 물은 흘러야 한다. 고여 있으면 썩게 마련이다. 수질 좋은 1급수, 2급수 찾지만 고여 있으면 무슨 물이든 썩는다. 물이 움직이지 않으면 물고기는 죽는다. 흐르는 물은 흘러가면서 노래도 하고 모래·자갈·바위 스쳐 가면서 더 맑아지고, 나무 뿌리, 풀뿌리 거쳐 가면서 모래·자갈이 정화 못 시킨 다른 성분 정화시킨다. 물고기는 무슨 이물질 있으면 그것 먹고 자라면서 헤엄치고, 모래 속에서는 또 모래무지, 조개, 다슬기가 이물질을 먹어 치워 물을 정화시킨다. 흐르는 물에는 벌레가 알을 낳을 수가 없다. 고여 있는 물에 모기들이 알을 낳아 부화시키면서 그곳에서 병균이 발생하고, 그 물이 옮겨지면서 병균도 함께 옮겨지는데, 이것을 수인성(水因性) 전염병, 물로 인해서 생긴 전염병이라 한다.

아무튼 문제는 흐르는 물을 그냥 놔 두든지 더 잘 흐르도록 도와 주든지, 마지못해 이용하려면 미안한 생각 가지고 조심스럽게 조금씩 이용하는 것이 순리이고 천리라는 것이다. 어떤 영웅이 나타나 나라를 뒤흔들고 너무 크게 과감히 막고 고치고 돌리고 영웅 대접받으며 이 지경까지 왔는데, 아직도 반성 못하고 결과만 가지고 논하면 더 큰 수인성 전염병은 물론이요 수인성 난리를 불러일으킬 게 뻔하다. 수인성 침수, 수인성 사태, 수인성 전염병, 수인성 죽음, 수인성 부활 승천……

　다음에 올 난리는 그때 일이겠고, 우선 수인성 전염병이 와도 자기가 건강 체질을 유지하며 살고 있으면 상관없다. 옛날에 전염병이 온 마을을 휩쓸어도 걸리지 않는 사람은 걸리지 않는다. 어떠한 전염병이 와도 자기 몸에 백혈구가 적당히 살아 있으면 상관이 없다. 옛날에 무서웠던 홍역, 염병, 마마, 폐병은 지금도 한 번씩 지나간다. 그러나 우리 국민이 생활이 나아지면서 건강 체질 유지하니 언제 지나가는지도 모르고 지나간다. 요즈음 장티프스는 격리 수용 안 해도 된다. 어떤 사람은 폐 사진 찍어 보니 자기도 모르게 폐병 앓다가 고쳐진 흔적이 나타나기도 했다.

　그 다음, 면역을 얻는 방법이다. 예방 주사란 그 병균을 조금 만들어 몸에 투여, 몸에서 그 병과 싸워 이기는 연습을 시키는 것이다. 적혈구를 몸에 넣어 백혈구와 싸우게 해서 백혈구가 이겨 승리의 쾌감과 자신감을 기르는 연습을 시키는 것이 예방 주사이다. 예방 주사보다는 어떤 병이든지 부딪쳐 싸워 두는 것이 상책이다. 마구 굴리는 것이 훨씬 건강하다. 수두, 우두, 마마 모두 한번 걸리면 평생 걸리지 않는 병이다. 평소에 지나치게 위생 지키지 않고 생활하다 보면 약한 병균이 들어와 백혈구와 싸워 지고 나가고, 백혈구는 이겼다는 자신감을 가지고 더 큰 병균이 들어와도 이기게 된다. 이럴 때 수인성 전염병 정도는 문제도 되지 않는 것이다.

전염병이 돌아다닐 때 그 전염병 때문에 의사가 앓았다는 이야기는 없다. 물론 철저한 소독을 했겠으나 한 번도 안 빼고 꾸준히 소독을 할 수는 없을 것이다. 무슨 일이나 허점이 있게 마련이다. 그렇지만 의사가 걸리지 않는 것은 자신감 때문이다. 병을 무서워 피하는 것보다 자신감 가지고 과감히 대처하는 것이 병을 이기는 것이다.

폐결핵 환자들과 15년을 살았는데도 병이 옮겨 붙지 않았다. 무슨 소독을 하거나 장갑을 끼거나 입마개를 하지도 않고 그냥 같이 살았는데도 지금까지 잘 살아 있는 것은 자신감 때문으로 생각한다. 전염병이 돌아다닐 때 간호한 사람은 살려 둔다. 그 간호한 가족 모두가 간호사 자격증이 있는 것도 아니고, 더욱이 병원도 아닌 데서 소독은 물론 생각도 안 하고 간호했던 것이다.

전염병이 온 마을을 휩쓸어도 간호하는 사람 한 사람씩 놔두는 것은 참 이상하고 신기한 일이다. 이것은 사랑을 가지고 했기 때문으로 생각한다. 사랑할 때 나온 침은 독을 이기고 미울 때 나온 침은 독이 나온다고 했다. 미울 때 나온 침은 버짐을 생기게 하지만, 사랑할 때 나온 침은 벌레 물릴 때 바르면 가라앉고 눈병이나 종기가 난 곳도 사랑하는 마음으로 빨아 주면 고쳐진다. 침뿐이 아니라 몸에 나는 다른 분비물도 희생과 봉사, 사랑의 마음이 있으면 해독제로 변화될 줄 알고 있다. 믿는 자에게 따르는 표적은 무슨 독을 마셔도 해를 받지 않는 것이라고 했다. 희생, 봉사, 사랑, 기쁨에는 어떤 귀신도 이길 수 없고, 신(神)도 불(佛)도 천(天)도 어찌할 수가 없다.

수인성 전염병을 잘 이기는 것이 믿음이요, 의사가 자신감 갖는 것이 소망이요, 간호하는 사람이 전염되지 않는 것은 사랑이다. 수인성

전염병과 치료하는 의사는 항상 있을 것이나 그 중에 제일은 간호하
는 사람이다.

암(癌)!

"산(山)같이 먹고(口) 또 먹고(口) 또 먹으면(口) 병(病)이 난다. 굶고(口) 가려먹고(口) 적게 먹고(口) 물 많이 먹으면 고쳐진다."

암이란 별 유래가 없다. 오랜 역사가 없기에 그렇다. 수년간 연구해 본 사람도 없다. 무엇이 암에 좋다는 이야기가 모두 의심스럽다. 받아들일 수도 없고 받아들이지 않을 수도 없다. 그것은 그대로 실천한 사람들도 죽고 실천하지 않은 사람들도 죽기 때문이다. 간판 걸고 암 고치겠다고 떠들던 의사 중에도 암에 걸린 사람이 있고, 한글로 '암' 자 쓸 줄 모르던 옛 선조들은 암이 어떤 병인지 모르고 건강하게 살다 가신 분들도 계시다. 수술해도 죽고 안 해도 죽는 병이 암이요, 수술해도 살고 안 하고 산 사람도 많은 것이 암이다. 의사 말씀 안 들어서 죽고 너무 잘 들어서 죽는 것이 암이다. 간호하는 가족들이 좋은 약 구해 주면 주는 대로 받아먹고 나서 죽는 환자도 있고 사는 환자도 있다. 암 고친다고 조금 늦게 죽도록 하면서 큰돈 번 사람도 있고 그냥 망한 사람도 있다. 아무튼 암이 없으면 밥 굶을 사람 많다.

암의 유래는 잘 모르겠으나 한자에 '암'(癌) 자가 있으니 오래된 것 같다. 그러나 그 한자 생길 때의 암과 요즘 암은 다른 것으로 본다. 암(癌) 자가 악성 종양, 괴질병이라는 뜻으로 나와 있는 정도인데, 옛날에 물사마귀나 혹 정도의 병으로 알고 있다가 그런 증세가 악화되는 수가 어쩌다 있던 병이다. 요즈음 갑작스런 증세와는 완전히 딴 병으로 생각된다. 새로운 병이 이름이 없어 옛 이름 중 비슷한 이름을 업고 들어온 것 같다. 그냥 옛날에 없었던 병으로 본다.

그렇다면 유전병은 아니겠으나, 그 집안에서 그런 환자가 나오면 주로 많이 나온 것 같고 전염은 물론 안 되는 것으로 본다. 몸이 뚱뚱한 사람들도 걸리고 마른 사람들도 걸리나, 미개인들보다는 문화인이라고 생각하는 사람들이 더 많이 걸린다. 부자도 잘 걸리고 가난한 사람도 잘 걸리나, 부자는 빨리 죽고 가난한 사람들은 천천히 죽는다. 부자는 있는 돈 다 쓰고 죽고, 가난한 사람은 빚지고 죽는다. 절에 다니는 사람들도, 스님들도, 목사도, 신부도 걸리고, 교회 다니면 병 고친다고 떠들고 다니는 교인도 걸리고, 안 교인들도 걸려 죽는다. 수녀도 수사도 창녀도 걸린다. 술 좋아하는 사람도 걸리고 술 안 먹는 사람도 걸리지만, 술주정뱅이도 걸리지 않는 이가 있고, 담배 골초도 안 걸리는 사람이 있다.

그러나 선인(仙人), 도인(道人)의 부류나 이런 과는 예외인 것 같다. 마음에 근심이 없고 언제나 어진 마음이 있고 자기 몸 다스릴 줄 알아 잘 때 자고 깰 때 깨고 슬플 때 적당히 슬퍼하고 기쁠 때 적당히 기뻐하고, 희로애락애오욕을 자유자재로 억제할 수 있고, 집이 있어도 즐거워하고 없어도 즐거워하고, 의복은 수치나 추위를 가리는 데 쓰면서 그것에 맘쓰지 않고, 자기 짝이나 자녀들 있어도 즐거워하고 없어도 즐거워하고, 사랑과 미움도 억제할 줄 알아 적당히 사랑하고 미운 사람 제어하고, 언제나 하늘 뜻을 알려고 힘쓰며 순리 찾아 사는 이들이나, 무엇보다 적당히 먹고 짐승들처럼 먹을 것 못 먹을 것 골라 먹을 줄 알아 자기 맘, 몸 다스릴 줄 아는 이들은 암에 걸리지 않는다고 본다. 여기에 바보들을 포함시켜도 되리라. 그러나 정신 이상자들은 여러 부류라서 다시 분류해야겠으나, 자칭 정신 이상자가 아니라고 생각하고 사는 이들보다는 적게 걸리는 것 같다.

시대적으로 보면 우리 나라에서는 예전에는 없던 병인 것이, 1960년대만 해도 암은 극히 드문 병이었고, 1970년대에 조금 발생하다,

1980, 90년대에 들어 원자력 병원에 진찰·수술 받으려 돈 들고 줄서는 사람이 무슨 벼슬하러 줄서는 사람들처럼 많아졌다. 수술 날짜 정해 받으면 마치 과거 치를 날짜 정해진 것 같았다. 그렇다면 2000년대는 어떨 것인가? 혹 이 글 읽는 사람들 중에 먹고살 걱정하거나 돈벌고 싶은 사람 있으면 암 고친다고 간판 걸면 큰돈 벌 수 있을 것이다. 병원 가도 죽고 안 가도 죽고 병원 가도 산 사람 있고 안 가도 산 사람 있기 때문이요, 병 잘 고친다고 소문난 사람이라야 몇천, 몇만 명 중 한두 사람 고치는 것 갖고 소문은 크게 나게 마련이기 때문이다. 2000년대에 기대할 만한 직업이다. 남의 생명을 담보로 사는 직업이기에 그렇다. 아무튼 시대가 갈수록 암 환자들은 기하급수적으로 늘어간다.

옛날에는 없던 병이라면 그때와 달라진 지금의 의(依), 식(食), 주(住)를 살펴봐야 한다. 옛날부터 사람들은 무명, 마, 명주, 털, 가죽으로 된 옷을 입고 살았다. 그러나 오늘날에는 화학 섬유로 만든 옷이 거의 판을 치고 있다. 화학 섬유는 몸에 너무 달라붙는다. 먹는 것은 비료와 농약이 나오고, 또 오래 보관하려고 합성 보존료를 사용하면서 옛 음식은 사라지고 새로운 음식이 나와 식생활도 변화되었다. 서양 음식을 말하는 것이 아니라 변형된 음식을 말한다. 그리고 그 지역 사람은 그 지역 음식을 먹어야 한다.

가령 애호박은 몸을 차게 하기 때문에 여름철에 먹어야 한다. 그러나 가을이 되고 겨울이 되면 사람은 땀을 흘리지 않아 오줌을 훨씬 많이 누어야 한다. 늙은 호박은 이뇨제로 좋다. 오줌 못 싸면 몸이 붓는다. 늙은 호박을 먹으면 오줌을 많이 누게 되고, 그렇게 되면 부기가 빠진다. 고추도 풋고추는 여름에 몸을 차게 한다. 풋고추에 된장은 여름철 음식이다. 가을, 겨울에는 몸을 덥게 하는 붉은 고추여야 한다. 같은 지역 음식끼리도 또 같은 채소를 가지고도 계절 따라 먹는 게 다르다.

금년에 생강이 너무 잘 됐다. 값이 너무 싸서 캐는 품삯이 되지 않는다고 밭에 버려 둔다. 생강이 유달리 잘되면 그해 생강을 많이 먹어야 한다. 우리 몸에 금년에 생강을 많이 먹어야 했을 때가 닥칠 것이다. 지난 해 이곳에 무는 잘되고 배추는 다 안 됐다. 그리고 겨울에 32년 만에 영하 32도로 내려가는 추위가 왔다. 이때는 무를 많이 먹고 배추는 적게 먹어야만 된다. 무를 먹으면 가래가 삭고 배추를 먹으면 가래가 낀다. 작년 여름에 이상하게 한류가 밀려와 여름이 덥지 않았다. 그 대신 오징어는 안 잡히고 때아닌 여름 명태가 유례 없이 많이 잡혔다. 그때는 여름에 명태 많이 먹고 오징어 안 먹으면 그대로 건강에 좋다. 겨울에 빙어 많이 잡히면 단백질 많은 빙어를 겨울에 먹으면 된다. 여름까지 억지로 길러 여름에 먹으면 안 된다. 죽순은 오월에 먹고, 유자는 겨울에 먹으면 좋다. 지역 따라 계절 따라 때에 따라 적절히 먹어야 될 이 시대에 유전자 조작 콩은 무슨 이야기며 어인 일인고?

집도 옛날의 건축 재료는 나무, 흙, 돌, 풀들이었으나 요즘은 시멘트, 철제 등이다. 그것까지는 좋다. 그러나 비닐, 스티로폴 등은 산소 공급을 완전히 차단하여 문제가 된다. 스티로폴은 10년간 유독성이 발생한다고 한다. 장판과 벽지만이라도 비닐 장판이나 벽지 쓰지 말았으면 한다.

여기까지는 내부적인 요인이고, 외부적으로는 공기, 흙, 물 등의 오염 정도가 달라졌다. 공기, 흙, 물의 오염과 관련해서는 외국에서 물자 실어 들여 오지 않으면 국내에서는 오염시킬 재료가 없다. 그것은 편리하게 살려고 하기에 그렇게 된 것이다. 편리하게 살려고 애쓴

만큼 오염은 더 심각해진다. 원시를 무시하고 현대 문명 찾는 만큼 오염 많이 시킨다. 이렇게 내부적 · 외부적 환경 변화에 따라 병도 따라 변하고 암도 따라 생겨나는 것이다.

암을 진단하려면 피부암이나 유방암 같은 것은 겉으로 나타나니 쉽게 알아볼 수 있지만, 위암 · 폐암 · 장암 · 자궁암 같은 것은 꼭 병원에서 조직 검사까지 해야 알 수 있다. 그러나 그때는 너무 늦다. 암세포가 뭉쳐져 크기가 직경 1센티미터 정도 된 후에나 알아낼 수 있기에 그렇다. 어느 한의원에서는 오줌을 가지고 검사해서 암세포를 0.0001밀리미터 정도 크기에서 알 수 있었다고 한다. 그러나 중요한 것은 암세포 빨리 알아내려고 노력하는 것보다 암에 걸릴 짓을 하지 않는 것이다.

병원의 공식 발표가 항암 치료하면 15~16퍼센트 효과를 본다는 것이다. 방사선 치료 역시 그렇다. 이 방사선 치료는 환자에게 의사가 상의해서 본인더러 하려느냐 안 하겠느냐 선택하라고 한다. 항암 치료 하면 약이 너무 독해서 구토가 나고 머리가 빠지고 몸이 약하면 할 수도 없거니와, 꼭 암세포만 선택해서 죽이는 것이 아니라 다른 백혈구도 같이 죽이게 돼 몸에 면역을 떨어뜨리게 된다고 한다.

게다가 항암제를 쓰면 암세포가 자기들도 살려고 더 강한 면역성을 갖추고 무장을 할 것이다. 수술을 하면 나머지 세포가 혈액으로 퍼져 몸의 다른 약한 부분으로 달려들어 그곳에서 다시 암이 자리를 잡는다고 한다. 암 3기 이상 되면 수술해도 죽고 안 해도 죽으니 그냥 살다 죽겠다고 포기하는 사람도 많다. 암세포가 나누어져 다시 배양되고 또 덩어리가 커지면 다시 배양되면서 기하급수로 늘어나기 때문이다. 백혈병도 혈액 암이다. 암은 몸 안의 종기다. 종기보다는 사마귀나 혹 정도로 생각하면 어떨까 한다. 물사마귀는 기한이 차거나 어떤 물체에 닿으면 언제 없어졌는지도 모르게 없어진다.

제일 좋은 방법은 암에 걸리지 않는 것이다. 즉 예방이다. 예방하려면 생활 습관을 바꾸어야 한다. 즉 회개를 해야 한다. 회개라고 하면 돌이켜 뉘우쳐(悔) 고치는 것(改)이다. 그런데 주로 교인들은 눈물 흘리면서 뉘우치는 모습만 보이는 것으로 회개한 것으로 착각하고 있다. 그러나 예수 믿는 사람들은 뉘우치지 않아도 고치고 살기 때문에 별로 길게 기도하는 모습이나 눈물을 볼 수가 없다. 마찬가지로 모든 생활 습관을 뉘우치고 고쳐야겠다. 먹는 것 잘 먹어야 된다. 옛 어른들은 암이 없었다. 뭐 고기 탄 것 먹으면 암에 걸린다고 하나 원시인들은 모닥불에 태운 고기 평생 먹었어도 암 환자가 있었다는 이야기를 못 들어봤다.

모든 식생활을 옛 어른들 잡수신 대로 고쳐 나가야겠다. 선택할 시간이 없다. 아주 간단한 이야기다. 그러나 죽기로 각오하지 않으면 안 된다. 모든 식단을 유기농으로 바꾸어 나가면 된다. 암세포란 잘못된 가공 식품, 불량 식품, 공해 식품 먹고산다고 생각하면 간단하다. 무농약 농산물, 첨가물 없는 식품, 집에서 담근 술, 생식 만들어 돌아다니는 사람 많다. 일단 금식 먼저 하고 생식을 하되, 첨가물 많은 가공 식품이나 농약 친 농산물은 먹어서는 안 되겠다. 제일 좋은 방법은, 거동이 가능하다면 직접 텃밭이나 화분에 채소를 길러 먹는 것이다. 기르는 재미도 있거니와 무농약 채소를 직접 재배해 마음놓고 먹을 수 있고, 흙과 채소와 햇빛과 바람과 함께 교감하고 대화하니 마음도 넉넉해질 것이고, 생명의 신기함도 보게 되니 금상첨화다.

주거 생활도 바뀌어야 할 것이다. 어떤 집이건 산소 공급이 안 되도록 되어 있다. 특히 비닐 장판만이라도 걷고 종이 장판 쓰고, 벽지도 실크 벽지니 하는 것말고 숨쉴 수 있는 것으로 쓰면 좋다. 제일 좋은 건축 자재는 사람이 먹어도 이상이 없는 것들이다. 나무, 흙, 돌, 기와(흙 구운 것), 너와 등이다. 창호지 바를 수 있는 문들이면 좋겠고, 그렇지 않으면 조금씩 열어 놓고 생활하는 방법도 좋겠다. 그러나 3기 이상 된 암 환자는 완전히 무공해 주거 생활로 바꾸어야 한다. 의복의 화학 섬유는 숨통이 막힌다. 면직류로 바꾸어야 한다. 면역시 사람이 먹어도 되는 것이다. 목화, 명주, 삼, 가죽, 털 등이 그렇다. 마찬가지로 몸에 꼭 끼는 옷은 좋지 않다. 역시 피부가 숨을 쉴수가 없다. 사람들은 코로만 숨을 쉬는 것으로 알고 있는데 살갗으로도 숨을 쉰다. 특히 삼각 팬티는 임파선, 즉 백혈구 양성소인 가래톳선 곳을 너무 조여 버린다.

원래 팬티를 입고 사는 나라가 세계에 몇 나라 없었다. 우리 나라도 일본도 팬티 없이 살았다. 더운 지방에서는 더욱 입으면 안 된다. 여자는 살이 헐고 남자들은 불알 밑이 허는데, 팬티 안 입으면 다 고쳐진다. 인도나 필리핀 선교사들 제발 팬티 입는 것 문화라고 선교하지 말아 주길 바란다. 브레지어 역시 겨드랑이의 임파선을 차단시킨다. 몸에 꼭 끼는 거들도 안 된다. 음식 조정해서 살을 빼야지 거들입는다고 살이 빠지는 것이 아니다. 풍욕이나 냉온욕을 자주 해야 한다. 우주를 옷 입는 법이다.

이제 정신 문제다. 신경 과민이 없어야 된다. 대충대충 남에게 피해가 없는 한 그냥 넘기는 습관을 가져야 되겠다. 걱정하지 말자. 자기가 만들어서 하는 걱정은 하지 말자. 걱정거리, 잡생각을 끊을 수없다면 생각나는 대로 생각하고 흘려보내야 한다. 걱정거리나 생각을 오래 붙잡고 있으면 더욱 신경이 과민해지고 에너지가 소비되어해롭다. 때문에 물처럼 흐르는 대로 흘려 보내는 것이다. 암 환자는 가족이나 주변에서 같이 노력해 주어야 한다. 소문 듣고 가족이나 주변에서 더 흥분해서는 안 된다. 오히려 암 환자는 평소에 없던 신경 질도 많이 생긴다. 그냥 몸이 병들면 정신 이상, 신경 쇠약도 같이 온다고 생각하면 좋겠다.

약도 좋다고 한 가지를 너무 많이 먹이면 안 된다. 조금씩 관찰을 하며 써야 하고, 누가 고쳤다고 무조건 많이 쓰는 것은 안 된다. 무슨 병이든지 굶어서 죽는 병보다는 먹어서 죽는 경우가 많다. 조금 회복될 때 조심해야 한다. 병만 고쳐지면 먹고 싶은 것 실컷 먹겠다는 생각 버려야 한다. 한번 잘못 먹으면 회복하는 데 3년 걸린다.

양심 있는, 환자를 위해 애를 쓰는 전문가를 만나 함께 치료할 수 있다면 그나마 다행이다. 건강에 대해, 병에 대해 자문도 받고 건강 상태도 확인하면서 치료하는 것은 힘도 되고 도움도 된다. 무엇보다 암을 이기는 것은 환자 자신이다. 암을 이길 수 있는 자신감을 갖고 힘을 기르는 것도 환자 자신이다. 그러려면 환자라고 해서 누워만 있지 말고 움직여야 하며, 소일거리라도 찾아 활동해야 한다. 채소를 기른다거나 청소를 한다거나 꾸준히 운동이나 체조를 해야 한다. 그러면 힘도 생기고 면역성도 길러진다. 그러나 몸이 피곤하다 싶으면 걷다가도 일을 하다가도 운동이나 체조를 하다가도 '큰 대'(大)자로 눕는다. 가장 편하게 휴식을 취해야 한다. 피곤하면 할수록 저항력이 떨어지기 때문이다. 또한 감기는 걸리지 말아야 한다.

종교를 갖는 것도 좋겠으나 너무 신에게 의지하기만 하고 기도만 하는 것은 좋지 않다. 어떤 신이든지 기도만 하고 노력 안 하는 사람에게는 은총을 내리지 않는다. '좋은 습관'을 들이도록 노력해야 할 것이다. 지금까지 먹는 것, 입는 것, 사는 것, 생각하는 것, 대하는 것, 하루하루 살림살이 등 살아온 생활 방식에 문제가 있음을 반성하고, 평생 실천할 수 있는 좋은 습관으로 전환하는 계기가 되어야 한다. 사람을 만나도 공손하게 대하고, 눈에 보이는 물건 하나하나에 애정을 갖고, 마음 다해 기도하면서 좋은 습관이 되도록 노력하면 나중에 후회도 없을 것이다.

어떤 사람은 무슨 문제가 생기면 먼저 주위 사람을 찾아 그의 탓으로 돌린다. 물론 원인 제공은 그에게 있다 하더라도 해결 못한 것은 자신인 것이다. 내 탓이다. 암이란 이길 수 있고 고칠 수 있으나 자기가 얼마나 노력하느냐가 결정적이다. 희망을 가지고 노력해야 한다.

천기가 움직이는데 밤과 낮이 있다.
반은 광(光)이고 반은 암(暗)이다.
암모스는 뽕나무 기르는 농부지만 선지자가 되었고,
암스트롱은 달나라까지 우주선을 타고 달렸다.
모든 동물의 반이 암이고 인류의 반도 암이다.
히브리인들 기도 끝나면 아멘, 미국인들도 암엔 하고 한국인들
누가 기도 끝나거나 옳은 소리 하면 암(그렇지!) 암— 하고
속으로 인정한다 크게 암— 한다.

내 앞에 다른 신을 두지 말라

경상북도 김천의 김성순 장로님 댁에서 다녀가라는 명이 있어서 들렀다. 자주 뵙기는 했으나 댁을 찾아가기는 몇 년 만이었다. 문안 인사차 우리 집 노인들(시골교회에서 돌보는 노인들)의 안부를 물으시며 이해학 목사의 어머님 평안하시냐고 하시길래, 지난 해 금강산에 갔을 때 전체 일행 중 연세가 제일 많으셨는데도 산에 오르실 때는 언제나 일등이셨다고 말씀 드렸더니, 그 이야기를 꼭 글로 쓰라고 하신다.

금강산에 가게 된 과정도 글로 써야 되겠다. 어느 날인가 이해학 목사에게서 전화가 왔다. 금강산을 가게 되었는데 혼자 갈 수 없어 어머님을 모시고 가야 되겠다면서, 임 목사도 같이 갔으면 하는데 어머님 여비는 댈 수 있으나 임 목사 여비까지는 어려우니 50만 원만 준비하라고 하였다. 나는 50만 원은 준비할 수 있으나 금강산 갈 50만 원은 없다고 했더니, 그러면 친구에게 부탁할 테니 그냥 오라고 하길래 그냥 다녀왔다. 그 친구가 누구냐고 물어보았으나 안 가르쳐 줬다. 그 고마운 친구에게 이렇게 감사 드린다. 짐작 가는 사람이 있으나, 그에게 고맙다고 인사를 드리면 만약 그가 아닐 경우 미안해할까봐 그럴 수도 없고 그런 처지다. 이야기 주제가 딴 데로 흐르는 것도 알지만 따로 인사 드릴 수 없어서 말 나온 김에 인사 드렸다.

말 나온 김에 딴 데로 흐르는 이야기 또 하련다. 한 권사님(이해학 목사 어머님) 신발 문제이다. 어떤 이가 새 신발로 남녀 신발 한 가마니를 보내 왔다. 너도나도 신고 즐거워했다. 그러나 신어 보니 조금만 걸어도 피곤하고 온 종일 걸으면 발병이 났다. 잠깐도 신을 수가 없는 신발이었다. 이런 신발을 보내 온 것이었다. 그런데 문제는 이런 신발을 한 권사님께서 신고 출발하신 것을 늦게서야 알게 된 일이었다. 새벽에 떠나면서 미처 보지를 못했던 것이다. 거금 8만 원을 들여 이 목사가 신발을 새로 사 드렸는데, 그날 밤 밤새 고민하시고 새벽에 반환시키며 돈 도로 찾아오라고 하셨단다. 만 원을 제하고라도 꼭 반환시키라고 하셔서 구입처에서 그렇게 이야기하고 돈을 돌려 받으니, 이 목사더러 이 돈 북한 돕는 데 쓰라고 하셨다고 한다. 그리고 그 불편한 신발을 신고 금강산엘 오르셨다.

금강산에 오를 때 파악해 보니 한 권사님이 83세로 제일 어른이셨고, 원불교에서 오신 노인이 82세였고, 그 밑으로 노인들이 연이어 계셨는데, 언제나 산에 가 보면 80대 노인들이 제일 먼저 와 계시고, 그 다음에 50대, 그 다음 40대, 30대가 제일 늦게 올라오며, 도중에 돌아가는 이들이 20대와 10대였다.

옛날에 보면 길을 걸을 때 아이들은 그냥 걷지 않고 옆으로 내려갔다가 올라갔다가 다시 돌아와 가기도 하지 그냥 걷지를 않았다. 그냥 걷는 어른들보다 세 배는 더 뛰어다니면서 길을 걸었다. 개를 데리고 길을 가면 개가 그렇다. 개는 힘이 남아 옆으로 갔다가 주인이 안 보이면 다시 와서 앞으로 혼자 뛰어갔다가 다시 돌아오는 등 가로 세로로 뛰어다닌다. 아이들을 데리고 가노라면 아이들이 꼭 그렇게 걷는다. 그러나 요즈음은 그렇게 길을 걷는 아이들을 볼 수가 없을 뿐 아니라, 무릎 아프다고 차 타고 가자고 한다.

인천의 어느 교회에서 우리 마을로 수련회를 왔다. 지도 전도사가 중·고등 학생들 단련시킨다고 아침에 줄맞추어 약 3킬로미터를 뛰었는데, 모두가 주저앉아 걷지를 못해서 마을 경운기를 불러 싣고 온 일이 있었다. 똑같은 기간에 다른 교회 학생들은 잘도 뛰는데 왜 그

교회 아이들만 그럴까? 거기에는 단련 문제도 있는 것 같다. 평소에 늘 차 타고 다니고, 컴퓨터 앞에 앉아 오락하고, 통신해서 전화 요금 올리고, 시간 나면 텔레비전 보면서 멍청하니 웃고 즐기니, 무릎이나 발목으로 힘이 모아질 기회가 없어 조금만 걸어도 힘들어서 걸을 수가 없는 것이다.

아침에 신발을 사는 것이 좋으냐 저녁에 사는 것이 좋으냐고 물으니, 의외로 젊은 사람들은 저녁에 발이 부어 있을 때 사야지 아침에 가라앉았을 때 사면 안 된다고 한다. 오후가 되면 발이 붓는다는 깜짝 놀랄 사실을 알게 되었다. 나도 지금은 별로 걷지 않으나 옛날에 하루 80~100리 걸을 때도 발이 붓지는 않았었다.

요즘 신발들은 길거나 크거나 높거나 한다. 신발 자체가 길을 오랫동안 걸을 수가 없게 되어 있다. 나쁘게 해석하면 돈벌기 위해 잘못 유행시키는 것이고, 좋게 해석하면 불편한 신발 신고 다니다가 그 신발 벗고 발에 맞는 신발 신어서 기분 좋게 하려는 뜻이 있는지 모르겠으나, 그러는 동안 고르지 못한 자세로 인해 허리나 다른 관절 부위가 삐뚤어져서 병이 날 수도 있다.

오래 걸을 수 있는 신발로는 구두가 제일 좋다. 가죽 제품으로 모양이 운동화 같으면 제일 좋으나, 그렇지 않으면 단화나 군화도 괜찮다. 가죽 제품으로 최대한 비닐이 적게 들어간 신발이라면 좋겠다. 더 좋은 신발로 짚신을 들 수 있으나, 짚신은 한 켤레 신고 온종일 걸으면 헌 짚신짝 되어 신을 수가 없다. 짚신 삼을 적에 삼(대마)이나 닥나무(창호지, 한지 원료) 껍질을 넣어 삼으면 3~4일 신을 수 있으나, 신바닥에 물을 적셔 신어야 오래 신을 수 있다.

그 다음으로 면직류 운동화가 좋고, 그 다음은 고무신이 좋다. 그렇지만 고무신은 겨울에는 발이 시려 못 신고 여름에는 땀이 차서 못 신는다. 고무신은 잠깐잠깐 신을 적에 좋고 일할 적에 제일 좋다. 논둑 밭둑 다닐 때는 운동화도 안 되고 끌 신발도 안 된다. 물에 들어갈 적에, 특히 개울 바닥이 자갈일 적에는 고무신이 제일이다. 더운 지방에서는 샌들이 좋으나 우리 나라에서는 예의상 맞지 않는 것 같다. 그러나 샌들은 예수님도 제자들도, 모세, 아론 모두 즐겨 신은 신발인 것 같다.

여기까지는 신고 다녀도 될 신발들이고, 비닐이나 플라스틱 종류의 제품은 좋지 않다. 십리도 못 가서 발병 난다. 차라리 맨발이 낫다. 맨발로 다닐 수만 있으면 맨발이 좋지만, 맨발은 오염된 땅을 밟거나 물이 묻으면 안 좋으니 어쩔 수 없이 신을 신어야 될 것이다. 오염만 되지 않고 추운 지역만 아니면 맨발로 다니면 제일 좋다. 맨발로 잘 다니면 성인도 될 수 있다. 그러나 맨발 잘못 벗으면 미치광이 되고 정신병원 끌려간다. 버스나 택시도 태워 주지 않고 초대받은 곳은 갈 수도 없다.

도시에서는 오염된 땅이라 그렇게 할 수 없으나, 농촌이나 산길에서 맨발로 다닐 수만 있다면 맨발로 다니는 것이 무엇보다 건강에 좋다. 발바닥에 모든 혈이 모여 있어 어떻게든 자극을 주면 전신이 건강해진다. 결혼 첫날 장작으로 새신랑의 발바닥 때리는 것도 모두 이유가 있어서 그렇다. 뜨거운 물에는 발만 담그고 있어도 온 몸이 더워지고, 감기 초기에는 치료도 된다. 평소에 발바닥 단련 잘 해두었다가 어려운 일 닥칠 때 맨발로 뛰면 어떤 기업가들도 따라올 수가 없다.

지팡이는 들고만 다녀야지 짚고 다니면 안 된다. 종교 지도자나 지휘관이나 등산객 들이 필요에 의해서 지팡이를 가지고 다닌다. 영국 신사들도 꼭 양복에 맞추어 지팡이를 손에 걸고 다니고, 마술사들도 필요에 의해서 가지고 다니고, 추장이나 촌장도 들고 다닌다. 이런 것을 잘못 알고 지팡이를 짚고 다니면 발로 갈 힘이 손목으로 나뉘어져 발의 힘이 점점 빠져 균형을 잃게 되므로 손이 손의 할 일을 못하게 된다. 나는 아직 덜 늙어서 잘 모르지만 옛날 노인들로부터 많이 들어 둔 말이 있다. 짚는 습관을 들이니 안 짚고는 못 배기다가도 지팡이 집어던지면 그대로 힘이 생기더라고.

굶고 걷는 것보다는 먹고 걷는 것이 힘이 나지만, 많이 먹고 걷는 것보다는 차라리 굶고 걷는 것이 좋다. 무슨 음식이든 많이 먹으면 숨이 찬다. 숨이 차면 산에 오르기 힘들고 오래 걸을 수가 없다. 배추보다는 무를 먹어야 숨이 덜 차고, 사과보다는 배가 낫고, 과일보다는 열매 채소가 좋다. 쇠고기국보다는 된장국이 좋고, 무 시래기 된장국이면 더욱 좋겠다. 흰 쌀밥보다는 잡곡밥이 좋은데, 잡곡밥에는 콩이 꼭 들어가야 한다.

여기까지는 모두 잔소리이고, 진짜 하고픈 이야기는 관절에 관한 것이다. 나이가 들면 무릎에 힘이 없어야 된다. 어릴 적에는 발에 힘이 있어 뛰어다니고 싸다니고, 젊어서는 허리에 힘이 있고 몸의 중앙 부위에 힘이 있어 음양 조화 이루어 종족 번식시키고, 늙어서는 무릎 힘, 허리 힘 다 빠지고 머리에만 힘이 있어 일을 못한다. 그러나 노인들은 경험은 많아 잔소리만 늘어나고 입만 살아 이것저것 시키려 들게 마련이다. 그러니 왜 젊을수록, 어릴수록 오래 걷지 못하고 산에 오르지 못한단 말인가? 그것은 여러 가지 환경 문제도 있거니와 첫째는 잘못된 가공 식품 때문이다.

지난 해 정농회(正農會) 이사 한 분에게서 전화가 왔다. 시집 간 딸이 첫 아이 낳고 산후 조리 잘못해서 허리가 아프고 전신이 쑤셔 일어날 수가 없다는 것이다. 내가 직접 통화를 하면서 오늘 하루 먹었던 음식을 대보라고 했더니, 아침에 계란 프라이 하나, 햄버거 한 개, 콜라 한 잔…… 그만 이야기하라 하고 사흘 굶고 다시 통화하자고 하고 전화를 끊었다. 사흘 후 전화가 왔는데 하루 굶으니 쑤시는 곳이 없어지고, 굶은 지 사흘 되니 아픈 곳이 한 곳도 없다고 한다. 그렇다면 친정에서 갖다 준 음식만 먹으라고 했더니 지금은 아무 이상이 없다고 한다.

10년 전, 20년 전에는 무엇 한 가지만 못 먹게 하면 관절염이 고쳐졌는데, 지금은 한두 가지에서 열 가지, 스무 가지로 끊어야 할 음식이 늘어나 이루 다 말할 수가 없을 정도이다. 또 말한다고 해도 사람마다 체질이 다르기 때문에 지금부터는 아예 관절염 고치려면 무조건 사흘 굶고 이야기하자고 한다. 사흘 굶고 안 고쳐지면 7일, 10일 굶고 나서 그때 다시 이야기하면 되겠으나, 전화비 아까우니 일단 굶고 나서 하루에 음식 한 가지씩 늘려 나가면 되겠다.

첫날에는 메밀죽에 간장만 먹고, 둘째 날에는 된장국만 먹고, 셋째 날에는 된장국에 된장쌈에 상치, 배추를 먹고, 넷째 날에는 된장국, 된장쌈에 오이, 당근을 먹고, 그 다음에는 김치, 호박국, 감자국, 시금치, 냉이, 미역국, 다시마, 해파리, 생선을, 그 다음에는 산나물, 들나물, 해산물을 한 가지씩 더해서 늘린다. 그러다가 갑자기 쑤시면 그 전날 무엇을 먹었는지 알아내면 된다. 계란 프라이 먹고 더 쑤시면 그것 먹지 않고, 햄버거 먹고 쑤시면 그것 먹지 않으면 완치된다.

한 가지씩 차츰 늘려갈 때, 첫날부터 돼지고기 삼겹살 굽거나, 사골 곰탕 먹거나, 자장면에 튀김 통닭 찾으면 안 된다. 더 주의해야 할 것은 주식만이 아니고 간식이다. 주식을 완전히 터득한 후에 부식을 터득하고, 그 다음부터 간식을 한 가지씩 시험해 보고 늘려 가야 한다. 먼저 과일부터 시작해야 되겠고, 그 다음 차 종류, 그 다음 마지막으로 과자 종류를 시험해 볼 일이다. 내가 속해 있는 정농회 회원이나 북한강유기농업운동연합 회원들 중에는 관절염 환자나 암 환자가 없다. 즉 관절염 치료에는 철저한 자연식이어야 하고, 암 또한 자연식을 해야 고칠 수 있다. 만약 못 고치고 임종을 맞는다고 해도 통증이 없다.

3. 음식과 약 이야기

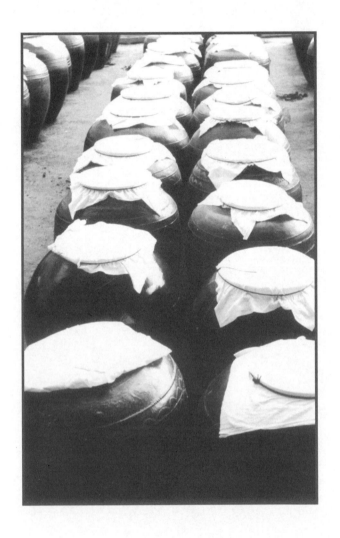

버터, 치즈, 고기 먹는 사람들이 개발한 약은 김치, 된장 먹고사는 사람 병 잘 못 고친다

내 나이 16세, 광주 무등산에 계신 오방 최흥종 목사님과 살던 때였다. 그분은 1880년 생으로, 우리 나라 최초의 장로요, 의사 출신 목사였다. 80세가 넘으신 연세에 70세 된 노인, 고아, 과부, 결핵 환자 들과 살고 계실 때였다.

하루는 배탈이 나셨는데 70세 된 노인들이 가르쳐 주는 약을 도무지 쓰지를 않으신다. 그 약들이 잘못된 약이 아니고, 양약도 아니고, 전통적으로 우리 나라에 사용해 왔던 약들이다. 그때 나를 부르시더니, "너는 어리니까 잘 들어 두어라. 쟤들(칠십 노인들)하고 나하고는 먹는 음식이 다르고 생활이 다르기 때문에 그 약이 내게는 안 맞는다. 나는 고기를 먹고 놀았고 쟤들은 보리밥에 채소 먹고 일을 했기 때문에, 내게는 그 약이 들을 리가 없다"고 하신다.

한 집에 살아도 식성이 다르면 같은 병이 나도 약이 달라야 한다. 감기 초기에는 고춧가루와 소주 한 잔이면 고쳐진다고 하나 누구에게나 해당되는 것은 아니다. 노인이나 약자들에게 이 처방을 쓰면 사람 잡을 수도 있다. 그러니 현재 우리 나라의 의술과 의학이 서양에서 연구 개발된 것들이라 못 고치는 병이 많다. 상추쌈에다 된장 먹고 난 병인데 어떻게 버터, 치즈 먹은 사람들이 연구 개발한 약이 우리 체질에 맞을 수 있겠는가?

그것은 그들의 약이지 우리 약은 아니다. 이 땅에서 먹고 생긴 병은 이 땅에서 약을 찾아야 한다. 돼지고기 먹고 병 나면 새우젓으로 고치고, 쇠고기 먹고 병 나면 배를 먹고, 개고기 먹고 병 나면 살구씨를 먹거나 살구 나뭇가지를 달여 먹으면 고쳐진다. 그러나 돼지고기 먹고 난 병에 배 먹으면 안 고쳐진다. 무엇을 먹고 난 병이냐에 따라 약이 다르다. 게다가 5분, 10분 만에 밥을 먹어 치우는 우리 속을, 밥통이 쉴 사이 없이 소식(小食)하는 그들이 어떻게 알겠는가? 분단 50년의 긴장 상태에서 생긴 병은 국익을 위해서 전쟁을 놀이삼아 하는 그들, 태평양에다 곡식 실어다 버리는 그들의 병과는 다르다.

개고기 먹고 산에 가면, 산신령이 노(怒, NO)하신다

　호랑이가 흔할 때, 호랑이가 마을 근처에 오면 개들은 도망가거나 숨어서 짖지 않았다. 고양이를 만난 쥐처럼 조용했다. 호랑이가 좋아하는 고기로 첫째 개고기를 꼽는데다 냄새에 민감한 호랑이가 개 냄새를 잘 맡기 때문이다. 사람도 먹은 음식에 따라 냄새가 있다. 서양 사람들의 노린내, 중국인들의 기름내, 한국인들의 마늘 냄새 등이다.

　자연 농업의 선구자이신 한남용 장로님은 과수원을 하시는데 술, 담배 등을 안 하시니 냄새에 예민하셔서, 사과나무에 대고 쉬를 하고 그 다음날 사과를 따 잡수시면, 무슨 음식 먹고 눈 오줌인지 알아 맞추신다고 하셨다. 영양제인 비타민 먹고 오줌 누면 비타민 냄새가 나고, 구론산 먹고 오줌 누면 오줌 색깔이 노랗게 변하고 구론산 냄새가 난다. 먹는 음식에 따라 오줌 냄새가 다르다. 생물도 주는 거름이나 먹는 음식에 따라 다 냄새가 다르게 마련이다.

　요즘은 자기 오줌 먹으면 병 고쳐진다고 아침에 오줌을 마시는 치료법이 생겨났는데, 정말로 병이 고쳐진다. 내가 존경하는 어떤 학자 친구가 그 말 듣고 오줌을 마셔 보더니, 먹는 음식에 따라 냄새가 나는데, 제일 순하고 먹을 만한 냄새가 케일 즙과 야채 먹고 싼 오줌이고, 제일 냄새가 고약하고 먹을 수 없는 음식이 돼지고기라고 한다. 오줌 자체가 치료약이라기보다는, 오줌을 마시기 위해서 돼지고기를 안 먹고 야채만 먹으니 어지간한 병은 다 고쳐지는 것이다.

　발바닥에 땀이 많이 나는 사람은 좋은 증세다. 체내에 노폐물이 땀이나 오줌으로 빠져나가기에 냄새가 고약하다. 그러나 너무 고약한 냄새가 날 수 있는 음식은 삼가는 것이 좋다. 너무 과다하면 부교감

111

신경이 자극 상태이기 때문에 발한을 억제시켜야 한다. 거룩이〔聖人〕들이나 신선이〔仙人〕들은 발 고랑 냄새도 맡기 좋다. 부처님 냄새는 신선하고, 공자님 냄새는 고약하다.(공자는 고기와 생강〔향료〕을 자셨다.)

개나 고양이의 새끼 갖고 싶은 냄새는 30리까지 나며, 산짐승의 새끼 갖고 싶은 암내는 온 산천을 진동한다. 사대부 집 안방 과부의 냄새는 이웃 마을 보쌈으로 변하고 빈 관 가지고 장사 지내게 만든다. 승객들로 만원인 전철에서는 화학 조미료 냄새가 난다.

그렇듯이 개고기를 먹고 나면 개고기 냄새가 며칠 난다. 이때 산에 가면, 멀리서 개 냄새를 맡고 호랑이가 모여드는 것이다. 옛날에 호랑이는 산신령의 하수인처럼 따라다녔고, 어떤 그림에는 산신령 옆에서 엎드려 대기하고 있기도 하다. 그래서 개고기 먹고 산에 가면 산신령이 노한다고 한 것이다. 절에서도 첫째 금물이 개고기다. 만약 개고기 먹고 절에 가면 불공은 고사하고 절에서 쫓겨난다. 호랑이가 모여들기 때문이다.

대보름날 흰밥 하면 집안이 망한다

어느 집안 삼대 독자가 있는데 이 아이가 잡곡밥을 싫어한다고 하자. 우리 나라에서는 정월 14일부터 약 일 주일간 오곡밥을 먹는데, 삼대 독자를 생각한다고 흰밥을 해서 먹인다면 이 아이가 어른이 되어서도 콩밥을 싫어할 것은 뻔한 이치다. 어쩔 수 없이 먹는 일 아니고는 안 먹는다. 그러면 평생에 안 먹는다는 것인데……

몇 년 전 어떤 약사한테서 전화가 왔다. 남편이 당뇨병에 걸렸는데 진짜 꿀을 구해 달라고 부탁을 하는 것이다. 당뇨가 심해서 아이가 없다는 것이다. 당뇨병으로 병원에 가면 덜된 의사는 인슐린을 맞으라 하고, 훌륭한 의사는 틀림없이 잡곡밥을 먹으라고 한다. 5보태기 3은 8이다. 8이 정답인지 오답인지 알아보려면 반대로 8에서 3을 빼 보면 된다. 평소에 잡곡을 많이 먹으면 당뇨가 없는 것이다.

우리 나라 명절, 제사에는 제사를 먼저 지내야 한다고 음식 맛을 안 본다. 그러나 정월 대보름에만은 전날 밥을 하면 서로 나누어 먹는다. 순이네는 찹쌀·콩·좁쌀·수수·대추, 돌쇠네는 보리·찹쌀·기장·밤·돈부, 우리 집은 찹쌀·팥·밀·밤·호두·잣 등 이렇게 열곡밥을 지어 '종합 잡곡타민'을 해서 먹는다.

나무 아홉 짐을 하고 밥 아홉 그릇을 먹는 것이다. 다른 명절에는 안식일인데 정월 보름에는 음식을 많이 먹기 위해 널도 뛰고 줄다리기도 하고 제기차기도 하고 농악놀이를 힘들게 한다.

왜 하지에 팥죽을 쑤지 않고 칠월 칠석에 오곡밥을 하지 않는가 하면, 팥은 두 시간이 지나면 쉬기 때문이다. 정월에는 삼천리가 다 냉장고가 될 뿐 아니라, 한가할 때 잘 먹어 두어 그해 일 년 일할 것에 대비를 하는 것이다.

또, 다른 명절에는 나가 있던 사람들이 돌아와 명절을 지내는데 보름은 나가 지내라고 하는 이야기가 있다. 자기 집 곡식과 자기 마을 곡식만 먹는 것을 피하고 타동네, 남의 집 곡식을 골고루 먹어 비타민 결핍증과 과다증이 걸리지 않도록 하기 위한 선조들의 지혜다.

사랑방에서 밥 훔쳐다 먹는 풍습 또한 잡곡을 안 먹는 그 집 막내아들이 훔쳐다 먹으면 재미로라도 먹기 때문이다. 모두가 건강하고 자손이 끊이지 않고 같이 살아가자는 풍습이다. 보름날 '각성(各姓)바지 아홉 집'이라 해서 아이들을 시켜 조리에 오곡밥을 얻어 나르는 풍습이 있다. 이때 오래 산 노인네 집에서 오곡밥을 얻어 오라고 한다.

어느 집안이든지 싫어하고 안 먹는 음식이 있다. 가령 어떤 집안의 어른이 떡국을 먹고 체해 죽을 고비를 넘긴 경험이 있다면 그 집안은 보통 떡국을 안 먹게 된다. 내가 살던 경기도 장흥에 있는 김씨 집안은 동짓날 팥죽을 쑤지 않는다. 조상들 중에 팥죽을 먹다가 죽은 사람이 있어서 그렇다고 그 집안은 팥죽을 안 먹는다. 그 집안의 남자들은 공통으로 이마가 넓다. 즉 대머리인 것이다

몇 년 전 여수 나병환자들 마을에서 강의할 때 이야기다.

"여러분, 나병이 전염병입니까, 유전병입니까?" 물으니 모두가 유전병이라고 한다. 나는 유전병도 전염병도 아니라고 역설했더니 모두가 웅성거린다. 우리 형제간도 나병이고 사촌간도 나병인데 어찌 그럴 수 있느냐고 한다. 이때 나는 "그 집안은 피부가 강해질 수 있는 음식을 싫어하고 피부가 약해질 수 있는 음식을 좋아하기 때문에 온 식구들이 같이 나병에 걸리는 것입니다. 앞으로 자녀들이 나병에 걸리지 않으려면 통계를 내보십시오. 각각 자기 집에서 좋아하는 음식

한 가지와 싫어하는 음식 한 가지씩을 적어와 같이 통계를 내어 보면 공통점이 나올 것입니다. 아마도 콩을 싫어하면서 시작된 것으로 추측이 갑니다. 좋아하는 음식 끊고 싫은 음식 잡수셔야 자손이 잘 됩니다"라고 하였다. 나병 안 걸린 사람들도 각성(各姓)바지 음식 골고루 먹고 각성해야 한다.

김씨는 도깨비라서 메밀묵을 좋아한다거나, 김해 채씨는 자라를 먹지 않는다거나 하는 등의 이야기는 어느 집안이든지 있게 마련이다. 반면에 빠짐없이 늘 먹는 음식이 있다. 그래서 '각성(各姓)바지 아홉 집'의 오곡밥을 얻어먹는 풍습이 생긴 것이다.

이 오곡밥에 마른 나물을 먹게 되는데 봄, 여름, 가을 중 나물(고사리, 취나물, 참나물, 묵나물, 호박고지, 무시래기, 토란대 등)을 준비해 두었다가, 한 해를 시작하는 정월에 오곡밥에 산나물을 먹어 원기를 돋우었다. 김치는 일 년 내내 먹어 중독이 되었기 때문에 산나물을 먹지 않고 김치를 더 먹게 될까 해서 밥상에 김치는 아예 올리지를 않았다.

유대인들은 정월 열 나흘 날부터 스무 하루까지 무교병(無酵餠)과 각종 쓴 나물을 먹는 풍습이 있다. 이 무교병은 속이 든든하라고 먹는 우리의 찰밥(오곡밥)과 맥락을 같이한다.

또 껍질이 딱딱한 견과류나 콩을 먹는 풍습이 있다. 이것을 '부럼 깬다'고 한다. 남쪽 지방에는 정월 대보름 부럼으로 설날 해두었던 곰팡이 핀 인절미를 구워먹는 풍습이 있다. 식량이 부족할 때 영양실조로 부스럼, 눈 다래끼, 종기가 자주 났다. 지방질, 단백질을 견과류(땅콩, 호두, 잣, 은행, 해바라기씨 등)로 보충했다.

그런데 현대인들은 이 영양소들을 배합 사료(마이신, 성장 촉진제, 방부제, 각종 농약) 먹인 고기가 대신 해주는 줄 알고 있다. 그 옛날 우리가 못 먹고 부스럼 났을 때는 지금처럼 온갖 질병에 시달리며 살지는 않았다. 이 음식으로 피부가 강해지고 변비, 빈혈을 예방하고 백혈구를 강하게 했던 것이다.

보름 음식 중 귀밝이술을 뺄 수가 없다. 말 그대로 귀가 밝아진다는 것이다. 술을 먹어 귀가 밝아진다고 하면 기독교인들은 놀라겠으나 귀는 밝아진다. 막걸리는 술 이전에 유산균 음료다. 많이 먹으면 술이 되고, 적게 먹으면 약이 되는 것이다. 감식초, 현미초, 요즘 많이 먹는 야채 효소, 막걸리, 동동주 이것들은 모두 유산균 음료다.

병중에 약을 많이 복용하면 귀가 멍멍해지기도 하고 귀가 어두워지는 수가 있다. 눈병이 나서 안약을 넣으면 코에서 약물이 흘러나오고 목젖을 타고 들어와 입안을 쓰게 하는 것은 누구나 경험했을 것이다. 이렇게 장기간 약을 사용하면 귀가 멍멍해지는 수도 있는데, 이럴 때 귀밝이술을 먹으면 깨끗이 낫는다. 집에서 약품 넣지 않고 만든 술이어야 한다. 수술 후에도 귀가 멍멍해지는 경우가 있는데, 이는 수술을 잘못해서가 아니고 각종 항생제가 몸에 축적되어 나타나는 증세다.

관절염 환자가 여자들과 교인들에게 더 많은 것도, 운동을 하지 않고 옛날보다 육식을 많이 먹기도 하거니와 몸 속의 노폐물을 해독해주는 귀밝이술 종류를 안 먹기 때문이다.

우리가 지금 먹는 음식 중에 곰팡이 종류는 거의 없다. 살아 있는 곰팡이를 확인할 수 있는 것은, 예를 들어 막걸리나 야채 효소를 뚜껑을 막지 않고 부뚜막이나 따뜻한 곳에 놓아 두면 좁쌀만한 날파리가 생겨야 한다.

보름날 귀밝이술을 마시는 것은 몸에 있는 불순물을 청소하기 위해서다. 그래서 아이들에게도 먹였던 것이다.

116

또 하나의 풍습으로 해뜨기 전에 이름을 부르면 대답하지 않아야한다. 아이들은 새벽부터 돌아다니며 이름을 부른다. 이때 대답을 하면 "내 더위 사라"고 더위를 판다. 깜빡 잊고 대답을 했으면 다른 사람에게 그런 식으로 갚아야 한다. 한 해를 시작하는 이른봄부터 정신못 차리고 약속 못 지키면 무더운 여름에 더위를 먹기 때문이다.

보름날 전날은 대청소를 한다. 공동 우물도 다 퍼내고 청소를 한다. 아이들은 허가받고 어른들 앞에서 불놀이를 하면서 논밭 청소를 한다. 그러고 나서 목욕하고 황토를 파 대문 양쪽에서 큰길까지 깐다.

이렇게 정월 보름날은 귀밝이술을 먹어 체내 소독을 했고, 쥐불놀이를 하면서 논둑 밭둑을 태워 온 나라가 동시에 멸충 · 멸균 작업을 했다. 영양가 많은 음식을 먹어 일 년 동안 일할 수 있는 원기를 돋우고, 놀이를 하면서 겨우내 쉬었던 몸을 풀었으며, 더위를 팔면서 정신을 차리고, 집안 대청소를 하면서 일년 농사 짓고 사는 것을 준비하며 마을 단합을 위해 힘을 길렀다.

정월 보름에 흰밥을 먹으면 집안이 망한다는 것은 흥부는 자식이 많고 놀부는 자식이 없다는 것이 바로 그 영수증이다. 놀부는 땀흘리지 않고 먹고사는 불한당(不汗黨)이다. 흥부는 못 먹고 잡식을 하고 땀을 흘려 일을 했다. 흰 쌀밥에 고기 먹고 땀 안 흘리면 백혈구가 양성이 안 된다. 백혈구가 양성되지 않거나 과다하게 생성되는 것이 바로 백혈병이다. 우리 체내 독성이 땀으로 먼저 빠져나가고 오줌으로 빠지는데 놀부는 땀을 흘리지 않았던 것이다.

쌀밥에 고기에 가공 식품을 많이 먹으면 각종 성인병에 걸리는데, 특히 당뇨병에 걸리기 쉽다. 당뇨병을 고치려면 땀을 흘리고, 흰밥에 고기 먹지 말고, 인공 감미료를 먹지 말아야 한다. 당뇨가 심하면 백혈구가 약해지거나 파괴되어 저항력이 없어진다. 몸에 상처가 나면 아물지 않고 결국에는 합병증으로 고생을 하는 게 당뇨병이다.

백혈구가 강해지려면 야채와 잡곡이나 콩 종류를 많이 먹고 세포가 살아 있는 음식을 먹어야 한다. 당뇨병 환자가 병원 가면 대다수 의사들은 인슐린 맞으라고 하고, 그 중의 몇몇 의사는 음식 먹는 습관을 고치라 얘기하면서 잡곡을 먹으라고 하는데 틀림없이 콩을 먹으라고 하며, 또 담배를 끊으라 한다. 말하자면 두부를 만들 때 담배 티가 들어가면 응고되지 않아 망치게 되므로, 두부를 만들 때는 근처에서 담배를 피우지 못하게 하는 것과 같은 이치다.

놀부는 어릴 적부터 흰 쌀밥에 고기 먹고 땀을 흘리지 않았다. 그렇게 오래되면 당뇨병이 오게 마련이다. 당뇨병의 자가 진단은 첫째 목이 타 갈증이 나고, 둘째 오줌량이 많고, 셋째 오줌에 설탕기가 나오는 것이다. 이로 인하여 시력이 저하되고, 성욕이 감퇴되고, 설령 성욕이 있어도 임신이 안 되며, 팔다리가 저리고 쑤신다. 놀부가 자식을 두지 못해 가계가 끊어졌다 했는데, 이는 알고 보면 당뇨병에 걸려 기운이 없고 의욕이 없어 성욕이 사라진 까닭이다.

혹시라도 옛날 이야기 할 때 "가난한 집 삼대 독자"라는 말은 하지 말자. 가난한 집에는 삼대 독자가 없고, 부잣집에만 삼대 독자가 있다.(요즈음 복제 인간설이 나도는데 우리 나라가 다행인 것이, 놀부가 복제되지 않고 흥부가 복제된 것이 다행이다. 그래서 그나마 인정이 끊이지 않는다.)

그래서 "정월 대보름날 흰밥을 하면 집안이 망한다"고 하는 것이다.

곰팡이와 효소

우리 민족은 백의 민족이라고 한다. 옛날에 흰 빨래를 할 적에는 잿물로 했는데, 잿물 중에는 메밀짚 잿물이 제일 좋다. 빨래를 하기 위해서라도 메밀을 심었다. 재의 형태를 최대한 살려 시루에 놓고 그 밑에 큰 그릇을 놓고 물을 조심스럽게 붓는다. 메밀짚이 없으면 볏짚도 좋다.

그러나 미국에서 무슨 화공 약품이 왔는데, 빨래를 하면 때가 잘 지워진다. 그래서 '양잿물'이다. 그릇이 미국에서 오면 양재기, 솥이 오면 양은솥, 담배가 오면 양담배, 사람이 오면 양키, 잿물이 오면 양잿물인 것이다.

삼베 길쌈 할 때에 대마의 껍질을 탈색시키려면 양잿물 원액을 녹여서 큰 그릇에 넣고 적시어 낸다. 지금은 고무 장갑이 있으나 그땐 맨손으로 양잿물을 만졌는데, 그냥 만지면 손톱이 뒤집어지고 어그러지고 손끝이나 바닥이 터져 피가 나기도 했다. 이때 지혜 있는 우리 어머니, 할머니 들께서 부엌에서 나오는 구정물을 떠다 놓고, 양잿물 한 번 만지고 구정물에 손을 적시며 중화시키면서 세탁하거나 삼을 탈색했다. 그렇게 하면 구정물이 중화 작용을 해서 손이 아무렇지도 않다.

이 구정물에 온갖 유산균이 들어 있어 중화 작용을 했던 것이다. 구정물은 곰팡이와 유산균이다. 또 양잿물을 먹고 자살을 기도한 사람도 구정물을 먹여 살려 냈다. 구정물을 먹고사는 돼지나 오리는 양잿물을 먹어도 죽지는 않는다. 페니실린은 푸른곰팡이를 배양하거나 합성해서 얻은 항생 물질이다. 우리 음식에서 배양되는 좋은 곰팡

119

이는 음식을 먹듯이 늘 먹어야 한다.

어느 나라든지 음식에서 나오는 유산균을 먹는다. 기독교의 종주인 유대인들도 포도주에 빵을 먹는다. 서양인들은 주식이 곰팡이고 효소다. 예수께서도 잡히시던 전날 밤, 곰팡이를 가지고 "이것을 받아 먹어라. 이것은 피로 세운 새 언약이니 이것을 먹을 때마다 나를 기념하라" 하시고, 식후에 또 효소를 가지시고 "이것을 마셔라. 이것도 마실 때마다 나를 기념하라"고 하셨다. 우리 민족은 주식인 밥을 빼놓고 그 나머지 음식은 반찬과 간식까지 곰팡이와 효소가 주를 이룬다.

'포도주'냐 '포도즙'이냐 하고 기독교인들은 실랑이하지 말자. 포도주도 곰팡이고, 동동주도 곰팡이고, 유산균 음료다. 치즈가 그렇고 된장, 간장, 메주도 그렇다. 우리 음식에는 거의가 발효 식품이라 해도 과언이 아닐 정도로 가짓수가 많다. 김치, 간장, 된장, 고추장, 젓갈, 곶감, 각종 식초, 동동주, 식혜, 엿, 강정 등등.

술 먹고 속 아픈 것은 간이 알코올을 분해할 때 '알데히드'라는 물질이 생성되어 머리가 아프고 속이 쓰린 것이다. 오래 저장된 술, 잘 빚은 술은 이 물질을 적게 발생한다. 이때 해장('풀 해'[解], '창자 장'[腸])국으로 북어국을 먹는다. 동태국은 듣지 않는다. 돼지고기 먹고 병이 나면 새우젓을 먹는데, 새우는 효과가 없고 새우젓이라야 한다. 짠 음식인데 발효 과정을 거쳐서 먹었다.

마른 나물, 산나물 또한 마르는 과정에서 북어나 건어물처럼 흰 곰팡이가 생기면서 칼로리가 높아진다. 이것도 정월에 많이 먹어야 한다. 강원도에 있으면서 겨울에 채소 못 먹는다고, 남쪽 사는 분들은 그런 이야기들을 하시는데, 강원도에서는 겨울에 칼로리 높은 나물을 두고두고 먹는다.

그러나 요즘 음식에는 유산균이 없다. 김치는 냉장고에서 잘 보관되고, 된장, 고추장, 막걸리는 공장에서 나와 변질이 안 되니 진짜 식초는 못 먹고 있는 셈이다. 김치는 냉장고에, 간장은 왜간장에, 고추장은 케첩에, 엿은 초콜릿에 쫓겨나고, 동동주는 예수 석가에게 쫓겨나고.

귀 있는 자 들어라!

장수한 마을과 장수한 집안은 장수한다

지난번에 해남 신기교회에 갔었다. 노인 한 분이 배가 부어 움직이지 못하고 숨이 차서 기댄 채 누워 계셨다. 아들 결혼식이 2주일 남았는데 결혼식이라도 참석하고 죽는 것이 소원이라 하신다. 호박에 미꾸라지 넣고 진흙 발라 왕겨에 구워 드시라고 했는데, 서울에서 하는 결혼식까지 다녀오셨다고 한다. 자식들은 부모님 계실 적에 결혼식을 하려고 기를 쓴다. 부모가 일찍 죽었다는 것은 자녀도 일찍 죽을 수 있다는 말이기 때문이다.

왜 목사가 무당이 하는 소리를 하는가 하겠지만, 사주나 액운을 얘기하자는 게 아니고, 인간이 만드는 팔자이기 때문이다. 음식을 잘못 먹으면 명을 재촉한다. 가령 아버지가 혈압이 높아 쓰러지면, 아들도 혈압이 높고 쓰러질 확률이 높다. 아버지가 당뇨병이면 아들도 아버지 나이가 될 즈음에는 당뇨병이 생길 가능성이 높고, 어머니 손발이 차면 십중팔구 딸의 손발도 차게 돼 있다.

무당이 내리는 집안은 무당이 딸을 통하여 계속 내린다. 만약 신내림을 받기 싫어 거절하면, 한평생을 반(半)정신이상자처럼 살아가는 모습을 우리 마을에서도 본다. 우리 종갓집은 이상하게 정신이상자가 많이 나온다. 형제간에서 세 명, 조카 중에 세 명 나왔다.

나병 환자 나온 집에서는 계속해서 나병 환자가 나오기도 한다. 어떤 집안 유전병 나열하려고 이 말을 한 것이 아니라, 후천성인 생활 풍습과 음식 때문이라는 말을 하고 싶어서이다.

장수 집안은 장수할 수 있는, 조상 대대로 즐겨 먹는 음식이 있고 생활 철학이 있다. 어느 집에 어머니가 편식하지 않고 음식을 골고루 만들어 식구들에게 먹여 건강 관리를 잘 한다면, 그 딸도 어머니의 음식법을 배워 시집을 가더라도 그 시집 식구들을 건강하게 해 준다. 가공 식품에 고기를 즐겨 밥상을 차리는 어머니나 편식하는 어머니에게서 음식법을 배웠다면, 딸은 그 방법으로 시집에서도 음식을 하게 되는데 그러면 그 집안은 건강할 수가 없다. 친정 부모가 일찍 죽은 것은 일찍 죽을 수밖에 없는 음식과 생활이 있었기 때문이다. 그래서 그런 집안에서 며느리 데려오기를 꺼려했다.

장수 마을은 장수할 수 있는 자연 조건과 음식이 있기 때문에 사람들이 장수하는 것이다. 마을이 수맥 짙은 자리에 앉으면 천하의 산해진미를 먹어도 장수는 못한다. 장수란 좋은 음식만 먹는다고 되는 일이 아니다. 수맥이 많아 습한 곳에 마을이 앉으면 전체적으로 건강이 좋지 않고, 특히 기관지나 폐렴, 관절염 환자가 많이 생긴다. 성품도 그렇다. 수양을 잘해서 싸움은 안 한다 해도, 몸이 좋지 않으니 기분이 안 좋고, 기분 안 좋으면 하는 일도 잘 안 된다. 기분이 안 좋고 의욕이 없으면 사람은 장수할 수가 없다.

'도'(道)가 무엇인가? 근심하지 않고 밥 잘 먹고 잠 잘 자면 이것이 도라 했다. 우리가 복 있는 사람을 얘기할 때, 오복을 수(壽), 부(富), 귀(貴), 다남(多男), 고종명(考終命)이라 하고, 일생을 건강하게 살다가 임종 때 음식을 끊고 자기 피를 다 먹고 죽는 사람을 혈식군자(血食君子)라 했다.

내가 집 나와서 처음 찾아가 스승으로 모셨던 분이 광주 무등산 최흥종 목사님이셨다. 그분은 사람이 며칠 굶으면 죽는가 보자고 음식을 끊으시고 백 일을 사시다 가셨다. 옛말에 남자 3일, 여자 7일 굶으면 죽는다고 했으나, 그 기록을 예수님이 깨뜨리시고, 부처님이 깨뜨리시고, 우리 나라에서는 양창선, 최흥종 목사님께서 깨뜨리셨다.

자기 피, 자기 몸의 영양소를 백 일간 다 소모할 수 있는 것이다. 옛 말도 무시할 수가 없다. 몇 달 굶어 허기진 거지들에게는 맞는 말일 것이다.

반대로 마을이 따뜻한 자리에 있다면, 건강이 좋으니 기분이 좋고, 기분 좋으면 병들지 않고 장수하게 된다. 장수 도시란 말은 없고 장수촌이라는 말은 있다. 세계적으로 장수촌이 도시라든가 사람이 많이 우글우글대는 곳은 한 군데도 없을 것이다.

살아 있는 모든 것은 자연에서 적당히 모여 살아야지, 너무 많이 모여 살게 되면 먹을 것이 부족하거나, 필요없는 경쟁으로 건강한 삶을 살 수가 없다. 닭장의 닭처럼 아파트에 다닥다닥 붙어 살면 인간도 본의 아니게 사육되고 있는 셈이다.

가령 사과나무 두 그루씩 있을 때는 병이 없었다. 돼지, 소, 닭 등 가축도 마찬가지다. 대량 생산을 위해 대형 양계장, 돈사, 우사가 생기면서 병을 얻었고, 치료를 하기 위해 약품을 쓰게 되었다. 그로 인해 자연 면역성이 없어지자, 사료에다 약품을 절여 끼니마다 먹이고 있다. 그리고 인간은 싼 고기를 마음껏 먹고 소화되라고 배를 두드린다.

인간도 좀 흩어져 살면 훨씬 기분 좋게 건강하게 살 수 있다. 사람에게 사람 그리움의 여운이 있어야 하는데, 길거리에 나가면 인간이 혐오스러울 정도로 많으니 어떻게 아껴 주며 존중하며 살 수 있겠는가? 이웃 사촌이 좋다고 하지만, 문간방에 살거나 다닥다닥 붙어 살면 하루 이틀도 아니고 매일 기분 좋게 살 수가 없다. 적당히 떨어져야 보고 싶고, 맛있는 음식 있으면 나누어 먹고 싶은 마음이 생기고, 그래서 기분이 좋아지면 백혈구가 강해진다.

장수한 마을에 아파트가 있다거나 셋방살이가 있다는 얘기도 없다. 장수촌을 가 보면 그들은 소식하며, 붙어 살지 않고, 노동을 해서 얼굴에 땀을 흘리며, 자연에서 나오는 음식을 먹고, 재물에 욕심을 내지 않고 오순도순 재미있게 살고 있을 것이다.

장소도 무시 못한다. 옛날 어떤 착한 사람이 죽어 염라국에 가니, 염라대왕이 "네 소원이 무어냐?"고 묻는다. "예, 산 좋고 물 좋은 곳에서 삼간 집 짓고 텃밭 가꾸면서 정든 님과 아이들과 오순도순 살고 싶습니다"라고 아뢰니, 대왕 크게 왈 "예끼 이놈, 그런 좋은 곳 있으면 내가 가서 살겠다"고 했다 한다. 말하자면 집 뒤에는 산이 있고 앞에는 텃밭이 있고, 또 앞에는 시냇물이 있고 옹달샘이 있고, 그 앞에는 낮은 산이 있고, 작은 산 너머에는 높은 산이 있어야 한다는 거다. 이런 곳에서 모래 자갈 파서 진흙 이겨 집 짓고, 정원 가꾸며 농사 짓고, 산해진미 먹고 무병으로 오래오래 살다가, 세상 싫증나고 천국 그리워질 때 후세에게 물려 주고 뒷산 양지 바른 곳에 묻히면, 이보다 더 좋은 삶이 또 어디 있겠는가?

뭐니뭐니 해도 인간은 건강하게 오래 살기를 원한다. 노인들이 빨리 죽고 싶다는 건 새빨간 거짓말이다. 생이 괴로워서 죽고 싶다는 사람은, 말하자면 괴로움이 없으면 좋겠다는 거지, 빨리 죽고 싶다는 얘기가 아니다.

개똥밭에 굴러도 이승이 좋다는 얘기는 내세가 나쁘다는 것이 아니고, 알 수 없는 내세는 인간에게 아무래도 친근감이 생기지 않기 때문에 하는 말이다. 이 세상에서 삶을 충분히 살다가, 싫증이 나서 또 다른 세상으로 가고 싶다는 생각이 있을 때 죽어야 만수를 다했다 할 수 있고, 하느님의 생각도 그럴 것이다. 저 하고 싶은 것 다 하고 저 먹고 싶은 것 실컷 먹다가 병들어 오면 하느님인들 반가워하겠는가?

하느님의 형상대로 만들어진 우리는 하느님 닮기를 노력해야 하고 몸을 잘 가꾸어야 한다. 육신을 부여받은 우리는 우리 몸을 깨끗이 하고 참된 집을 만들 의무가 있다. "장수한 집안에서 장수한다"는 말을 깊이 생각하면서, 이제 우리 음식 먹는 얘기들을 잘 기억해 둘 필요가 있다. 지금까지 한 얘기도 그렇고, 앞으로 하는 얘기도 나 개인의 얘기가 아니다. 인간의 역사가 있으면서 우리 풍토와 지형과 맞게 만들어진 조상들의 지혜이다. 나는 다만 이것들을 지면에 옮길 뿐이다.

음식은 골고루 먹어야 한다

비타민 A가 부족하면 밤눈이 어둡다고 하는데 평소에 비타민 A 성분을 많이 먹으면 눈이 나빠지지 않는다는 얘기다. 눈이 나쁜 사람은 비타민 A 성분이 모자라는데다가 눈을 과다하게 썼기 때문이다.

비타민 B가 부족하면 각기병으로 다리가 약해지고, 비타민 C가 부족하면 감기에 잘 걸리고 잇몸이 약해지며, 비타민 D가 부족하면 등이 굽고, 비타민 E가 부족하면 피부가 약해지고, 여름에 햇빛을 많이 쬐지 않을 때 백혈구가 약해지면서 겨울에 감기에 약하게 되고, 비타민 F가 부족하면 빈혈이 생기고, 비타민 G는……

이렇게 비타민 A부터 Z까지 골고루 섭취를 하며 노동을 해야 한다. 돼지같이 음식만 골고루 챙겨 먹고 일을 안 한다면(이 음식들은 에너지가 되는 게 아니다), 소모되지 않은 영양소는 몸에 병을 만들게 된다.

배고팠던 옛날에는 먹고 싶었던 음식을 먹으면 병을 고치게 됐는데, 요즘은 먹고 싶은 음식을 먹으면 오히려 더 심해지는 수가 있다. 가령 돼지고기를 늘 먹던 사람이 아플 때 돼지고기가 먹고 싶다고 먹게 되면, '돼지타민'이 과다해서 병이 더 심해진다. 평소에 돼지고기를 안 먹다가 먹고 싶으면, 이것은 돼지타민 결핍증으로 돼지 성분이 모자라 몸에서 당기는 것이기에 돼지고기가 병의 치료가 되는 수가 있다.

대보름날 오곡밥을 해 먹지 않고 흰밥을 아들에게 먹이면, 이 아들은 종합 잡곡타민 결핍증으로 어느 부분이든지 약하게 된다.

요즘 신토불이라는 말은, 먹는 얘기만 나오면 신토불이가 어쩌고저쩌고 하는데, 사람 몸과 흙이 둘이 아니라는 쉬운 뜻이다. 그러므로 이 땅에서 생산되는 농산물은 다 먹어 줘야 된다. 신토가 불이(不貳)인데, 어째서 땅에서 나오는 것들 중 내가 좋아하는 것만 찾아 먹는가?

요즘 병원에 가면 아홉 살, 열 살 아이들이 맹장 수술을 제일 많이 한다고 한다. 이것이 무슨 얘기냐? 태어나서, 아니 엄밀히 말하자면 태중에 있을 때 산모가 편식을 하고, 또 태어나서도 편식을 하고 건강 관리를 못하면 이 몸뚱이가 9년 내지 10년이면 결딴난다는 증거다.

충수돌기(옛날에는 맹장인 줄 알았다) 필요없다고 떼어 내는 얼간이들이 있는 모양인데, 하느님이 필요없는 것을 붙여 놓을 리가 있겠는가? 최소한 이 땅의 기독교인들은 내 몸도 못 믿으면서 어떤 하느님을 믿겠다는 건지, 인간의 교만과 어리석음이 춤추는 작태라고 볼 수밖에 없다.

어떤 사람은 고기 먹어도 괜찮은데 왜 어떤 사람은 성인병이 생기는가? 여러 가지 복합적 원인이 있겠지만, 음식을 골고루 먹지 않고 좋아하는 것만 골라 먹기 때문이다. 고기를 한 달에 한 근을 먹는다면 생선, 돼지, 소, 닭, 오리, 염소 등등을 나누어서 먹으면 병이 생기지를 않는데, 좋아하는 음식만 많이 먹어 비타민 과다증과 결핍증이 함께 걸렸기 때문이다.

어떤 사람이 다른 고기는 안 먹으면서 닭고기만 먹는다면 그는 닭타민 과다증과 소·돼지·오리·생선타민 결핍 체질이 되어 있다는 거다. 그러면 그는 십중팔구 혈액 순환이 안 되고 팔다리가 저리고 관절이 아프고 몸이 무겁다.

또 옛날에는 병이 나면 지역을 옮겨 보라는 처방도 있었다. 즉 토심(土心)을 바꿔 먹고 물을 갈아먹으라는 것이다. 흙의 성분이나 물

속 미네랄이 한쪽으로 치우쳐 결핍하고 과다하니 바꾸어 보완을 하라는 것이었다. 사람이 흙에서 나는 음식을 먹고살기 때문에 반드시 치료약이 흙에 있게 마련이다.

내 부모 형제가 일찍 죽거나 병들면 나도 그 병에 걸릴 확률이 높은 것이니 조심해야 한다. 달리 할 방법은 아픈 가족이 좋아하거나 즐겨 먹던 음식은 멀리하고, 싫어서 안 먹었던 것, 입에 안 맞던 음식을 먹어, 더하기 빼기로 영양의 균형을 바로잡고, 그 집안의 환경과 음식과 생활에서 병이 났으면 장소를 옮겨 볼 필요도 있다.

「창세기」에 보면 인류 최초의 장수촌은 에덴동산이었다. 그곳은 죽음도 없고 선악과 생명도 있을 필요가 없다. 또 쫓겨난 아담도 장수했고, 무두셀라도 나이를 셀 수 없이 오래 살아 무두셀라였다. 그러다가 인류가 모여 살게 되고 인종이 많아지면서 단명하게 되었다. 우리 나라 최초의 장수촌은 단군께서 사시던 굴인데, 그곳은 산중이었고 물이 맑았다.

마늘은 추운 곳의 음식이다. 열을 나게 하는 음식이다. 불경에 보면 부처님께서 불자들은 마늘, 부추, 달래, 파를 먹지 말라고 했다. 더운 지방에서 먹어서는 안 되는 음식이다. 그러나 중국에서는 하루도 파를 안 먹는 날이 없다. 마늘은 우리 나라 건국시 난방이 안 된 백두산의 굴 속에서부터 등장한다. 마늘을 먹으면 곰이 사람이 된다고 했다. 채식은 곰을 인간이 되게 하지만, 육식을 많이 하면 인간이 곰이 되고 돼지가 되기도 한다.

종합집진미(집타민)

우리 풍습에 사위가 오면 씨암탉을 잡아 준다. 씨암탉에는 두 가지 뜻이 담겨 있다. 원래 우리 나라에서는 짐승을 약으로 쓸 경우, 남자는 암컷, 여자는 수컷을 쓴다. 남성과 여성의 호르몬 성분이 다르기에 부족한 성분을 보충하려고 바꾸어 먹는 것이 첫째 효과이고, 또 지방질이 수탉보다 많아서 지방질이 부족하던 때 암탉을 먹으면 남자들이 힘이 솟는다는 것이다. 이것이 딸 생각하는 비결이다.

그러나 닭도 집에서 풀어 놓고 기르면서 시궁창의 밥 찌꺼기, 지렁이, 굼벵이, 땅강아지, 메뚜기 등등을 잡아먹고 뜯어 먹고 쪼아 먹는 닭이어야 효과가 있다.

처녀가 구렁이를 먹어야 될 병이 났을지라도 처녀더러 구렁이 먹으라면 못 먹을 뿐더러 억지로 먹었다고 해도 곧 토해 버린다. 그러나 우리 선조들은 간접적으로 구렁이를 먹였다. 구렁이를 구더기가 나오도록 썩히고 한쪽에서는 닭을 굶겨 놓는다. 그리고 사흘 후에 구렁이를 닭에게 먹인 후 닭이 털을 벗을 무렵에 잡아 먹는다. 털이 벗기 전에 너무 빨리 잡으면 닭에서 구렁이 냄새가 나기에 역시 토할 것이고, 너무 늦게 잡아먹으면 구렁이 성분이 빠져나가기 때문이다. 이 닭을 먹은 처녀는 닭을 먹었지만 사실은 구렁이를 먹은 것이다.

또한 계절로 보아서는 겨울이나 봄보다는 가을에 닭을 잡아먹는다. 먹었던 성분이 몸에 남아 있을 때(털이 나거나 벗기 전)가 좋은 것이다. 사람이 먹는 고기는 다 마찬가지다. 무엇을 먹은 짐승인가를 알고 먹어야 한다. 집진미 중에서 개고기를 빼놓을 수가 없다. 그러나 개는 다른 집 개와 바꾸어 잡아먹어야 한다. 주인이 먹었던 음식 찌꺼기를 먹었기에 그 개를 먹으면 영양 과다증과 결핍증이 동시에 걸리게 된다.

종합들진미(들타민)

채소, 곡식마다 그 성분이 다 다르다. 기침에는 무를 먹으면 치료가 되나, 배추를 먹으면 기침이 더 난다. 시금치 성분이 다르고 오이와 호박 성분이 다르다. 시금치는 철분이 많고, 오이는 몸을 차게 하니 여름에 많이 먹게 되며, 호박은 신장이 나빠서 붓거나 오줌을 조금씩 자주 보는 증세에 이뇨제 작용을 한다.

하혈이 멎지 않을 때 연뿌리를 먹으면 고쳐진다. 그러나 흘려야 할 피도 있다. 잠이 안 올 때 상추를 먹으면 잠이 잘 온다. 상추 꼭지를 자르면 하얀 진액이 나오는데 이것이 양귀비 16촌은 된다.

콩도 여러 가지 빛깔과 모양으로 다양하게 많다. 그 빛깔은 성분과 작용이 다 다르다 하니 콩도 한 가지만 먹지 말고 다양하게 먹어야 한다.(음식을 골고루 먹되 알고 먹으면 체질 변화도 단시간에 된다. 몸에 지방질이 많거나 비만일 경우는 냉면, 보리, 신 김치, 식초, 효소, 효모가 든 음식, 막국수, 토마토, 참외, 수박, 물, 쓸개 등. 이것들 중에 한 가지씩이라도 매일 먹으면 살이 빠지고 기름기도 빠지는데 갑자기 많이 먹으면 기운이 떨어지기도 한다. 이때 영양 보충을 해주려면 식물성 단백질이 많은 콩, 땅콩, 잣, 호두 같은 견과류를 먹어 주면 좋고, 소화가 안 되거나 장이 안 좋을 때는 칡, 씀바귀, 치커리, 쑥, 냉이 등 쓴 성분이 많은 것들이 좋다.)

강의하러 어느 곳이든 가면 대개 나의 식성을 알아서 대접하려고 노력한다. 그러나 알 길이 없다. 밥상에 올라오는 음식을 차례대로 다 먹으니까 알아 낼 리가 없다. 결국은 무얼 좋아하느냐고 물어 본다. 나는 두 가지만 못 먹고 다 먹는다고 한다. 없어서 못 먹고, 안 줘서 못 먹고.

실제로 싫어하는 음식 두 가지가 있다. 감자국과 콩밥이다. 그러나 내가 밥을 하게 되면 무조건 감자국에 콩밥이다. 물론 먹기 싫다. 그러나 배고프면 먹게 된다. 나에게 감자와 콩 성분이 부족하면 잡타민

G, K가 부족하여 잡타민 결핍증에 걸리기 때문이다.

오이 먹어 잡타민 O보충하고, 호박 먹어 H보충하고, 토란 먹어 T, 상추 먹어 S, 배 먹어 B, 감 먹어 G, 포도 먹어 P, 대추에서 D, 이렇게 잡타민 A부터 Z까지 보충하고 들소, 염소, 비둘기, 꿩 시켜 들진미를 보충해야 한다.

종합해진미(해타민)

전남 무안 어느 농촌 교회에 갔었다. 환갑이 지난 노인들이 많이 모였는데 그 중에 한 분만 이빨이 없으셨다. 그분더러 고향이 내륙 지방이시냐고 물으니 그렇다고 하신다. 바닷가에서 자라셨으면 생선뼈를 많이 섭취하셔서 이빨이 좋을 텐데, 내륙 지방에서 자랐기에 이가 약한 것이 당연하다고 하겠다. 바닷가가 아니면 강가에서도 섭취할 수 있다.

허약 체질이나 산모에게는 잉어가 좋다. 평소에 잉어를 먹어 두었으면 허약 체질이 안 되었을 것이다. 눈이 나쁘면 간유구를 먹인다. 생선 기름으로 만든 것이다. 평소에 생선 기름을 싫어하니 억지로 기름을 먹이는 것이다.

출산을 하게 되면 미역을 먹는다. 미역은 피를 맑게 한다. 미역(味易)이 아니라 혈역(血易)이다. 홍어 시켜 흑산도 바다 성분 섭취하고, 진도에서 미역·김 뜯어 남해 바다 성분 섭취하고, 조기 시켜 창구 단일화 필요없는 해주·연백 바다 성분 가져와 종합 이북타민, 동태 시켜 청진·명천·사할린·북양 성분 모아 공산타민, 조개 시켜 서해안 갯성분 먹고, 크게 합쳐 대합, 붉게 합쳐 홍합, 산에 산삼, 물에 수삼, 바다에 해삼……

갯타민, 물타민, 해초타민, 이끼타민, 공산타민, 자유타민, 민주타민, 황해 · 홍해 · 흑해 · 청해 · 오대양 진미 다모아 종합 해진미 먹어야 결핍증 걸리지 않는다.

종합산진미(산타민)

어느 날 서울 여인들이 지나가다가, 이 산중에서 아저씨들은 무얼 먹고사느냐고 묻는다. 친구 대답이, 서울서 놀러 와 버리고 가면 부스러기 주워 먹고산다고 하니 그걸 어떻게 먹고사느냐고 한다. 내 대답이 도둑질해서 먹고산다고 하니, 깜짝 놀라며 도둑질을 해서 사느냐고 되묻는다. 들키지만 않으면 되지 않느냐고 했더니 도망을 친다.

원래 먹을 것은 산에서 나오고, 그 다음은 들에서 나왔다. 원시 시대에는 산열매로 살다가, 수렵 시대에는 산짐승 잡아먹고 살았다. 농경 시대에 오면서 농사를 짓기 시작했다.

왜 애들은 먹을 것이 냉장고에서 나오고 어른들은 먹을 것이 가락동시장이나 슈퍼마켓에서 나온다고 막연히 생각을 할까? 짐승들은 먹을 것과 먹지 못할 것을 구별하는데, 사람은 후각이나 미각으로 독초인지 약초인지 구별을 못한다. 먹을 것을 구별하려면 소나 염소를 끌고 산으로 가 짐승들이 뜯어먹는 풀이나 나뭇잎을 사람이 먹으면 된다.

산나물을 전혀 먹지 않으면 몸에 병이 생기니, 우리 나라는 정월 대보름을 산나물 먹는 날로 정해 놓고 매년 정월 14일이면 산나물을 먹는다. 유대인들도 이 날 쓴 나물을 먹는다. 산에서 나는 음식만 먹고살면 신선이 된다. '사람 인' (人)자에 '뫼 산' (山)자 하면 '신선 선' (仙)자다. 인삼 · 녹용도 산에서 나오고, 산삼 · 동삼도 마찬가지다. 사향 · 웅담도 산에서 나오고, 우황청심원 · 보신익기탕 · 십전대보탕 · 삼신산 불사약도 산에서 찾으라고 했다.

용왕도 해진미만 너무 많이 먹어 산진미 결핍증이 걸려 토끼간을 필요로 했으나 못 먹었다. 너구리 쓸개는 남자에게 좋고, 오소리 쓸개는 여자에게 좋으며, 곰 쓸개는 남녀 가릴 것 없이 간장약으로 좋다.

삼신산의 불사약을 못 구해도 참 삼신(三神=聖父, 聖子, 聖靈) 약만 찾으면 죽어도 살고 영원히 죽지 않는다고 한다.

종합하늘진미(천타민)

벌을 기르다 보면 그 신기함이 무궁무진하다. 아카시아꽃이 필 때 다른 꽃이 있어도 아카시아꽃 꿀을 다 물어 온 다음에 다른 꽃으로 간다. 벌통 옆에 설탕이 있어도 마찬가지다. 그러나 꿀이 없으면 설탕을 물어 나른다. 봄에 메주를 빻아 말리면 벌들이 다 물고 간다 해도 과언이 아니다. 말하자면 벌들이 영양소를 찾아 고단위 영양제부터 순서대로 물어 오다가, 꿀이 정 없으면 몸에 해로우나마 죽지 않으려고 설탕을 물어 온다. 벌만 잘 이용을 하면 경상도 아카시아, 제주도 유채, 전라도 자운영, 충청도 딸기, 경기도 밤 꿀을 고루 취할 수 있다.

이슬이 내리는데, 가끔 단이슬이 내릴 때가 있다. 이때는 나뭇잎이 윤기가 나고 끈끈하다. 이 이슬이 내릴 때는 벌들이 꽃으로 가지 않고 먼저 나뭇잎으로 간다. 이것이 감로(甘露)인데 솔잎 끝에 대롱대롱 매달려 응고되어 있어 아침 일찍이 보면 솔사탕을 이루기도 한다.

이 단이슬이 제주도에는 서릿발 같은 고체로 내리고, 중동 지역에서는 더 많이 내려 옛날 중동에서 어떤 민족이 독립을 하려고 적국을 빠져나와 이 고체로 된 단이슬을 받아먹고 살았다고 한다. 이것을 이름 짓기를 '만나' 라 했다. 종합하늘진미(천타민)인 것이다.

134

농사를 짓다 보면 가물 때가 있다. 이때 아무리 물을 주어도 농작물이 균형을 잃고 시름시름하는데 비가 오면 금방 회복하는 것을 볼 수가 있다. 하늘의 진미가 내려와 땅이 열매를 맺고 뿌리도 내리는 것이다.

비둘기 시켜 콩 성분 먹고, 꿩 시켜 산열매 먹고, 소리개 시켜 생선 꾸러미 가져오고, 제비 시켜 강남 박씨 가져와 심되, 그 대신 비행기 시켜 농약·방부제·성장 촉진제가 범벅이 된 종합 세계 오염 농산물은 나르지 말자.

보약은 살고 있는 지역의 산품은 피해야 한다

가령 풍기 사람이 인삼을 먹어야 할 때는 다른 지역 인삼을 먹어야 한다. 평상시에 2개월 된 무나 3개월 된 당근, 여러 가지 농산물로 그곳의 토심(土心)을 먹는데, 같은 토심(물론 토심만으로 성분이 만들어지는 건 아니다. 인삼은 인삼만의 고유한 것이 있다. 닭과 오리가 한 우리에서 같은 먹이를 먹고살아도 고기나 알을 약으로 쓸 때 효과는 정반대 작용을 한다)의 6년 근을 먹는다면 영양의 균형이 엇나가게 된다. 용왕이 병이 나서 토끼간을 찾았는데, 용왕의 병은 해타민 과다증과 육지타민 결핍증으로 생긴 병이다.

평생을 병원 한 번 가지 않고 환갑을 지낸 우리 동네 함씨 노인이 말년에 좀더 건강히 오래 살아 보겠다고, 인삼밭 정리하는 곳에서 잔가지를 추슬러 와서 두 가마를 끓였다. 평생 처음 먹어 보는 보약이라 기분 좋게 날마다 조석으로 한 대접씩 마셨다. 그런데 일 주일을 마시더니 인삼에 먹혀서 돌아가셨다.

다른 지역 인삼을 그렇게 먹었다면 사나흘은 더 살 수 있었는지 모를 일이나, 어쨌든 이것은 우리 조상들이 자기 집에서 키우던 개를 잡아먹지 않았던 것인데, 음식 좋다고 많이 먹지 않는 음식 문화와 통하는 것이다. 정이 들어 못 잡아먹는 게 아니고, 그 집에서 먹던 음식을 개가 먹고 크는데 그 개를 먹게 되면, 영양 과다증과 결핍증이 함께 더해지기 때문이다. 그래서 개는 먼 집의 것과 바꿔 먹었던 것이다.

보름날 오곡밥을 얻어먹으러 이 집 저 집 다니는데, 어른들 말씀이 될 수만 있으면 멀리 가서 먹으라 했다. 옛날 이야기에 부모님을 살리기 위해 아들이 약을 구할 때는 언제나 산을 넘고 넘어 죽을 고비를 넘어 어렵사리 약을 구해 온다. 이야기책의 결과는 다 똑같다. 약한 재를 다 먹고 고쳐졌다는 얘기보다 한 번 먹고 거짓말같이 나았다는 거다.

우리가 지금 먹는 한약 재료는 그 중 약 40퍼센트가 중국산이다. 이것은 갖은 농약을 다 치니 효과 면에서는 어떤지 모르겠으나, 농약을 하지 않았다면 먼 지역의 먹거리로 조금씩 먹어 주면 좋다. 알래스카 산 녹용이 좋다고 많이 먹으면 당연히 부작용이 생기게 마련이다.(중국 곰, 인도의 뱀, 구렁이, 거북이, 혐오 식품 등)

타지역의 것은 조금씩 골고루 먹고, 자기 지역의 바른 먹거리를 잘 섭취해 준다면 불로장생이야 안되겠지만 무병장수는 할 수 있다.

같은 음식을 많이 먹지 말자

일본 사람들이 장수한다고 하는데, 그 이유야 여러 가지가 있겠지만, 그들은 같은 음식을 한꺼번에 절대로 많이 안 먹는다. 많이 먹는 우리의 문화는 중국에서 왔다. 배고프고 추웠을 때는 괜찮은 식생활이었다. 더운 지방에서는 음식을 많이 먹으면 안 되고, 더욱이 고기는 더운 지역일수록 금기 음식이다. 불경에는 목숨이 다 되도록 술, 고기를 먹지 말라 했다. 독충에 잘 견디어야 하므로 채식을 해서 피부가 튼튼하게 해야 하는 이유도 되겠다.

그러나 중국에서는 추위를 이겨야 된다. 한국은 최저 기온이 내려갈 때 영하 25도, 중국 40도, 소련 70도다. 소주 25도, 고량주 40도, 보드카 70도다. 남쪽에서는 막걸리, 중동에서는 맥주다. 추운 지방에서는 많이 먹어야 살이 찌고 열이 나기에 많이 먹었고, 대식가들의 먹기 내기도 수치가 아니라 오히려 자랑거리 풍습이 되었다. 우리 나라는 지금까지 춥고 배고프게 지냈기에 많이 먹어 왔다. 그러나 지금은 적게 먹고 더러더러 굶어야 한다. 그전처럼 춥지도 않고 노동도 않고 땀도 흘리지 않기 때문이다.

우리는 불고기 파티, 돼지고기 파티, 이렇듯 한 가지를 왕창 먹는 잔치 아닌 파티가 있다. 요즘은 덜하지만 그래도 "불고기 실컷 먹었다", "고기 원없이 먹었다"라는 말을 흔히 들을 수가 있다. 술을 마셔도 코가 비뚤어지도록 마셔야 직성이 풀리고, 뭐든지 원없이 해치우려고 하는 근성, 몸에 좋다면 줄기차게 먹어 줘야 몸이 좋아진 것 같고.

요즘은 쓴 음식들이 없어서 쓸개를 먹으라고 하면, 쓸개만 먹으면 만병이 다 고쳐지는 줄 알고 다른 음식은 신경을 안 쓴다. 물론 쓸개를 먹으면 얼마간은 좋은 쪽으로 변화가 온다. 평소에 쓴 음식을 먹지 않으니 쓸개라곤 콩알만하게 붙어 있다가, 쓸개 원액이 들어오니 오장 육부가 좋아 놀란다. 가장 좋아하는 부위가 위장과 장(臟)이다. 소화액이 많으니 소화가 잘될 것이고, 소화가 잘된 음식이 내려가니 장도 편안하고 식욕도 왕성해진다. 그렇다고 계속 쓸개를 과다하게 복용하면 한기를 느끼게 된다. 그것은 쓸개액이 우리 몸의 지방질을 소화시켜 주는데, 많이 먹으면 몸에서 지방질이 다 빠져나가게 되기 때문이다. 그리고 바싹 마른 사람이 지방질이나 콩 종류를 싫어하는 것은, 쓸개액이 없어서 이 음식을 먹으면 배탈이 나기 때문이다.

우리 몸에서 음식을 소화시켜 주는 것이 주로 세 가지가 있다. 침은 곡식을 삭혀 주고, 위산은 뼈를 녹여 주고, 쓸개는 십이지장에서 주로 지방질과 단백질을 소화시킨다. 돌팔이가 알기로는 그렇다.

후배 친구가 간암이 걸렸다. 금식과 포도 요법을 써서 다 고쳤다. 완치된 것은 본인도 알고 주위 사람과 의사도 인정했다. 간에서 지방 수치가 없다는 것이다. 그때 보신한다고 잉어 한 마리 달여 먹고 재발해서 죽었다. 잉어가 나쁘다는 것이 아니라 그 잉어를 잘 달여서 한 달 두고 조금씩 먹었으면 좋았을 것을 그러지 않았던 것이다. 옛날 염병이 심할 때 두세 달 음식을 못 먹고 마를 대로 마르지만 염병에 사람이 죽지는 않는다. 회복할 때 음식을 갑자기 많이 먹게 되면 죽는 것이다.

"이 지면을 통해서 아룁니다. 제발 병원에서 퇴원하고 몸보신하신다고 좋은 약 구해서 갑자기 많이 드시지 마시라고요. 한 번에 고쳐지는 약 없다고 생각하셔요. 병이 몇 년 두고 났으면 고치기도 몇 년 걸려야 된다고요. 지금 우리 나라 배고픈 나라 아닙니다. 부디 몸조심 하셔요."

어떤 음식이든지 안 먹던 것을 먹으면 좋게든 나쁘게든 변화가 온
다. 좋다고 갑자기 많이 먹지 말고, 좋은 음식일수록 시일을 많이 잡
아 조금씩 천천히 먹자. 용왕의 병은 바다에서 맛있는 것만 먹어서
생긴 병이다. 맛있는 것, 맛없는 것, 좋은 것 따지지 말고 조금씩 골
고루 먹어 몸 간수 잘하자.

음식이 약이고 병이다

우리 집에서 음식을 많이 가려먹으니 말도 많다. 얼마나 오래 살려고 그러냐, 그럼 뭐 먹고 사냐, 남들은 먹어도 잘만 사는데 왜 그러냐 등등. 물론 그렇게 생각하고 살아도 된다. 먹고 싶은 것 아무거나 먹고살아도, 재수 좋으면 60, 70살은 살 테고, 어차피 한 번 사는 건데 라고 하면 간단하다.

나는 부모를 잘 만나 촌에서 살았고, 지금까지 도시에서의 생활은 없었다. 평균적으로 본다면 내 몸은 오염 치수 미달이다. 나는 아무거나 먹고살아도, 날벼락 맞는 일만 없다면 남들 사는 만큼은 살 수 있다. 사람이 죽는 건 누구나 한 번이다. 그러나 그 한 번의 죽음을 잘 죽기 위해 사람은 이 모양 저 모양으로 열심히 사는 것이 아니겠는가?

더러운 것이 똥이라지만, 더 더러운 것은 썩은 것, 썩은 것 중에서도 동물 썩은 것, 동물 중에서도 사람 썩은 것이 가장 더럽다. 사람은 죽을 때 모습과 냄새와 느낌, 이런 것들이 다 다르다. 살았을 때 존경하고 사랑했던 사람은 죽어도 가까이 하고 싶다. 살아서 건강 관리 잘하면 죽을 때도 편히 임종할 수가 있고, 병들어서 임종이 다가올 때는 음식을 끊으면 고통도 덜하고 냄새도 덜 난다. 특히 가공 식품과 육식은 병을 키우는 것이고, 명을 재촉하고 냄새를 더 만드는 것이 된다. 음식을 먹을 수 있을 때 절제를 잘하면 혈식군자도 어렵지는 않을 것이다.

그 까짓 거 하면서 입이 하자는 대로, 몸이 하자는 대로 먹고살면 무엇보다도 시신 치울 사람들이 괴롭게 된다. 가령 위암 환자가 말기에 음식을 끊지 않고 죽게 되면 암덩이 썩은 새까만 물을 다 토하고 죽게 되는데, 건강할 때 토하는 것도 괴로운데 환자가 얼마나 괴롭겠는가? 그 냄새는 무어라 표현할 수 없을 정도로 악취가 심하다. 병에 먹혀 죽음에 이르게 되면 스스로 시신을 치우는 것은 고사하고 시신이 짐이 되고 만다.

평소 입이 좀 즐겁지 않고 몸이 고달프더라도 음식 가려서 먹고 일하면서 땀 흘리고 즐겁게 살면 불치병으로 죽기야 하겠는가? 또 병이 오면 '아, 내가 건강할 때 잘못했구나'라고 겸손히 받아들이면 마음이 좀 편해지지 않을까 하는 짧은 생각을 해 본다.

원님도 부모님 병이 나면 하인 시키지 않고 직접 간호하고 요강 비운다. 언짢은 친구도 임종은 지켜보고 장례도 가 보아야 한다. 자기 몸을 제일 간수 잘하는 방법은 존경받는 짓을 하는 것이다. 존경받는 이들의 시체는 서로 맡으려고 한다.

예수님이 승천한 것은 혼자서 시체를 처리한 것이고, 마리아도 그랬고, 노자는 죽으니 시체가 없어졌다 하고, 엘리아나 에녹도 마찬가지다. 하느님과 동행했으니 말이다. 또 순교자들의 시신도 서로 차지하려 했다. 김대건 신부님의 시체를 훔쳐다 밤으로만 용인까지 업고 온 일, 두개골을 유리관에 보관하고, 복숭아뼈에 입맞추기 위해 줄을 서서 기다렸다 맞추었다. 손양원 목사님 산소를 서로 관리하려고 하는 것, 인도의 마더 테레사의 주검을 보기 위해 세계에서 사람들이 모여들어 줄을 서는 것도 다 그런 것이다.

잘 죽는 것은 어떻게 죽느냐가 아니고 어떻게 살다가 죽었느냐이다. 사람의 도리를 하고 덕을 베풀며 순리대로 살기를 애쓰는 것은 죽을 때 장사 치르는 사람들에게 무서움증과 혐오감을 없애 주기 위해서다.

사람이 병들어 즉시 죽는다면, 생로병사 중에 인간이 병사(病死)로 고민하지 않았을 것이다. 죽을병이 들어 즉시 죽는다면, 고통 속에서 죽음을 생각할 여지가 없고, 또 돼지같이 아무거나 먹고(표현은 돼지같이 어쩌고 했지만, 사실은 돼지가 아무거나 먹어 병들어 고생하다가 죽지는 않는다. 어떤 짐승이든지 배부르면 안 먹고, 풀어 놓으면 지가 알아서 먹을 것을 골라 먹는다. 우리에 가두어 놓으니 병이 생기는 것이다) 즐겁게 살다가 죽으면 간단히 끝나는 것이다.

그런데 그렇지 않으니 문제가 된다. 어느 날 갑자기 내 몸에 불치의 병이 들면 집안의 근심이 되고, 고치겠다고 여기저기 병원 문 두드리다 보면 집안 말아먹기는 식은 죽 먹기다. 가족들이나 주위 사람들이 다 피곤해진다.

나는 여느 목사들이 일 주일에 열 번 설교를 하듯이, 음식과 건강에 관한 잔소리들을 이 정도 한다. 듣는 사람이 실천하고 안 하고는 그 쪽 형편이고, 아는 상식을 얘기해 줘야 하는 것이 내 양심이기 때문이다. 내가 이렇게 집안일 못해 눈총 받으면서도 극성을 부리는 것은 건강하게 오래 살려는 본능적인 욕심 때문만은 아니다.

궁극적인 것은 사람이 바른 먹거리를 생산하고 먹어서 깨끗하고 맑은 정신과 몸으로 살자는 거다. 우리는 음식에 대한 개념을 달리해야 하고, 우리 몸이 신성한 것임을 날마다 염두에 두어야 한다. 정신이 맑아지고 몸이 건강하려면 몸에 들어가는 음식이 깨끗해야 한다. 깨끗한 정신을 소유하려면 정갈한 음식을 먹고, 되는 대로 살려면 되는 대로 먹고 숨쉬고, 아무렇게나 살고 싶으면 아무렇게나 먹으면 된다. 이치는 간단하다.

이렇게 음식 타령을 하면 "현대 사회에서 당신이 말하는 그 이론이 말이나 될 법한 소리인가?" 할 텐데, 나도 그 말에 수긍을 한다.

하지만 습관적으로 마시는 음료수나, 심심해서 먹는 과자나, 밥해 먹기 귀찮아서 먹는 거, 먹기 위해 모임을 만들어 원없이 먹는 음식들, 먹을 것이 있어서 그냥 먹는 그런 음식들, 그런 것들은 먹지 말자는 얘기다. 음식이 나쁘고 좋고는 다음 문제다.

우선 먹는 것을 좀 줄여 보자. 즉 독을 줄이자는 것이다. 말이 좋아 음식이지, 우리가 습관적으로 먹는 것들이 어떠한가? 고속도로 휴게소에서 만두를 사먹으면서 포장지를 자세히 보니 유통 기간이 일 년이었다. 끔찍했다. 해독제로서 가끔씩 메밀류를 먹어야겠기에 고속도로 휴게소에서는 가끔 메밀국수를 먹었다. 그러나 언젠가부터 '메밀 맛' 국수로 둔갑을 했다. 쇠고기 맛은 일찍부터 바뀌었고, 다시마가 변한 다시다 국물은 각오를 했지만, 메밀이라도 먹어 보려 했는데 메밀마저 '맛'이니, 앞으로는 '국수 맛', '밀가루 맛'이 나올 것 같다.

포도 맛, 살구 맛, 오렌지 맛, 바나나 맛, 파인애플 맛, 영지버섯 맛, 커피 맛, 가공 코코아, 가공 초콜릿, 수분 증발되지 말라고 기름 발라 놓은 사과, 뚜껑을 열면 농약 냄새가 나는 과일 상자, 성장 촉진제를 맞은 감자만한 딸기(반짝반짝 윤이 나도록 코팅 처리까지 된다), 유산균이 없는 무산균 음료, 한 달씩 두어도 썩지 않는 팩 음료와 우유, 5년을 두어도 썩지 않는 국수…… 음식에 곰팡이가 생기면 오히려 잘못된 음식이라고 길들여진 우리네 인식도 문제다. 슈퍼마켓에 생명이 살아 있는 음식이 과연 얼마나 되는지.

이렇게 화학 성분을 맛으로 둔갑시키고, 부드러워지라고 약 넣고, 썩지 말라고 넣고, 보기 좋으라고 넣고…… 포장지는 또 어떤가? 이런 것을 음식이라고 우리 몸 속에 집어넣는데, 그것은 막말로 자기 몸을 쓰레기통으로 만들고 있는 거라고 말하고 싶다.

우리가 먹는 음식의 정화 운동은 결국에는 지구를 살리는 근원이고 생명을 살리는 시작이다. 병을 고치려면 피를 깨끗하게 해야 한다. 무엇이든지 부족할 때 겸손해지고 건강하지 않을 때 초연해지고 바쁠 때 여유가 더 있는 것을 생각하게 된다. 건강이 인생의 전부는 아니다. 건강하려고 너무나 많은 시간과 힘을 소비시키다가는 인생의 참을 찾는데 도움이 안 된다. 다만 내 육신에 나를 담고 사는 동안은 엄숙하고 깨끗이 다루어야 할 신성한 도덕적 책임이 있기 때문이다. 이런 생각에 나는 늘 말을 많이 한다.

병 상담이나 강의를 하다 보면, 이 무식한 나보다 훨씬 유식한 사람들이 어처구니없을 정도로 건강과 음식에 대한 상식이 없음을 자주 보게 된다. 잔소리를 짧게 해도 될 만한 분이라고 생각하고 간단히 얘기해 주면 마지막에 엉뚱한 소리를 한다.

가령, 몸에 기름이 너무 많이 끼고 관절염이 있어 식물성이든 동물성이든 기름을 끊으라 하면, 다 듣고는 "예, 그러면 줄여야지요" 한다. 그냥 몸에 기름이 낀 정도가 아니고 병이 생겼을 때는 음식을 철저히 가려야 하는데, "그럼, 줄여야지요", "식용유를 어떻게 끊어요?", "커피를 어떻게 끊어요?" 하는 데는 정말 기가 막힌다.

대부분의 환자들은 어떤 음식을 못 먹게 하면 어떤 이유를 만들어서라도 합리화시켜 먹으려고 한다. 중풍 환자에게 닭을 못 먹게 하면 영양 보충한다고 계란이나 난황유를 먹고, 심장이나 신장이 약한 환자에게 커피를 못 먹게 하면 홍차 · 녹차 · 치커리 같은 차를 마시고, 화학 조미료 못 먹게 하면 입자가 굵어진 무슨 맛 다시다. 맛소금을 쳐서 먹는다. 그러면서 "우리는 화학 조미료 안 먹어요" 하고 자랑스럽게 말한다. 가공 식품 먹지 말라고 하니, 외제를 쌓아 놓고 먹는다. 우리 집에 자주 오는 초등학생이 있다. 학생회장을 하면서 잘났다고 인정받는 아이인데, 쇠고기만 먹는다고 엄마가 걱정을 하기에 쇠고기 끊어야 한다고 하니 "그럼 육개장 먹지요" 한다.

환자들이 내 말을 듣고 부정을 하면 차라리 포기라도 할 텐데, 하려고 노력하면서도 이런 엉뚱한 생각을 하는 데는 무엇이 약인지 모르겠다.

우리 집에서 오래 산 사람들은 한술 더 떠서, 돌아다니며 아무거나 먹는 나보다 음식을 더 잘 가려먹는 식구들도 있는데, 얼마 전에 웃지 못할 일이 생겼다. 중풍으로 겨우 지팡이를 짚고 다니던 노인 아닌 노인이 2년 전에 왔다. 그는 이곳 방식대로 철저히 음식을 가려서 먹었다. 내가 보기에는 과자 하나, 라면 한 개 창고에서 훔쳐(?) 먹지 않고 담배도 태우지 않았다. 그렇게 한 2년 지나자 금년 봄에는 지팡이를 버리고 슬슬 다니더니, 아이들 데리고 사슴 풀도 하고 시간이 갈수록 하는 일이나 움직임이 많아졌다. 살도 빠지고 다리도 덜 흔들고 보기에도 좋아졌다. 이대로 나간다면 한 세상 더 살겠다고 한 마디씩 했는데 무슨 생각이 들었는지 갑자기 과자를 먹고 고기를 있는 대로 먹기 시작한다. 라면은 우리 집 금기 식품이 되다 보니 집에서는 못 먹고 버너를 가지고 밖에 나가서 끓여 먹는다. 얼굴을 보니 기름이 흐르고 있었다. 방에 가 보니 간편히 먹으려고 컵 라면을 상자로 갖다 놓고 먹는다. 우리 집 못된 여자가 라면 그만 드시라고 하니, 다른 사람들은 다 먹어도 괜찮은데 뭘 그러냐고 한다. 창고에 라면이며 과자를 썩히면서 식구들 안 먹인다고 동리 나가서 나발을 불고 다녔다. 결국 그는 그런 거 마음대로 주는 다른 시설로 갔다.

그래도 음식에 대한 근본을 알았을 테고, 여기서 먹던 대로 비슷하게야 먹겠지 했는데, 의정부 병원에 병문안을 갔다가 그 노인을 우연히 만났다. 팔 관절이 아프다며 다리를 끌면서 약을 타고 있다. 2년을 피나는 노력으로 음식을 가려먹고는 며칠 이것저것 먹더니 다시 병원 신세를 지는 몸이 되어 있었다. '시골집'을 나간 지 2주도 안 돼 병원을 찾은 것이다.

술, 담배 조금씩 먹는다고 구원 못 받는 것은 아니다. 담배 피고 술 먹어도 구원받는 데는 상관이 없다. 예수님이 포도주 마시듯이만 먹는다면 무슨 문제가 되겠는가? 다만 기독교인이 건강 지키기 위해서 술, 담배 하지 말자고 했던 것이다. 그러나 담배보다 더 해로운 가공식품이 있다는 것을 알아야 한다. 잘못된 음식 먹고 건강을 잃을 바에는 차라리 술을 조금씩 먹는 게 여러 모로 이익이다.

내가 지금 먹는 음식이 독인가 약인가 좀 가려 먹자. 먹을 거 못 먹을 거 모르고 먹으면 이것도 무식이라는 병이다. 우리 음식은, 자동차 같으면 기름을 넣는 것인데 모른다고 아무 기름이라도 넣으면 될 일인가? 프랑스인들이 일 년에 한 번씩 가장 선호하는 나라 음식을 뽑는데, 중국 음식이 5위를 벗어난 적이 없다고 한다. 그 이유는 중국 사람들이 돼지고기 기름으로 스물 여섯 가지 음식을 할 정도로 음식 문화가 다양하게 발전했다는 이유 때문이란다. 곧 그들은 정신의 양식과 육체의 양식의 비중이나 가치관을 똑같이 둔다는 것이다. 우리가 죽을 때까지 배우고 공부를 하듯이 먹는 것도 이와 같이 함께 공부를 해야 한다고 생각한다. 왜 우리는 먹는 것을 소홀히 하고 음식 만드는 일을 가볍게 생각하며 요리사들을 대학 교수 정도로 대우를 안 해 줄까?

보약 이야기

며칠 전 김제에서 한약을 취급하는 사람으로부터 전화가 왔다. 어떤 목사님이 보약을 먹고자 하는데 어떻게 처방하면 좋겠느냐는 것이었다. 어떤 약을 써야 할지는 나도 알 수 없지만 정히 원한다면 녹두나 메밀을 섞어 호박을 달여 주라고 권했다. 그러자 그는 한약사에게나 양약사에게나 목회자들이 가장 까다로운 손님이며, 보약 효과도 거의 볼 수 없는 사람들이라고 푸념하였다.

사실 보약은 몸이 허약하거나 허기진 사람들에게 효과가 있다. 그러나 오늘날의 목회자들은 잘 먹는 반면에 활동은 적기 때문에 보약의 효과가 적을 수밖에 없다. 일부 목회자들은 그나마 금식 기도를 통해서 체내에 쌓인 것을 배설하기 때문에 다행이지만, 대부분의 목회자들은 좋은 것을 먹을 기회가 적지 않다.

옛날에는 사람이 병이 들면 먹고 싶은 음식을 먹게 해서 병을 고쳤지만, 요즈음에 병난 사람은 먹고 싶은 것을 먹게 하면 오히려 병이 무거워진다. 그 까닭은 과거에는 잘 먹지 못해서 생기는 병이 많았지만, 현대에는 너무 많이 먹어서 병이 생기기 때문이다. 온갖 좋은 것, 맛있는 것을 포식하다가 병이 든 사람이 먹고 싶다고 해서 더 먹으면 병이 중해질 수밖에 없다. 차라리 금식 기도라도 한 후에 보약을 먹으면 효과를 볼 수 있을 것이다.

또한 목회자들은 근심 걱정이 별로 없다. 물론 성도들을 위하여 기도하고 상담하고 설교하는 일이 작은 일은 아니지만, 천국을 사모하며 내세에 천국에 갈 것을 확신하고 있으며, 해결하지 못한 문제는 모두 예수님께 떠맡기고 평안하게 사는 신앙을 가지고 있으니 근심이나 걱정이 상대적으로 적다는 뜻이다. 근심 걱정이 없는 것은 좋은 일이나 그렇다고 목회자가 살이 쪄서는 안 된다. 불교의 오백 나한이나 미륵보살, 문수보살, 보현보살, 관세음보살과 같은 보살들은 이름 그대로 살이 쪄야 하지만, 양떼를 데리고 들로 산으로 돌아다니는 목자가 살이 찌면 더 이상 양을 돌볼 수 없게 된다.

몇 년 전 여수 애양원의 성산교회에서 있었던 일이다. 예배에 참석한 나환자 가운데 눈도 코도 없고 손가락마저 문드러진 중환자가 있었다. 그는 나병이 유전이나 전염이 되지 않으려면 어떻게 해야 하는지, 또 건강을 회복하려면 어떻게 할 것인지에 관한 내 설교가 끝나자 부인을 앞세워 나를 찾아왔다. 그러고는 닳아 문드러진 손가락 사이에 만원짜리 지폐를 한 장 끼워들고 은혜받았으니 받으라며 한 손으로는 돈을 쥐어 주고 다른 한 손으로는 내 등을 쓸어 만지면서, "됐어, 됐어, 목사가 살찌면 설교 못해!" 하는 것이었다. 순간, 전신에 피가 거꾸로 도는 것 같았다. 그분이 내 등을 만졌기에 망정이지 만약 내 배를 만졌다면 큰일 날 뻔했다. 그분은 내가 미륵보살처럼 미륵미륵 살이 쪘는지 아니면 날렵하게 생겼는지 시험하신 것이다. 앞이 보이지 않는 시험관을 속여서 간신히 관문을 통과하였다.

관절염으로 오랫동안 고생하는 사람들에게 단식을 권하면 금식 기간에는 아프지 않다고 한다. 보통 금식하고 기도했기 때문이라고 생각하기 쉬운데 기도하지 않고 그냥 금식만 해도 역시 아프지 않다고 한다. 금식할 동안 독이 있는 음식을 먹지 않고 기름지고 영양이 높은 음식을 먹지 않았기 때문에 아프지 않은 것이다. 한꺼번에 많이 먹고 한꺼번에 금식할 것이 아니라 평소에도 적게 먹고 금식도 조금씩 자주 하는 것이, 훨씬 건강에도 좋고 은혜로우며, 교만하지 않게 되고 자랑하지도 않으며, 무례히 행치 않고, 자기 유익을 구하지 않으며, 남의 악한 것을 기억하지 않고 모든 일에 참으며, 모든 일에 잘 견디며, 먹는 즐거움과 굶는 즐거움을 같이 느낄 수 있고, 다른 사람에게도 수고를 끼치지 않게 하는 길이다.

음식으로 인한 독이 우리에게 어떠한 영향을 끼치는가? 일반적으로 서양 사람은 눈자위가 노랗고, 동양 사람은 눈자위가 희다. 그런데 요즈음 아이를 낳으면 눈에 황달이 있는 경우가 많다고 한다. 그래서 황달을 치료하기 위해 모유를 끊고 우유를 먹이기도 하고, 어떤 산부인과에서는 아예 모유를 먹이지 못하게 한다. 어떤 아이는 황달이 없어지지 않자 태어난 지 일 주일도 되지 않은 아이의 등을 구부려 주사기로 물을 뽑아 시험하는 모습도 보았다. 또 어떤 목회자의 아이는 생후 백 일도 되지 않았는데 간 수술을 해서 배가 부어 올라 죽을 날만 기다리고 있었다. 태어날 때부터 간에 이상이 있었던 것이다.

황달이란 체내에 독이 들어오면 그것을 해독하기 위하여 간이 무리한 활동을 하게 되어 나타나는 증상으로 외관상 눈자위 색깔이 노랗게 된다. 이처럼 낳자마자 눈이 노랗게 되는 것은 산모가 임신중에 독이 있는 음식을 먹었기 때문이다. 그리고 모유를 먹이면 황달이 고쳐지지 않고 계속되는 것도 산모의 식생활과 관련이 있다. 모유가 우유보다 좋은 것은 널리 알려진 일이지만 산모가 잘못된 음식을 섭취하면 모유가 우유보다 못한 결과가 된다. 산모가 음식을 맵게 먹으면 아이가 똥을 쌀 때 항문이 빨갛게 발진되어 운다. 산모가 커피를 마시면 아이는 잠을 자지 못하여 뒤척이며 운다. 산모가 채소를 많이 먹으면 아이의 똥 색깔이 까맣게 된다.

15년 전 교육원에 있을 때의 일이다. 어떤 전도사의 아내로부터 갓난아이가 계속 설사를 한다는 전화가 왔다. 내가 수화기를 받아 들고 혹시 엄마가 배탈이 나지 않았는지를 물으니 그날 세 번이나 화장실에 갔었다고 한다. 신생아에게 약을 먹일 수 없으니 어머니 병을 먼저 고치도록 했다. 어떤 목사의 아이는 얼굴에 태열이 있어, 항상 볼이 빨갛고 밤마다 전신이 가렵고 빨갛게 발진되었다. 그래서 그 아이의 엄마에게 임신중에 인삼을 많이 먹었는지를 물었더니 삼계탕을 자주 먹었다고 한다. 그래서 인삼과 닭을 먹지 말고 우선 녹두죽을 먹도록 했더니 젖을 떼기 전에 아이의 병이 고쳐졌다. 노인들 말씀처럼 이런 아이들은 젖을 뗄 무렵이면 저절로 낫게 된다.

사람들은 아이가 태어나자마자 귀가 트이는 것으로 잘못 알고 있는 경우가 많은데, 대개 태어난 지 20일이 지나야 귀가 트인다. 그 이전에는 천둥이 쳐도 놀라지 않는다. 그러나 요즈음의 아이들은 태어난 지 3일 만에 귀가 트이기도 한다. 어떤 아이는 낳자마자 문 닫는 소리에 놀란다고 한다. 또 옛날에는 아이가 태어난 지 백 일이 지나야 눈을 맞추고 웃었는데, 요즈음 신생아들은 20일만 지나면 엄마와 눈을 맞추고 웃는다. 옛날에는 미운 일곱 살이라 하여 일곱 살만 되면 미운 짓을 하였는데, 요즈음에는 세 살만 되어도 미운 짓을 한다. 옛날에는 여덟 살이 되어야 한글도 깨치고 초등학교도 갔는데, 요즈음 아이들은 유치원에 입학하기도 전에 글을 알고 숫자도 쓸 줄 안다. 첫 돌을 맞은 아이도 아장아장 걷는 것이 아니라 체구도 크고 아예 뛰어다닌다.

사람들은 이런 아이들의 모습을 무척 대견하게 생각한다. 그러나 그것은 아이가 영특해서가 아니라 어머니가 임신중에 성장 호르몬이 들어 있는 음식을 먹었기 때문이다.

우리는 좁은 나라에 살면서 왜 그렇게 큰 것을 좋아하는지 모르겠다. 나라 이름도 대한민국(大韓民國)이고, 조그마한 다리 하나 세우고도 대교(大橋)라고 부른다. 길을 조금 넓혀 놓고도 무슨무슨 대로

(大路)라고 한다. 이와 마찬가지로 과일이나 채소도 큰 것만 찾기 때문에 성장 촉진제와 성장 호르몬제를 써서 크게 만든다. 이런 과일을 임신중에 먹으면 아이의 성장이 빠르게 된다.

가축도 마찬가지다. 옛날에는 정월에 병아리가 부화하면 햅쌀이 나올 때쯤 되어 약병아리 정도로 컸다. 그러나 요즘은 30일 만에 약병아리만큼 켜져야 양계하는 사람들이 손해를 보지 않는다. 어디 병아리뿐이랴. 소, 돼지, 개, 물고기 모두 마찬가지다. 빨리 키운 고기를 먹으면 빨리 크고 빨리 늙는다.(물론 성장 촉진제를 썼어도 나중에 독을 줄여 출하하는 다소 양심적인 농가도 있다.)

크기뿐만 아니라 가축을 살찌게 하는 것도 그렇다. 가축을 살찌게 하려면 우선 기름진 것을 먹고 잠을 자게 하되 활동을 적게 해야 한다. 따라서 잠자는 약을 먹이고 피곤을 느끼게 하는 약을 먹여야 한다. 그런데 보건복지부에서 이러한 약품을 첨가한 배합 사료를 허가해 주는 데는 한 가지 조건이 있다. 즉 출하하기 전 7일에서 10일 동안은 '출하 전 마지막 사료'를 먹인다는 조건이다. 그러나 이 사료를 먹이면 수지가 맞지 않기 때문에 많은 농가에서 대부분 그냥 출하하게 되고, 그런 고기를 먹는 사람은 쉽게 피곤해지며 잠이 오는 현상이 나타난다. 고기를 먹으면 사람이 힘이 나고 활력이 느껴져야 할 텐데 오히려 피곤해지고 살만 찌게 되는 것은 이와 같은 잘못된 고기를 먹기 때문이다. 들을 귀 있는 자는 듣고 이 말을 받을 만한 자는 받으라.

반면에 무엇을 먹어도 건강한 사람이 있다. 그들은 땀을 많이 흘리는 사람들이다. 그저 뜨거운 방이나 사우나에서 흘리는 땀이 아니라 육체를 움직여서 땀을 흘리는 사람들을 말한다. 하느님이 사람을 만드시고 제일 먼저 명령하신 것은 선악과를 먹지 말라는 것이었다. 그

명령을 어겼을 때 주신 속죄의 조건이 얼굴에 땀을 흘리고 땅을 갈라는 것이었다. 목회자들도 할 수만 있으면 텃밭을 가꾸고 채소라도 스스로 재배해야 한다. 그러나 얼굴에 땀을 흘리라고 하셨지 전신에 땀을 흘리라고 하지는 않았다. 얼굴에 땀을 흘리면 건강해지지만 전신에 너무 많은 땀을 흘리면 몸살이 나고 만다. 전신에 땀을 흘릴 정도의 일은 하루에 한 두 번 정도가 좋다. 종일 땀을 흘리게 되면 건강한 체질은 견딜 수 있으나, 약한 체질은 견디기 어렵다.

1998년 10월 양주군의 어떤 집사님 댁에 갔는데, 자기 교회의 목사님 내외는 아침 산책을 하신다며 자랑을 했다. 다른 목회자들은 늦잠을 자고 있을 때 그 교회의 목사님 내외는 일어나 걷는다는 것이다. 목사님들이 늦잠 자는 습관을 고쳤으면 좋겠다. 똑같이 새벽 기도하고 나서 교인들은 집에 가서 아침 짓고 일터로 나가는데, 목회자들은 대부분 다시 잠을 잔다. 그 시간에 잠을 자지 않고 책을 보려하면 졸음이 오게 마련이다.

그렇다고 밖에 나가 산책을 하면 좋겠지만 들에서 일하는 농부들이 보기에 좋지 않을 것이다. 지난해처럼 수해를 크게 입어 너나없이 논에 나가 벼 한 포기라도 일으켜 세우려고 안간힘을 쓰고 있을 때, 또 추수철에 새벽부터 일하고 있는데, 운동복 입고 부부간에 유유히 산책이나 하고 있으면 사람들에게 덕이 되지 않을 것이다. 게다가 들녘에 나가 일하는 성도들에게 웃으며 손이나 흔들어 주고 지나갈 수는 없지 않은가?

조기 축구회에 들어가 친목 도모를 위해 뛰고 테니스나 축구를 하며 시간을 보내는 것도 젊은 목사들이 그렇게 한다면 이해할지 모르지만 나이 든 목회자들이 그렇게 하는 것은 이해받기 어렵다. 또한 그 시간에 땀을 너무 많이 흘려도 종일 피곤을 느끼게 된다. 공부하는 학생들이나 사무실에 앉아서 일하는 사람들에게나 조기 운동이 필요하지, 농사짓는 사람들은 새벽에 운동할 필요가 없다. 농부들은 새벽에는 조심스럽게 힘을 모아두었다가 아침 식사 후에 노동을 통해 집중적으로 땀을 흘리기 때문에 새벽에 땀을 쏟아가며 일하는 목회자들을 이해하기 어렵다. 운전을 자주 하는 목회자들도 새벽에 지나치게 땀을 흘리면 낮에 졸음 운전을 하게 된다. 그저 텃밭에 채소를 심고 가꾸면서 농사조차 짓기 어려운 노인들에게 나눠 주는 일이 목회자에게는 제일 적합한 운동이라고 생각한다.

한 가정에 논 한 마지기(200평)만 농사 지으면 주식은 해결된다. 일 년에 쌀 세 가마나 네 가마가 생산되는데 쌀 두 가마니면 한 가정의 일 년 양식은 족히 된다. 목회자들은 각종 행사에 참석하고 생일, 제사, 결혼식 등에 찾아다니며 좋은 음식을 먹기 때문에 논 한 마지기와 약간의 텃밭만 있으면 자급자족은 될 것이다. 오리 농법이니 우렁이 농법이니 하는 것은 몰라도 좋다. 혼자 힘으로 잡초를 뽑아도 하루면 되고 부부가 같이 하면 반나절이면 된다. 농사일을 하면서 설교를 준비하는 것도 좋은 생각이다. 전북 임실에는 실제로 이렇게 사는 목회자가 있다.

교인들이 가져다주는 채소는 먹지 않으면 시들고 말고, 그렇게 되면 목사가 욕을 먹는다. 교인들이 목사가 먹는 채소의 양까지 계산해서 갖다 주는 것은 아니기 때문이다. 또 교인들이 가져다준 채소를 농약 친 채소라 하여 거절할 수도 없다. 농사 짓는 쪽에서 오히려 큰소리 치며 기도하고 먹으면 아무 탈도 없다고 설교까지 할 것이다. 더구나 목회자가 필요할 때 자기가 먹고 싶은 채소를 따 먹을 수도 없다. 그러므로 논농사를 지을 수 없는 사람은 최소한 채소만이라도 스스로 해결해야 한다.

그런데 이렇게 생활하기 위해서는 일찍 잠을 자야 한다. 목회자들은 주로 낮과 밤을 바꾸어 산다. 늦은 밤이 되어서야 잠자리에 들기 때문에 새벽종을 칠 때면 졸음이 몰려 온다. 일찍 자면 일찍 일어나게 되어 있다. 목회자들을 포함하여 온 국민이 일찍 자고 일찍 일어나면 전력 소모도 줄게 되어 원자력 발전소가 필요없고, 핵폐기물 처리 걱정도 사라지게 될 테니 이 얼마나 좋은 일인가? 새 나라의 어린이는 일찍 일어난다는 동요가 있었는데, 새 천국의 목회자야말로 일찍 일어나야 한다. 생활 습관을 완전히 바꾸어야 농촌 목회자로서의 바른 궤도에 들어설 수 있다.

목사들은 결코 나의 유익이나 쾌락을 얻기 위하여 목회의 길에 들어선 것이 아니다. 도리어 즐거움의 일부를 반납하고라도 하느님과 사람들에게 기쁨이 넘치기를 소망하는 사람들이다. 그러나 목사들의 생활 속에 살면서 자리잡고 있는 즐거움의 향유로 잘 먹고 잘 자고 잘 누리는 살찐 목회자가 되어 있지는 않은지 살펴볼 일이다. 그리하여 자신에게 필요한 보약이 무엇인지 스스로 처방하도록 하자. 말도 안 되는 소리지만 불한당(不汗黨)들에게 경고하며 그냥 해 보는 소리다.

똥 이야기

똥이란 더러우면서도 멀리할 수 없어 나면서부터 죽을 때까지 함께해야 한다. 이 똥을 잘 처리하는 사람은 되어먹은 사람이요 잘못 처리하면 사람 못된 놈이다. 그러나 후진국(선진국, 후진국은 누가 정했는지 몰라도) 사람들은 잘못 처리해도 괜찮겠다. 소위 선진국 사람들은 고기를 많이 먹고 후진국 사람들은 채소를 많이 먹기 때문이다.

동물들 중에 육식 동물은 똥을 자기가 처리하고 초식 동물은 자기가 처리하지 않는다. 고양이는 육식 동물이라서 자기가 싼 똥은 자기가 파고 묻는다. 개는 육식과 곡식을 먹기에 묻기도 하고 한쪽에 잘 정리해 놓기도 한다. 돼지는 잡식이기에 묻지는 않고 한 곳에 쌓아 둔다. 소는 초식이지만 곡식을 먹기에 그냥 아무 곳에나 싼다. 염소, 토끼, 사슴, 노루도 아무 곳에나 싼다. 냄새가 나지 않으니 상관이 없다. 말똥은 아무 곳에서나 굴러다닌다. 인도에서는 소똥을 가지고 염색도 하고 집도 짓고 피부에 바르기도 한다. 승려들의 회색 가사장삼(袈裟長衫)이 소 똥물 염색에서 유래되었다고 한다(糞掃衣).

고기 먹는 사람들은 똥을 잘 처리해야 한다. 냄새가 고약하기 때문이다. 채소 먹는 사람들의 똥은 냄새가 적다. 색깔로 보면 고기 먹고 싼 똥은 노란색에 가깝고, 채소 먹고 싼 똥은 푸른색에 가깝다. 고기 먹고 싼 똥은 무르거나 단단하거나 두 종류이지만, 채소나 곡식이나 과일은 적당하다. 젖먹이 똥은 무르지만 냄새가 적다. 그것은 자기가 처리 안 해도 된다. 그러나 젖먹이라 할지라도 그 엄마가 고기를 많이 먹고 젖을 먹인 경우는 냄새가 고약하다. 똥을 가리는 것은 젖을 떼면서부터 시작된다. 젖을 떼고도 똥을 못 가리면 지능이 모자란 경우이다.

인구가 밀집되지 않은 곳이나, 아주 추운 지방이나, 열대 지방에서는 똥을 처리 안 해도 괜찮은 곳이 많다. 위생상 상관이 없다. 그러나 온대 지방에서는 잘 처리해야 된다. 이런 것 가지고 쓸데없이 사람 차별하면 안 된다.

건강한 사람의 똥 농도는 언제나 적당하다. 과일로 말하면 바나나 같다. 변비가 있는 사람은 호도나 밤이나 도토리 같다. 고기를 많이 먹거나 음식을 너무 적게 먹으면 그렇다. 적게 먹는 소식가(小食家) 말고 위에 병이 있어 많이 먹을 수 없는 사람들이 그렇다. 위장병이 있어 음식을 많이 먹을 수 없으니 변소에도 자주 가지 않고 군은 똥이 나와 언제나 불편하다. 채소 먹고 생긴 변비는 그대로 변비지만, 고기나 가공 식품 많이 먹고 생긴 변비는 변비에서 그치지 않고 치질로 바뀐다. 직장(直腸)에 머물러서 괜찮은 똥이 있고 헐어 염증이 생기는 똥이 있기 때문이다. 신선한 과일이나 채소, 곡식류는 직장에 아무리 오래 머물러도 괜찮지만, 잘못된 육류, 가공 식품, 생굴 등은 머무를수록 염증이 생겨 피가 난다. 직장에서 염증이 생기면 암치질이라고 하고 똥구멍에서 염증이 생겨 곪아터지거나 상처에서 무슨 버섯 같은 것이 생기면 숫치질이라고 한다. 내 표현으로 한다면 이런 것은 암치질이 아니라 안치질(내치질)이고, 밖으로 나오면 외치질 밖치질이라 하겠다.

이와 같은 치질을 치료하려면 술 좋아하는 사람은 술 끊어야 하고, 돼지고기 좋아하는 사람은 돼지고기 끊어야 한다. 오징어만 끊었는데 고친 사람도 있다. 자기 병 자기가 다 안다. 치질 중에서 설사가 계속되어 이질로 바뀌면서 직장이나 항문에서 헐어 피가 나고 염증이 생겨 피가 계속 나오는 증세도 있다. 설사는 지방질을 과다하게 섭취해서 생기는 증세이기도 하나, 그것보다는 독성이 있는 음식을 먹으면 몸에서 소화시키고 영양 섭취할 필요성이 없기에 빨리 밖으로 내보내는 증세이다. 한두 차례는 그냥 지나치지만 계속해서 독성이 있는 음식을 먹게 되면 장에서는 계속 내려보내게 된다. 먼저 위(胃)에서 시험해 보고 지나친 독성이면 위로 토해 낸다.

물론 예민한 사람은 입에서 맛보고 먹지 말아야 한다. 짐승이나 신선, 선인, 기인, 도인 들은 입에서 구별할 줄 알고 입에 넣기 전에 구별해서 먹지만, 바쁘게 생활하는 사람이나 가난에 찌들어 음식만 보면 구별 없이 먹어치우는 사람, 태평양전쟁, 6 · 25 전쟁을 경험해 본 사람들은 음식을 구별 없이 먹어치우는 버릇이 있어 식중독에 잘 걸린다. 그러나 위는 인내심이 강할 뿐 아니라 독성이 들어오면 판단해 보고 몸에 불이익이 될 것 같으면 토해 낸다. 이때 구토약을 먹으면 약까지 토해 낸다. 약을 토하는 것은 약이 몸에 맞지 않기 때문이다.

위는 독성이 있는 물질이 들어오면, 그 독성이 약할 경우 토하기보다는 일단 대충 처리해서 십이지장으로 내려보낸다 이때 십이지장에 저장해 놓은 쓸개액이 많으면 잘 달래서 희석시켜 해독도 시키고 지방질도 분해시키지만 많지 않으면 빨리 소장, 대장, 직장으로 내려보낸다. 장에서 머무르면 독이 몸에 섭취되기 때문이다. 직장에서 계속 독 있는 변이 지나가면 직장이 헐어 염증이 생겨 피가 난다. 항문도 그렇고 항문 주위도 그렇다. 이것을 처리해 보려고 무슨 이상한 군더더기살이 일어난다. 수술하면 된다고 생각하지만 재발한다. 또 단단한 똥은 음식하고도 관계가 있겠으나 성질하고도 관계가 있다. 신경을 너무 쓰면 변비가 생긴다. 옛날에 신경 많이 쓰는 사람은 주로 선생들이었다. "선생 똥은 개도 안 먹는다"는 말도 그래서 생겼다.

개는 똥을 처리하려고 항상 사람 곁에 산다. 애완견 기르는 사람들 방 안에 개 기르는 것은 좋으나 그 개똥을 먹여 기르면 더 좋을 것 같다. 원래 개 중에는 사냥개가 있고 똥개가 있는데, 사냥개는 똥을 주면 안 된다. 사냥을 못하기 때문이다. 사냥개는 짐승 똥 냄새를 구별해야 한다. 너무 고약한 냄새가 나는 짐승 똥은 맹수이니 피해 가고, 금방 싼 똥이면 빨리 도망 가고, 냄새로 가깝고 먼 것을 판단해서 사냥해야 한다. 그러나 똥개는 다르다. 집에서 사람 똥 냄새 맡아 선생 똥이면 먹지 말도록 한다. 선생 똥은 영양분도 없으니 먹을 필요가 없다.

1970년대에 남산 중앙정보부에 끌려간 적이 있다. 사흘 지난 후 수사관이 "변소에 한 번도 안 갔지?" 하길래, "오늘 네 번째 갔다"고 하니 우리 수사관보다도 뱃심이 좋다고 하였다. 정보부에서는 수사관이나 취조받는 사람이나 모두 변비 전쟁이다. 신경을 지나치게 써서 똥이 타는 일이 많다. 선생도, 수사관도, 수능 시험 준비하는 학생도, 취조 잘못 받아 간첩되는 혐의자도 모두 똥이 탄다. 지나치게 신경 쓰는 사람은 똥만 타고 끝나지만, 미워하면서 신경 쓴 사람은 치질 걸린다. 미워하는 감정을 가지면 침에서 독이 나온다. 이 독 묻은 음식을 먹으면 간에서는 해독시키느라 머리가 아프고, 장에서는 해독 못 시키고 계속 머무르면 헐어 치질이 되는 것 같다. 신경 쓰지 말라고 하지만 수능 시험 못 보면 일류 대학 못 가고 출세 못하게 된다. 집안의 성쇠가 달린 일인데 어떻게 신경 쓰지 말라고 할 수 있으며, 선생도 대학 진학 못 시키면 자격 없는 교사로 평가받고 시골로 쫓겨 가거나 사표 권고받을 텐데 어떻게 신경 쓰지 말라고 할 수 있는가? 그것은 사회 구조가 낳은 치질이다.

"제 똥 구린 줄 모른다"는 말이 있다. 냄새가 안 나는 것이 아니라 자주 맡은 냄새이고 좋아하는 음식을 먹고 싼 똥이기 때문에 냄새를 모르는 것이다. 제 똥만이 아니고 자기 아이들 똥도 그렇다. 자기 새끼 똥은 거침없이 치우지만 남의 아이 똥은 유난히 냄새가 나고 더럽다. 며느리 똥이 시집 간 딸의 똥보다 냄새가 덜하다. 딸은 시집에서 다른 음식을 먹었기 때문이다. 또 제 부모 똥은 좀 나아도 남의 부모 똥은 치우기가 고약하다.

수세식 변기에서 자기가 싼 똥은 그냥 물로 내리지만 남이 싼 똥을 물로 내리려면 무척이나 기분이 나쁘다. 뒷간 처리는 더 고약하다. 소화가 덜 된 똥은 냄새가 더 고약하다. 방귀도 마찬가지이다. 고기 먹고 뀐 방귀는 냄새가 고약하고, 채소 등 섬유질 먹고 뀐 방귀는 소리만 크지 냄새는 별로 안 난다.

똥에 피가 묻어 나오는 경우가 있다. 피가 똥과 분리되어 나중에 떨어지는 것은 치질 증세요, 가장자리에 묻어 나오는 것은 대장염이요, 검은 똥은 위궤양이나 위출혈이다. 코 같은 근끈한 것이 묻어 나오면 이질 증세이다.

"제 똥 삼 년 안 먹으면 병 난다"는 속담이 있다. 똥은 거름으로 사용해야 한다. 무슨 식물이든지 자기 몸만 그 땅에 넣어 주면 비료, 농약이 필요없다. 벼도 논에서 나온 볏짚만 넣어 줘도 잘 된다. 밀, 보리도 마찬가지이다. 요즈음 논바닥에 불지르는 일이 많은데 이것은 나라 망할 짓이다. 농약, 비료 회사에서 권장하고 병충해를 죽인다고 하나 이로운 익충과 천적도 다 죽인다. 사람도 자기 몸에서 나온 똥, 오줌을 비료로 사용하여 자기 먹을 것을 생산해야 한다. 어떤 사람은 똥을 발효시키지 않고 직접 주면 디스토마 걸린다고 한다. 그렇다면 다른 방법이 있다. 사람 똥을 개에게 먹이고 개똥은 닭이 먹고 닭똥은 돼지가 먹게 하는 것이다. 그 중 아무 똥이나 거름에 좋다. 사람

똥을 직접 돼지가 먹도록 기르는 방법도 있다.

다음은 변소 문제이다. 수세식 변소는 물을 많이 쓰게 되고 강물을 오염시킨다. 나는 식구가 많다는 핑계로 수세식 변소를 사용하고 있으나 다시 생각하려고 한다. 뒷간과 사돈집은 멀수록 좋다는 이야기가 있다. 변소는 멀리 지었다. 가는 동안 억지 운동하고 공기 마시고 풍욕을 한다. 싫든 좋든 하루에 몇 번은 옷을 벗고 찬 공기 받아들여야 하기 때문이다. 이렇게 뒷간은 멀리 있었으나 '뒷간'이 '변소'가 되면서 사랑채까지 왔다. 뒷간의 똥은 재와 섞어 퇴비로 사용했으나, 변소가 되면서는 똥통을 놓게 되고 물과 섞어 장군으로 지고 밭에 뿌리게 되었다. 똥은 호박, 고추, 오이, 참외, 수박, 가지 등 열매 채소에 아주 좋다.

5·16 후에 소변과 대변을 분리해야 된다고 변소 중간을 판자로 막은 개량 변소를 권장했으나 별 반응이 없었다. 나는 이렇게 생각한다. 소변은 따로 모아 추비로 사용할 수는 있겠으나, 오줌과 똥을 꼭 분리할 필요는 없다고 본다. 분리해야 된다면 오줌 나오는 곳과 똥 나오는 곳이 멀리 떨어지도록 창조되었을 것이다.

그런데 이 '변소'가 '화장실'로 변하면서 식당 옆까지 왔다. 뒷간도 좋고 변소도 좋으나 화장실이 되면서 물 소비량이 많아지고 수질 오염이 발생하게 되었다. 모든 배설물은 흙을 통하여 다시 우리에게 환원되어야 한다. 이 법칙이 어긋나면 우리에게 피해가 온다.

우리 이웃의 노인 어른께서 "미국 놈 똥은 거름이 안 돼" 하신다. 가공 식품을 많이 먹어서 발효가 되지 않기 때문이다. 나도 버리는 것이 아까워 군부대 똥을 사용해서 농사를 지었는데 중단하기로 하였다. 거름도 안 될 뿐더러 땅까지 오염시키기 때문이다. 군인들도 가공 식품을 많이 먹는다. 꿈을 보면 그 사람 내면이 보이듯이, 똥을 보면 그 사람 식생활, 건강 상태가 읽혀지는 것이다. 밥 잘 먹고 똥 잘 싸고 잘 처리하면 인간이 짐승보다 낫다 할 수 있겠다.

지금은 공공 건물이나 정부의 간섭이 필요한 곳은 수세식 변소를 의무적으로 지어야 한다. 우리도 메주 공장 지으면서 수세식 변소 지으라고 해서 지었는데, 지금은 일부러 고장내 놓고 사용 안 하고 있다. 그 변소 유지시키려면 공장 가동 안 해도 난방 장치해야 한다. 변소나 뒷간은 난방 장치 필요없다. 불교에는 똥에 대해 어떻게 처리하라는 계명이 없다. 성경에는 똥을 묻으라는 곳이 있다. 열대 지방에서는 아무렇게나 처리해도 되기 때문이다. 한대 지방에서도 아무렇게나 처리해도 상관이 없다. 그러나 온대 지방인 우리 나라에서는 꼭 필요한 경문이다. 대한민국 대장경(大腸經) 말씀이다.

침술 요법

제목이 거창하다. 나 또한 거창한 것같이 시작하련다. 1970년대를 나는 경기도에서 살았다. 경기도 장흥의 대승사 건너편에 살면서 주지 스님이신 이원성 스님께 3년간 침술을 전수받은 경험이 있다. 그 스님께 침 맞고 병 고친 이들은 다 말할 수 없으나, 대략 이름 있는 이들로 자유당 시절의 이기붕 씨, 옛 법무부장관으로 있었던 황 박사, 김 대법관, 마포구 의원 마 누구 등이다. 이들의 병이 고쳐지는 것을 나는 가까이서 목격하였다.

대승사 사찰은 김 대법관이 산을 사서 지어 준 것이었다. 그 마을의 집들도 스님 덕분에 다들 하숙집으로 민박집으로 변하고, 그 마을 여인들은 대승사의 일꾼으로, 젊은이들은 정원 가꾸는 데 동원되기도 하였다.

나 또한 욕심 없으면 침술 가르쳐 준다고 하신 말씀에 욕심 버리겠노라고 다짐하고 3년간을 날마다 침술 배우는 데 전력하였다. 스님은 무수하게 줄서 있는 환자들 앞에서 나를 자신이 가르치는 기독교 청년이라 소개하고, 나더러 돈벌 생각 말라며 3년 후에 교회 하나 잘 지어 주겠다고 여러 사람 앞에서 선언을 하기도 하셨다. 법적인 억울한 문제가 생기면 해결해 주기도 하면서 나는 예수암 할렐루 스님 찾으며 잘 지냈다.

그 스님의 침술은 누구에게 전수받은 것이 아니었다. 여동생이 갑자기 죽게 되어 바늘로 찔렀는데 그 여동생이 살아나면서 시작한 것이라고 하셨다. 맥도 모르고 침 놓고 병도 모르면서 침통 흔든 격이었다. 나 또한 3년간 배우러 찾아다녔으나 배운 것이라곤 아무것도

163

없다. 무슨 혈이 어디에 있고 어느 곳은 몇 촌 찌르고 이런 얘기는 물론이고 무슨 책 같은 것도 없었다. 그냥 침으로 전신을 찌르기만 하셨다. 그도 그럴 것이 그 스님은 태어나실 때부터 몸이 약한데다 병을 끼고 사신다고 할까, 항상 불편하고 더욱이 온종일 환자들에게 시달리니 건강할 겨를이 없으셨다. 반대로 나는 병이 잘 나지 않는 건강 체질이어서 겨우 발목 삐어 본 경험, 체해 본 경험밖에 없었다. 발목 삐고 독사 물린 데나 체한 데는 나도 내세울 만한 침술 경험을 가지고 있지만 그 외에는 전혀 모른다.

발목 삔 데는 제일 아픈 곳을 찾아 뼈와 뼈 사이, 관절 사이에 가는 침을 깊이 찌른다. 찌를 때 찔러서 아픈 통증이 아니라 다른 통증이 있는데 그 통증이 없어질 때까지 침을 빼지 말고 찔러 두는 것이다. 여러 곳 찌를 필요도 없다. 찌르고 나서 뻐근한 느낌이 없으면 잘못 찔렀으니 뽑아서 다시 찔러야 한다. 제 혈만 찾으면 땡땡 부어 걷지 못하는 환자도 그 다음날 축구 시합을 할 수 있다. 침술은 관절과 관절 사이, 근육과 근육 사이, 마디마디 혈 이름을 붙이고 나열해 놓는다. 삔 곳에 침을 찌르는 것은 아주 빠른 방법이다. 병원에서는 묶어 놓고 오래 기다리는 방법을 쓰는 것에 비하면 침술은 아주 효과적이다. 조심해야 할 것은 만약 뼈에 금이 간 곳에 모르고 침을 찌르면 부작용이 크고 발목을 자르게 할 수도 있다는 것이다.

뼈가 부러진 것을 한의사들은 절골(折骨)이라고 한다. 절골에는 부목을 대고 한 달 이상 묶어 두는 것이 제일 좋은 방법인데, 요즈음은 석고로 묶어 둔다. 석고로 묶는 것이 더 좋다. 절골이 되어 석고로 묶었으면 병원에서 40일간 있을 필요 없다. 도망 나와 집에 있다가 40일 후에 아무 병원에라도 가서 풀면 되고 그냥 석고만 잘라 내면 된다.

뼈가 어긋난 것을 한의사들은 우골(迂骨)이라고 한다. '삐끌 우' 자 우골이다. 이런 것은 무리하게 당겨 다시 맞추면 된다. 손가락, 손목, 팔, 어깨, 무릎 들이 주로 어긋난다. 맞추기 전에는 통증이 심하지만 맞춰지면 아픈 곳이 없다. 그러나 붓는 것은 여전하다. 3일간 붓다가 가라앉는다. 오른팔, 오른쪽 어깨가 빠졌을 때는 맞추고 나서 오른손 으로 오른쪽 귀를 잡을 수 있으면 뼈가 제대로 맞은 것이고, 그 다음 부은 것은 염려할 것 없다. 턱뼈가 빠져 입이 다물어지지 않는 수도 있다. 이때는 손가락 네 개를 잇몸과 혀 사이로 쥐고 아래로 당기면 서 맞추면 된다. 자주 턱이 빠지는 사람은 하품할 때나 갑자기 크게 웃을 때 손으로 턱을 맞추고 하품을 하는 것이 유일한 예방책이다. 자! 기술 배웠으니 한턱 내시오. 턱없는 소리 말라구요?!

체했을 때는 급하면 바늘로 엄지손가락과 손톱 연결된 부위를 찔 러 피를 한 방울씩 빼내는 것이 좋다. 그러나 그것보다는 침으로 사 관을 튼다고 하기도 하고, 더 구체적으로 합곡혈을 찌르는 방법이 좋 다. 제대로만 찌르면 금방 효과가 있다. 좀 침술이 구체화되면 중한 이라고, 즉 침으로 명치 끝과 배꼽 중간을 찌르는 것으로 위를 건드 려 주는 방법을 쓰기도 한다. 서투른 사람은 삼가는 것이 좋겠다.

체했을 때 눕혀 놓고 배를 만져 보면 단단한 부위가 있는데 이 부 위를 만지면 환자가 통증을 느낀다. 배를 만져 아픈 곳이 있으면 안 된다. 그 아픈 부위를 문질러 풀어 주어야 한다. 물을 많이 마시고 풀 어 주면 더욱 빠르다.

우리 나라는 침술에 대한 자격증이 따로 없어 위험하다. 누구든지 침술은 불법이다. 침 안 놓아도 그날 죽을 환자인데 잘못해서 침 찌 르면 재수 없이 원망 듣고 잘못하면 구속된다. 침 사용하기 전에 먼 저 맥을 짚어 보아야 한다. "맥도 모르고 침통 흔든다"고 한다. 맥을 짚어 보면 멀쩡히 잘 돌아다니는 사람도 죽기 3일 전부터는 맥박이 달라진다. 정상적으로 맥이 뛰는 것 같다가 잠깐씩 쉬었다 뛰면 3일 안으로 죽게 되니, 이런 이들은 침을 찌르면 의료 사고 나게 된다. 어찌 되었건 침을 사용하지 않는 것이 좋다.

수지침 또한 한의학 교과서로 받아들이고 있다고 한다. 손바닥에 모든 혈이 모여 어느 부위를 건드리면 그곳과 연결된 장의 기능이 치료가 되는 것이다. 발바닥도 마찬가지다. 손바닥이나 발바닥은 자극을 줄수록 좋다. 옛 우리 나라 양반들은 호두 가지고 손바닥 자극하며 놀고, 발바닥을 긁으면서 건강을 유지해 왔다. 서민들은 맨발로 뛰고 괭이, 도끼, 낫, 호미 잡고 가시덤불 만지며 살기 때문에 날마다 수지침을 맞는 셈이다. 그러기에 언제나 혈액 순환이 잘되고 건강하다. 장가 간 새 신랑은 장작 조각으로 발바닥을 두들겨 주었다. 요즈음은 물리 기구 중에 지압봉도 있고, 차 손잡이가 거칠게 된 곳도 있고, 목욕탕 발판을 자극을 주도록 거칠게 만들기도 한다.

내가 대승사 스님께 구경하고 배운 침술이란 그냥 전신을 찌르는 것이었다. 지금 분석하고 생각해 보니 몸에 자극을 주는 것은, 몸은 적이 오면 백혈구가 양성이 되어 자극이 오는 곳으로 가는데 가 보면 아무 병이 없으니 이 백혈구가 다른 곳으로 옮겨가 다른 이상이 있는 병원균과 싸우게 되고, 계속해서 자극을 주게 되면 병원균이 결국 지고 마는 이치였던 것 같다. 매일같이 침을 맞고 고생할 것이 아니다. 우리 생활을 좀 거칠게 하면 자연히 건강해질 것 같다. 부드러운 옷과 편안한 잠자리를 갖출수록 몸은 점점 약해지고, 거친 옷을 입고, 일할 때 거친 도구를 사용하고, 잘잘 때 거칠게 자고, 먹는 음식 거칠게 먹을수록 건강해진다. 자극 없이 생활하면 병이 나서 억지로 침을 맞아야 한다.

독사에 물렸을 때 입으로 빨면 안 된다

독사 물린 데 치료하는 것은 산골에서 한평생 살면서 경험해 온 일이다. 우연히 독사 물린 데 침 잘 놓는다고 소문이 나서 서울에서도 침 맞으러 온 경험이 있다. 뭐 백반이 좋고 당귀가 좋고 계란을 붙이고 다 해보았으나, 제일 좋은 방법은 독이 번지지 못하도록 우선 물린 곳을 약간 심장 쪽을 향해 헝겊 끈으로 묶어 주는 것이다. 그리고 물린 상처에 굵은 침이나 잎침으로(침이 없으면 면도날도 좋다. 가는 침은 침을 빼면 금방 아물어져서 안 좋다) 상처를 내고 부황을 붙여 피를 뽑아 내는 것이다. 요즈음은 부황기를 시중에서 살 수 있으나 옛날에는 주로 소주잔에 알코올을 담고 솜이나 화장지로 불을 붙인 후 그 불이 꺼지지 않도록 해서 상처에 붙여 피를 뽑아 냈다. 그러면 어느 정도의 피와 약간 붉은 물이 빨려나온다. 그것이 나오는 사이 상처가 아물어 버리니 다시 침을 찔러야 한다. 오랫동안 반복하면 부기가 빠진 것이 보인다. 이때 묶어 두는 끈을 30분 넘기지 말고 풀었다가 피가 순환된 다음 약간 올려 다시 묶어야 한다.

독사에게 물린 후 독이 심하면 물체가 둘로 보인다. 그래도 침을 맞고 계속해서 피를 뽑아 내면 살 수 있으나 대동맥을 물리면 살 수 없다. 약 1~2시간 계속 사혈한 다음 상처에 돼지고기 비계를 붙여 놓고 환자는 돼지고기를 먹으면 좋다. 그런 다음 요즈음은 해독제 주사를 맞으면 좋다. 군 화생방전 때 쓰는 아드로핀 주사를 맞으면 제일 좋다.

제일 좋은 방법은 물리지 않는 것이다. 뱀이 많은 집은 당귀를 심어 놓으면 뱀이 멀리 간다. 백반을 가끔 뿌리는 것도 좋다. 특히 조심할 것은 입으로 상처를 빨면 안 된다는 것이다. 민간 요법에도 그렇고 외국 영화도 보면 독사 물린 곳을 입으로 빨아 주는 장면이 나오는데, 입 안에 상처가 없으면 다행이지만 칫솔질하다 입에 상처가 있어 피가 나는 사람인 정도라도 독이 그곳으로 들어가면 입이 붓고, 목이나 위에 상처가 있는 사람은 죽는 수도 있다. 독사 물린 사람은 살고, 빨아 준 사람은 죽는 예도 있었다. 즉 빨아 주는 방법은 제일 좋은 방법이지만, 실제로는 빨아 주면 빨아 준 사람이 위험해서 안 되고 물린 자국을 물리적인 기구를 통해서 빨아 내는 것이 안전하다.

봄에는 독사의 독이 적고 가을에는 독이 차 있다고 하지만, 봄 가을 따질 때가 아니다. 봄에 갓 태어난 독사 새끼 한 마리도 수십 명의 사람을 죽일 수 있는 독을 가지고 태어난다. 다만 근육을 물었느냐, 혈관을 물었느냐, 대동맥이 물렸느냐는 차이뿐이다. 침을 찌르는 동안 잘못해서 혈관이 터져 피가 솟을 수도 있다. 이때는 쑥을 뜯어 손가락으로 문질러 즙을 내 상처에 몇 분 동안 붙이고 손가락으로 누른 다음 조심해서 떼어 내면 멎는다.

독사는 꼬리를 밟으면 도망가려고 하지만 반 이상 밟으면 고개를 들어 문다. 만약 건드리면 쫓아와서 문다. 긴 장화나 군화는 좋지만 섣부른 운동화 정도는 이빨이 뚫는다. 뒤꿈치만 물리지 않으면 고생은 하지만 죽지는 않는다. 여러 사람이 길을 갈 때 주로 두 번째 세 번째 가는 사람이 잘 물린다. 맨 앞사람이 독사를 건드리고 가면 뒷사람이 물리는 것이다. 산딸기 따먹을 때는 뱀이 딸기나무에 매달려 있는 수도 있으니 조심해야 한다. 간장 맛이 너무 좋으면 뱀들이 모일 수도 있다. 그러나 늘 보통 뱀이지 독사나 살무사는 아니니 걱정할 것 없다.

철든 봉순이와 철없는 엄마

2001년 정월을 맞이하여 서울 청량리에서 갑자기 목사님과 전도사 내외, 아이, 교인들이 우르르 찾아오셨다. 돌 지난 아이 인사시키고자 찾아온 것이었다. 이 아이가 봉순이, 꿀순이라는 것이다. 아 봉순이, 아 꿀순이라고 하길래 봉순이가 아니라 밀순이라고 했다.

3년 전 그 교회 집회를 갔었는데 마지막 날 전도사 내외가 상담을 한다고 찾아와 아이가 없다고 하였다. 그때 지금 봉순이 엄마를 보니 몸이 너무 약하고 체격으로 봐서 꿀만 먹으면 금방 임신을 할 것 같아 꿀을 먹으라고 한 적이 있었다. 당장 꿀을 구하려 하길래 밤늦게 우리 집에서 꿀을 가지고 가 중간에서 만나 꿀을 전하고 돌아왔었다. 꿀 먹고 생겨난 아이라서 봉순(蜂順)이라고, 찾아와 인사를 시키는 것이었다. 아이는 꿀순이답게 토실토실하고 순하고 귀엽게 재롱을 부렸다. 엄마도 전처럼 가늘고 날씬하고 푸른빛이 나는 것이 아니라 부인다운 체격을 갖추고 있었다.

음식에는 몸을 차게 하는 음식이 있고 덥게 하는 음식이 있는데, 이 아이 엄마는 좋아하는 음식들이 모두 몸을 차게 하는 음식들이었다. 그렇게 되면 몸에 냉이 있을 것은 뻔하고, 냉이 있으면 자궁 온도가 낮아 아기가 생기지도 않는다. 설령 임신을 했다 해도 자궁에 어느 정도 난방을 해주어야 아이가 감기 걸리지 않고 잘 지내는데 자궁을 냉방으로 만들어 놓으니, 그 궁전의 왕자, 공주가 살 수 없어 궁전을 빠져 나오는 것이 유산이다.

내 처방은 그 궁전의 난방 도구로 태양열을 이용해 일광욕시키는 방법도 있고, 마른 쑥 뭉치 끝에 풀을 발라 그릇에 고정시킨 뒤 그 쑥에 불을 붙여 아랫배를 데워 주는 방법도 있고, 더운 물수건으로 찜질을 하는 방법도 있다. 그러나 제일 좋은 방법으로는 열이 나는 음식을 먹어 자궁뿐 아니라 몸 전체를 덥게 해서 해결하는 것이라고 생각한다. 열내는 음식은 우리가 다 잘 아는 인삼, 녹용, 벌꿀이 있다. 인삼은 몸이 습한 사람에게는 좋으나 건조한 사람에게는 안 좋고, 녹용은 반대로 건조한 사람은 좋으나 습한 사람은 안 좋은데, 당시 봉순이 엄마에게는 벌꿀이 무난할 것 같아 꿀을 먹으라고 했다.

그후 냉이 없어지면서 궁전 난방이 적정 온도를 유지하고 왕자, 공주가 건강히 잘살 수 있는 자궁이 되어, 파란 집(청와대)인지 하얀 집(백악관)인지 모르지만 그곳에서 열 달 동안 잘 지내다가 더 큰 궁전 찾아 나왔던 것이다.

이런 봉순이는 장신대 신대원에서도 있었다. 그 아이는 봉순이가 아니라 봉돌이가 되겠다. 그리고 전국에 더러더러 있고 또 있을 줄 안다. 그럼 이 같은 봉순이가 여러 곳에 있는가 하면 반대로 채순이도 있고, 메순이도 있고 냉순이도 있다.

여인들이 채소나 과일만 좋아해 몸이 차가워 불임하는 이들도 있으나, 정반대로 고기를 좋아하여 몸에 지방이 많아 비만증이 있어도 임신이 어렵다. 비만은 아니어도 너무 열이 많으면 궁전 과잉 난방으로 인해서 공주, 왕자가 기거하기 어려운 경우도 있다. 주로 몸이 차가운 사람들은 월경 주기가 빠르고, 몸이 비만인 사람들은 월경 주기가 너무 늦다. 월경 주기가 빨라도 임신이 잘 안 되고 늦어도 잘 안된다. 월경이란 달에 맞추어 28일 형이 원칙이고, 임신 기간은 열 달로 280일이 된다.

몸을 차지 않게 하려면 우선 외부에서 오는 계절적인 영향도 있으나 음식을 골라서 먹을 줄 알아야 한다. 채소, 과일이 물론 고기보다는 좋지만, 제 철에 철없이 굴지 말고 적절히 먹어야 한다.

채소를 말하자면 봄에는 달래, 냉이, 꽃다지 등 봄나물이고, 초여름에는 산나물이 좋은데 쑥일랑 빼지 말고, 여름철에는 더워서 산에 갈 수도 없거니와 가 보았자 숲이 무성하여 나물을 찾기 어렵다. 그때 바로 야채가 필요한 것이다. 여름 야채는 수분이 많다. 그리고 복중에는 엇가리 배추나 열무가 맛있다. 주로 뿌리 채소보다는 잎 채소여야 된다. 여름 당근, 여름 무는 별맛이 없고 몸에도 좋지 않다. 삼복 때는 열매 채소다. 오이, 호박, 가지, 풋고추 등을 들 수 있다. 가을철에는 열매 채소는 다 시들어 가므로 배추, 무, 갓, 감자, 당근, 우엉 등이어야 하고, 겨울이 되면 김장으로 들어가야 된다. 추운 겨울을 잘 넘기려면 무엇보다 잘 발효시켜서 먹어야 하는데, 뿌리 채소는 역시 저장을 잘해야 되겠다. 단지 겨울 반찬으로는 말린 채소, 마른 나물이 좋다. 똑같은 채소라도 젖었을 때는 몸을 차게 하지만 말리면 칼로리가 높아지고 열을 낸다. 열을 내는 것보다 몸을 차게 하지 않는 것이다. 봄 여름 가을에 먹고 남은 채소, 나물들을 잘 말려 두어야 된다. 무청, 배춧잎도 좋으나 그보다는 호박, 가지, 고추, 토란 같은 것이 좋다. 파, 마늘은 남부 지방에서는 겨울에도 죽지 않는다. 마늘, 파, 미나리 등은 사계절 먹어야 되는 채소다. 겨울에 죽지 않는 채소들이다.

여기까지는 다 아는 이야기이고, 문제는 하늘의 뜻을 어기고 땅의 뜻을 어기는 것이 겨울에 푸른 채소 먹는 것이다. 겨울에 푸른 채소 먹는 것은 사람들의 지랄이지 하느님 뜻은 아니다. 그리고 꼭 벌을 받는다. 손해를 보는 것이다. 물론 남부 지방은 예외다. 서울이나 경기, 강원 이북 지방의 이야기다. 또 남부 지방에서 자생하고 월동하는 푸른 채소들을 교통 수단 좋다고 실어다 먹는 것은 그럭저럭 괜찮으나, 추운 지방에서 비닐 씌워 난방 시켜 길러 먹는 것은 해서는 안 된다.

겨울에 푸른 채소 먹자고 씌운 비닐이 토양 오염, 공기 오염시키는 것은 둘째로 하고, 난방시키려고 중동에서 기름 싣고 와 불 때는 것이 더 무서운 일이다. 국가 경제뿐 아니라 도무지 해서는 안 될 일이다. 그리고 실제로 맛도 없다. 더 강조하고픈 것은 경제 사정, 환경 파괴 때문에서만이 아니라 우선 겨울에 푸른 채소를 먹으면 건강에 좋지 않다. 푸른 채소는 하느님께서 더운 여름철에 몸을 식히라고 만들어 놓은 채소인데, 이 채소를 비닐 속에 가두어 놓고 추운 겨울을 여름처럼 온도를 올려 주어 생산해 놓은 채소를 겨울에 먹으면 몸이 차게 되어 우선 감기가 온다. 감기뿐만이 아니다. 장도 안 좋고 피부도 안 좋아진다. 물론 비만증 환자들은 약으로 먹을 수 있겠고, 고기 먹을 때도 야채가 필요하겠다. 겨울에 고기는 먹어야 되지만 야채 빼고 고기만 먹으면 양을 적게 먹어도 된다.

이렇게 겨울에 푸른 채소 길러 내느라 빚 내서 시설해 놓으면 하느님은 여지없이 심판하신다. 20년, 30년 두고 보시다 참다못해 폭설을 퍼부어 비닐 하우스를 주저앉히는 것이다. 2000년 겨울에 무너진 비닐 하우스 철거 비용을 정부에서 지원해 주면 더 융자받아 빚 내서 짓지 말고 그냥 놔두고, 나머지 무너지지 않은 비닐 하우스만 가지고 채소 가꾸어 비만증 환자 약으로 쓰고 삼겹살 먹을 때 싸 먹을 재료로만 생산했으면 한다.

폭설 내려 비닐 하우스 주저앉은 것이 정부 탓이나 된 것처럼 보상이 적니 많니 하지 말고 봄 밭갈이 하기 위해서 추운 겨울 동안 따뜻한 방에서 군불 지피고 푹 쉬어 주어야 한다. 그래야 이른 봄에 사래 긴 밭 갈 수 있다. 그렇지 않으면 양반님들 동창이 밝으냐, 서창이 어둡냐 노고지리 난다 숲이 우거진다 소 치는 아이놈 상기 기상하지 아니하지 아니하니 재 너머 사래 긴 밭 양반놈 지가 갈지.

아무튼 이번 겨울 유난히 추운 것은 하느님이 참다못해 내리신 벌로 생각하고 하느님 뜻에 맞추어 비닐 하우스 줄이고 바닥에도 비닐 덮지 않고 제초제 치지 않고 농사 잘 지으면 예전처럼 추위도 덜하고 눈도 적게 내리련만, 또다시 농협 빚, 축협 빚 얻어 복구해 놓으면 오는 겨울도 하느님께서 그냥 놔두지 않으실 것으로 생각한다. 이것은 인간이 철없는 짓 하다가 당하는 예비 심판이다.

채소도 채소지만 과일 또한 마찬가지다. 봄에는 딸기 먹어 입맛 돋구고, 여름에는 수박·참외 먹어 열을 식혀 더위 피해 가고, 서늘하면 복숭아·포도 먹고, 가을에는 사과·배 먹고, 늦가을 초겨울에는 대추·밤 먹어야 되고, 겨울에는 호두·잣·땅콩(우리 나라가 원산지는 아니지만)·은행 먹고 식물성 지방질·단백질 보충해야 겨울을 무사히 넘길 수 있다. 동물성 지방은 피를 탁하게 해서 고혈압·동맥경화·중풍이 오지만, 식물성 지방은 피를 탁하게 하지는 않는다.

내가 사는 강원도에는 과일이 잘 안 된다. 되어도 맛이 부족하다. 사과가 되기는 하지만 껍질이 두껍다. 그 두꺼운 껍질째 다 먹어야 강원도에서 살 수 있다. 배는 되어도 맛이 없다. 경기도 먹골이나 성환 배만큼 맛도 없고 나주 배는 더욱이 따라갈 수 없다. 강원도 사람들이 배 과수원 하면 돈 못 번다. 영농 자금도 더 들어간다. 감도 강릉 지역을 제외하고는 안 된다. 강릉도 되기는 해도 껍질이 두껍고 맛이 없다. 「농부가」에 "충청도 충북성은 주지가지 열렸고 강원도라 감대추가" 하지만 실제로는 강대추다. 대추가 강하다. 대추는 역시 강원도산이 좋지만, 언제부터인지 이름 모를 병이 전염되었다. 이 병을 그냥 미치갱이병이라고 부른다. 정말 아쉽다.

귀농한 사람들이 강원도서 무슨 과일을 심어야 되느냐고 묻는다. 보나마나 겨울에 먹는 과일이 잘된다. 잣, 호두, 은행 들이다. 그 지역에서 되지 않는 감나무, 무화과, 석류, 귤, 파인애플, 바나나 심어봤자 헛짓이고 부질없는 짓이다. 철없는 짓이다.

그렇지만 지금 우리가 어떻게 사는가? 겨울에 딸기가 나와 4월까지 가다가 끝난다. 자연에서 익은 딸기는 5월이 되어야 익는다. 제철 과일은 언제나 제 철이 오기 전에 끝난다. 딸기 끝나기 전에 수박, 참외, 오이, 토마토가 나온다. 역시 8월이 되기 전에 끝이 난다. 수박, 참외, 토마토를 봄에 먹으면 병이 난다. 몸에 수분이 땀으로 빠져나가지도 않는데 수분을 너무 보충하는 것도 안 되지만 몸이 차게 되어 역시 봄 감기 든다.

그나마 사과, 배, 감, 복숭아, 잣, 호두, 은행 들을 조기 재배할 수 없음이 큰 다행이다. 농민들 하느님 뜻 어기고 돈버는 법 가르쳐 주겠다. 비닐 집 구석을 높이 짓고 거기다 복숭아 심어 농약 많이 치고 냉방 장치해서 7월에 복숭아 나오면 철없는 사람들 사먹고 돈벌 수 있다. 사먹는 사람들은 병나거나 말거나.

다시 봉순이 이야기로 가서 봉순이 엄마 같은 이는 철없이 살았었다. 보나마나 제철 아닌 채소, 과일 좋아했다. 겨울에 푸른 채소, 여름 과일을 먹었던 것이다. 그렇게 되어 몸에 냉이 심해서 자궁이 차게 되고, 자궁이 차게 되면 반대쪽 허리가 아프게 되는 것이다. 엉치뼈 바로 윗부분 좌측 허리가 아프고, 배가 자주 아프다. 월경통도 심해서 임신이 안 될 뿐더러 유산이 자주 될 수밖에 없다.

이런 여인들은 제 철 과일 먹어도 안 된다. 역으로 오히려 여름에 잣, 호두, 은행, 땅콩을 먹어야 한다. 또 여름에 푸른 채소 먹어도 안 된다. 여름에도 몸이 차서 에어컨 바람도 싫어지지만 선풍기 바람도 싫어지기 때문이다. 여름에도 푸른 채소 먹지 말고 마른 나물, 마른 채소 먹어야 한다. 그런데 이런 이들이 아이스크림만 찾는다. 이런 이들이 여름에 아이스크림 먹으면 입이 돌아간다.

여름 채소, 여름 과일 따지기 전에 봉순이 엄마는 우선 급해서 꿀을 먼저 먹어 보도록 했던 것이다. 꿀을 조금씩 나누어 먹는 식도 있지만 한 번에 많이 먹는 식이 빠르고 효과도 좋다. 내가 경기도 살 적에 앞집 사람이 술을 너무 많이 먹었다. 마누라가 못 먹게 하니 술병을 웃옷에 숨겨 가지고 와 우리 집에서 대접으로 따라서 마신다. 소주잔에다 따라서 자주 먹지 왜 그러느냐고 물으니까 조금 먹고 빨리 취해서 많이 먹는 효과를 보려면 이렇게 먹어야 된다고 한다.

마찬가지로 꿀도 조금 가지고 많은 효과를 얻으려면 한 번에 한 대접 마시는 것이 좋다. 그렇다고 갑자기 많이 마시면 꿀에 체해서 토하게 된다. 처음 한 모금은 천천히 넘기고, 그 다음 숟가락으로 떠서 먹으면 질려서 못 먹는다. 그냥 마셔야 된다. 그 뒤에 목이 타지만 물먹지 말고 배 아프고 머리 아프고 열이 나도 더운 곳에서 몇 시간 지나면 다 괜찮아진다. 이때 꿀이 땀구멍을 통해 피부로 빠져나오면 피부가 부드러워지고 좋아진다. 인삼도 좋으나 인삼 효과가 너무 축적되어 임신한 아이가 태열로 시달릴 수 있으니 너무 과하면 좋지 않다. 조금씩 먹어 주면 좋겠다. 이렇게 꿀을 먹으면 손발에 열이 나고 냉이 없어진다. 그러나 콩팥에 열이 있는 사람은 조금씩 자주 먹어야되겠다.

내가 사는 곳에 큰 눈이 온 것이 1969년 10월부터 1970년 2월이었다. 그때는 눈도 많이 왔지만 오는 눈이 녹지를 않았다. 그 전 여름 1969년 7월 19일에 비가 많이 왔다. 이곳 사창리 지역에 사상 최대의 홍수가 났었다. 1999년에도 큰 비가 왔으니 꼭 30년 만인 것 같다. 중간에 1986년에 눈이 많이 와서 크게는 30년 작게는 15년 간격으로 왔는데, 옛 어른들은 '을축대수'라고 늘 말씀하신다. 전국적으로 엄청난 폭우가 내린 것 같다.

금년에 겨울눈 많이 왔으니 여름에 비가 많이 올 것 같다. 그러나 작년, 재작년에 눈이 안 왔던 것도 아니었다. 날씨가 따뜻해서 비가 왔기에 관심이 없었고 또 와도 빨리 녹으니까 관심이 없어서 그랬지 일 년에 내린 양은 비슷했었다. 문제는 추위가 30년 만에 돌아왔다는 것이다. 겨울 날씨가 더우면 덥다고 야단이고 추우면 춥다고 야단이지만, 우리는 가끔씩 돌아오는 혹한기를 언제나 대비하고 있어야 되겠다. 그 가끔씩 돌아오는 추위를 이겨 낼 수 있는 체력을 언제나 유지하고 살아가야 한다는 말이다.

지방 유지

몇 년 전 2월 우리 마을 초등학교 졸업식에 갔다. 전에는 없었던 졸업식 초대장이 와서 갈까말까 하다가 갔었는데 교장 선생님이 어찌나 반겨주시는지 민망할 정도였다. 리 단위 시골 학교인데도 주로 초대받아 온 유지들이 면장, 파출소장, 이웃 학교장, 예비군 중대장, 우체국장, 보건소장, 군의회 의장·의원, 농협조합장, 마을금고 이사장, 소방대장, 동문회장, 각 마을 리장, 부녀회장, 라이온스·로터리 클럽 회장, 사찰 주지, 목사 등이었다.

이들이 지방 유지(地方有志)라고 모였다. 그 지방에 뜻이 있는 이들이다. 점심 식사를 같이 하는데 식단은 삼겹살 구이였다. 이 사람 저 사람 인사하는 동안에 어떤 유지께서 "나는 며칠 전 취임식 끝나고 중풍이 걸려 일본까지 가서 겨우 고쳐 가지고 왔다"고 하면서 "어떻게 했으면 좋으냐?"고 물어 온다. 그러고 나서 모인 유지(有志)들도 보니 역시 지방 유지(脂肪油脂)들이었다. 얼굴에는 기름기가 윤이 나고 체격 또한 지방 유지(脂肪油脂)였다.

지방 유지(地方有志)가 되어 모이기만 하면 주로 지방 유지시켜서 지방 유지(脂肪油脂)가 되는 것을 새삼 느꼈다. 우리가 옛날에 못 먹고 살 때는 무슨 병이 나면 무엇이든 먹고 싶은 것만 먹으면 거의가 고쳐졌다. 그때는 무슨 병이든 못 먹어서 지방질 부족이나 영양실조로 생긴 병들이었다. 그 시절에는 무엇이든지 대충 먹기만 하면 해결되는 세상이었다. 그래서 돈 있고 뜻 있는 이들이 자주 모여 먹는 시간을 자주 가졌고, 먹을 때 주로 기름기 많은 음식들을 먹어 왔다. 먹고 나서 살이 찌고 배가 나온 사람들을 그 사회에서 인정해 주고 높이 받드는 습관이 은연중 내려왔다. 그렇게 체격 유지를 하지 않으면 누가 알아 주지를 않았다. 몸이 마르고 체격이 왜소하면 인정받기가 힘든 사회였다.

지금도 후진국에서는 배가 나오지 않으면 알아 주지 않아 인정받고 살기가 힘든 나라도 많다고 한다. 내가 군에 있을 때 장군들은 모두 배가 나왔는데, 그때 미국에서는 배 나오면 장군이 될 수 없다고 해서 이상하게 들렸다. 지금은 우리 나라에서도 배가 나오면 장군 되기 어려울 것으로 본다. 몇 년 전 강남 서초동에서 바자회가 있어 메주, 된장 팔러 나가 하루종일 있었다. 그 바자회를 다녀간 여인들이 비만이 되어 둔하게 움직이는 것을 못 봤다. 부자 동네서 그렇게 모두가 체격을 유지하기란 힘든 일일 텐데 놀라운 일이었다. 옛날에는 서울 사람들은 배 나오고 시골 사람들은 배 들어갔는데, 요즈음은 시골 사람들은 배 나오고 서울 사람들은 배 들어가고 이렇게 바뀌었다.

지방 유지에 대한 기준이 잘못되어 있다. 그리고 옛날 지방 유지와 지금 지방 유지는 다르나, 옛날 지방 유지는 돈 가지고 행세하고 권위 세우고 군림하면서 큰 기침하며 과시하는 것만으로도 통했으나, 요즈음은 지방 유지들이 그렇게 하면 유지를 할 수 없다. 그 지방에서 너무 재산이 많아도 재산 공개하면서 의원 선거에서 탈락되고 권위 세우면 건방지다고 하고, 무슨 기관장이나 기초 의원에 출마하려면 궂은일에 앞장서야 되고 초상 나면 상여도 메야 한다. 그들의 아낙네들은 애경사 찾아다니며 앞치마 두르고 설거지 해주어야 되고, 놀러갈 때 가기 싫든 좋든 따라다녀야 되고, 관광차 타면 노래 부르고 춤추며 술 취한 사람들 비위 맞춰야 되고, 마을 어른들 찾아다니며 공손히 인사 드려야 된다.

주민들이 농협 융자 받으려고 하면 받을 수 있도록 교섭해 주어야 되고, 융자 신청서 써 주고 연대 보증 서 주어야 된다. 지방 유지들은 농협 빚 없어도 안 되고 너무 많아도 안 된다. 돈 있어서 빚 다 갚아도 안 되고 갚지 못해 연체 있어서도 안 된다. 값비싼 승용차 타고 다녀도 안 되고 차 없이 궁색하게 살아도 안 된다.

우리 몸에 필요한 지방 유지(脂肪油脂)도 역시 옛날과 다르다. 옛날에 모든 동물들이 풀을 먹고 자랄 적에는 고기 많이 먹고 배 나와도 괜찮았다. 살찐 동물들이 무엇을 먹고 살이 쪘느냐에 따라서 지방 성분이 다르다. 자연식을 한 동물들은 고기 자체가 콜레스테롤이 적어 큰 피해가 없다. 말하자면 배가 나와도 옛날에 배 나온 사람과 요즈음 배 나온 사람은 차원이 다르다. 요즈음 비만은 가공 식품 먹고 운동 안 하고 생긴 비만이기 때문에 위험하다. 옛날에 살찐 사람들은 힘을 쓰고 건강했으나, 요즈음은 힘은 그만두고 걷지도 못하고 누워서도 숨이 차다. 옛날처럼 땀 많이 흘리고 일 많이 할 적에 필요한 지방 유지와 요즈음처럼 땀 안 흘리고 일 적게 하는 시대의 필요한 지방 유지 기준이 달라야 한다.

우리 몸에 지방 유지가 과다하면 '고혈압＋동맥경화＋중풍＋뇌졸중＋디스크＋관절염＝사망'으로 이어질 수 있다. 그럼 지방 유지(地方有志)로서 이름은 오래오래 남을 것이다.

4. 생물 이야기

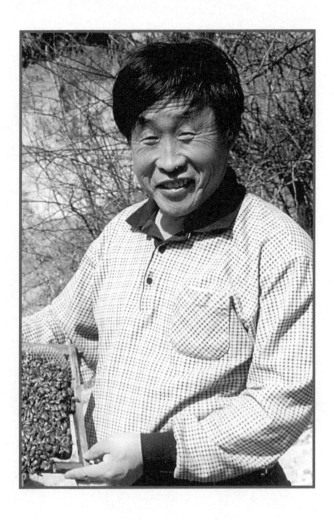

정자나무를 자르면 피를 토하고 죽는다?

느티나무, 팽나무 종류는 오래되어 고목이 되면 속이 썩어 비게 된다. 나무 속이 썩으면 가스가 차게 되는데, 이때 톱을 대면 가스가 스며 나와 톱질하는 사람은 물론 구경하는 사람까지도 피를 토하고 죽게 된다. 이것을 본 옛 사람들은, 가스가 눈에 보이지 않으니 귀신이 나와 죽게 된 것이라고 알았다. 그러나 속이 비어 있어도 윗부분에 구멍이 난 나무는 톱질을 해도 괜찮다. 구멍 난 나무들은 불에 탄 흔적이 있다.

이런 이야기를 해남 어느 마을 노인들에게 하니, 한 노인이 정자나무가 혼자서 불타는 것을 보았다고 한다. 다른 마을에서 같은 이야기를 하니까, 그 마을 노인은 "복(伏)중에 불이 타데" 하신다. 복(伏)이란 초복, 중복, 말복을 말하는데 일 년 중 가장 더울 때이다. 이런 이야기를 해남과 남원에서 들었으니, 이는 중부 이북 지역이 아니라 무더위가 계속되는 남쪽에 주로 해당하는 이야기겠다.

가스는 우리말이 아니고 외국어다. 가스는 기(氣)에 상응(相應)하지만, 우리 선조들은 가스라는 것을 몰랐기에 그런 단어 자체가 없었다. 내가 가르치던 학생(지금은 목사가 되었다)이 중학교 다닐 때, 부모 몰래 담배를 피우려고 변소에 가 성냥을 켰다가 몸에 불이 붙어 털이 다 타서 혼이 났다고 한다. 여름에 시골 변소 들어갔을 때 눈이 맵고 숨쉬기가 곤란하면 그곳에서 담배를 피워서는 안 된다. 메탄가스가 가득하기 때문이다.

고향에서 정자나무를 베어 낸 자리에서 낮잠을 자다가 기절한 사람을 본 일도 있다. 나무는 언제나 가지가 뻗는 거리만큼 뿌리도 같이 뻗쳐 있기에, 큰 나무를 잘라 내면 그 뿌리가 썩으면서 여름에도 계속해 가스를 뿜어 낸다. 이때 그 뿌리 위에서 잠을 자노라면 질식할 수밖에 다른 도리가 없다. 그 고향 사람은 지금도 정자나무 귀신이 있는 것으로 알고 있다.

또 오래된 나무를 태우면 그 연기가 피부에 스며들어 피부가 상하게 된다. 그래서 '동티난다'고 한다. 역사가 200년밖에 안 된 미국인들이 보면 이것도 미신이라고 할 밖에 다른 생각이 나겠는가?

정자나무가 기상 관측을 한다

정자나무의 잎이 한꺼번에 피면 그해에 풍년이 들고 나누어서 피면 흉년이 든다. '정칠월, 이팔월, 삼구월, 사시월, 오동지, 육섣달'이라는 말이 있다. 동짓달에 눈이 많이 오면 5월에 비가 많이 온다는 것이다. 겨울 내내 가뭄이 계속되면 큰 나무는 수분이 모자라 봄에 잎을 한꺼번에 피우지 못하고 아랫 부분만 피우고 쉬었다 피우고 또 쉬었다 피우곤 한다. 그해에는 5∼6월에 비가 적게 와 모를 낼 수가 없으므로 흉년이 들 수밖에 없다. 이렇게 정자나무는 연중 기상 관측을 하는 셈이다.

또한 잎이 뒤집히면서 바람이 불면 그 다음 날 비가 내린다. 잎이 움직이는 방향을 보고도 비가 오는 것을 알 수 있다. 여름에 남풍이 불면 반드시 비가 내린다. 싹이 나면 봄이고, 잎이 피면 여름이고, 단풍이 지면 가을이고, 잎이 없어지면 겨울이다.

마을이나 집이 생길 때 나무를 심어 두면 마을의 나이를 알 수 있다. 이렇게 정자나무는 마을의 간판도 되고 기상 관측기도 된다.

아침에 까치가 울면 반가운 손님이 온다

우리 민족은 예부터 애환이 많고 아리고 쓰린 한이 많아 '아리쓰
리랑' 이다. 그래서 모든 소리를 울음으로 표현했다. 새가 운다, 시냇
물이 슬피 흘러간다, 기적 소리 슬피 운다, 뱃고동이 운다, 천둥이 운
다 등등. "꾀꼬리는 노래하고 아침 까치는 짖는다"고 표현해야 옳음
에도, 우리 민족이 한이 많은 민족이다 보니 일상 용어에까지 그렇게
표현한 것이다.

까치는 높은 나무에 둥지를 틀고 조용히 마을을 내려다보면서 외
부 사람이 오면 개처럼 짖는다. 그러니 아침에 까치가 짖으면 반가운
손님이 오는 것은 뻔한 일이다. 우리 나라 사람들은 빚 받으러 아침
에는 안 간다. 도둑질도 아침에는 안 한다. 사기꾼도 마찬가지이다.
아침에는 정신이 맑기 때문이다. 부흥 강사도 헌금 얘기는 밤에 한
다.(헌금은 아침에 맑은 정신으로 기도하고 부부간에 의논하고 해야
말썽이 안 생긴다.)

외부인이 그 마을 사람의 옷과 지게와 모자를 가지고 나와 밖에서
갈아입고 지게를 지고 가면 까치가 짖지 않는다. 까치는 마을 사람
얼굴을 아는 게 아니라 옷이나 분위기, 냄새를 아는 것이다.

옛날에 옷을 제일 많이 갈아입는 날이 설날이다. 일 년 중 설날 아
침에 아이들은 색동저고리, 어른들은 치마저고리에 두루마기를 입
고 나서니 까치가 짖는 것은 당연하다. 그래서 까치와 설날은 관계가
있는 것처럼 되어 초등학교의 동요에도 나오고, 좋은 소식을 전해 주
는 길조라 하여 연하장에 그림으로도 나온다. 양력 1월 1일에는 까치
가 울지 않는다. 양력 설에는 특별히 옷을 갈아입지 않기 때문이다.

몇 년 전 어느 교육원에서 주최한 교육에 미국 처녀들이 참석했다. 강의가 끝나 귀가 준비를 하며 옷 갈아입고 다시 모이라고 하니, "옷 갈아입는 게 무슨 뜻이냐?"고 한다. "옛날 우리 나라는 옷이 귀한지라 집에서 입는 옷, 외출할 때 입는 옷, 명절 때 입는 옷, 행사 때 입는 옷이 다 달랐다"고 설명을 해도 잘 이해가 되지 않는 모양이었다. 그래서 미국에는 까치가 아침에 짖어도 반가운 손님이 오지 않는다. 또 우리처럼 촌락이 형성되어 있는 것이 아니라 몇 시간씩 차를 타고 가야 농장 한 곳이 나오기 때문에 까치하고는 더욱 인연이 있을 리 없다.

까마귀가 울면 마을에 초상 난다

　모시고 있던 한 칠십 세 노인의 임종을 기다리는데 약 일 주일 전부터 까마귀가 운다. 집 안에 고약한 냄새가 나서 향을 피워 보기도 하고 쑥을 피워 보기도 했으나 냄새는 여전했다. 오랜 병을 앓다가 임종 때가 되면 며칠 전부터 냄새가 난다.

　조물주는 동물을 창조할 때 식성을 각각 따로 주었다. 그 중에서 썩은 것을 좋아하는 동물이 있는데, 집에서는 오리, 들에서는 까마귀, 산에서는 여우이다. 이들은 썩는 냄새만 나면 모여든다. 집 안에서는 사람 똥을 개가 먹고, 개똥은 닭이 먹고, 닭똥은 돼지가, 돼지 똥은 오리가 먹는다. 썩은 것을 집에서는 오리가 맡고, 산에서는 여우가 맡고, 마을에서는 까마귀가 맡아 자연을 보호해 왔다.

　사람 음식도 썩어야 맛이 나는 것이 있다. 홍어회, 간장, 된장, 막걸리 등등.

　까마귀나 여우는 썩은 것을 좋아한다. 썩는 냄새가 나면 뒷산에서 여우가 울고, 높은 나무에서는 까마귀가 운다. 여우는 죽은 시체만 보면 파 가기 때문에, 시신을 관에 넣고 회를 다지며 꼭꼭 밟는 것이다. 어린아이는 동이에 넣어 묻기도 한다.

　우리 나라는 예부터 거의 자연사 아니면 전염병을 앓다가(그것도 오래 앓다) 죽은 사람이 많다. 홍역을 해도 며칠 아프다가 죽지 갑자기 죽는 일은 거의 없었다. 사망 병명은 주로 홍역, 마마, 열병, 폐결핵 등이었다. 자동차 사고처럼 가마 타고 가다 가마채가 부러져 죽은 예는 없다. 그래서 오래 아프다 죽거나 자연사일 때는 꼭 까마귀가 며칠간 울었다.

아픈 사람은 병원에서 치료하고 임종도 병원에서 치렀던 미국 선교사들이 100여 년 전 한국에 와서 이런 우리의 옛 풍습을 보고 듣고는 "미신이고 무지한 조선 사람이네" 할 수밖에.

파충류를 보고도 계절과 날씨를 알 수 있다

여름날 구렁이가 나오면 소나기가 쏟아진다. 구렁이뿐만 아니라 모든 뱀들은 비 오기 전에 활동을 시작하고, 또 소나기나 비가 온 다음날에는 뱀들이 본격적으로 활동을 한다. 비가 개인 뒤 햇볕이 쨍하는 때는 돌 틈이나 산간에서는 독사나 살무사가 활동하기 때문에 장화를 신고 다녀야 하고, 어린애들은 못 돌아다니도록 해야 한다.

개미가 줄지어 기어 가면 장마질 징조이고, 장닭이 높은 데 올라가면 홍수가 날 징조이다. 나갔던 벌들이 갑자기 들어오면 소나기가 내리고, 하루살이가 갑자기 모여들면 비가 오며, 청개구리가 울어도 비가 온다. 물고기가 갑자기 물 위로 뛰면 역시 비가 오고, 화물선에서 쥐들이 기어 나오면 배가 화재를 당하거나 파선 또는 침몰할 징조이다.

날이 새니까 닭이 운다

　요즘은 시계가 있어 별 관심이 없으나, 옛날에는 닭이 주로 시간을 가르쳐 주었다. 때맞추어 소리 잘 지르는 닭이 비싼 값에 팔리기도 했다. 대략 2시, 4시, 6시, 낮에는 10시, 12시, 2시, 4시가 되면 시간을 알려 주는데, 수탉은 새벽이 되면 활동할 때를 알리며 시간 맞춰 울지만 암탉은 울지 않는다. 암탉을 거느리며 자기의 영역을 표시해서 과시하는 것도 수탉이다. 암탉은 알 낳은 후 산후통으로 같이 울어 주는 것뿐이다. 암탉이 울면 집안이 망한다거나 날이 안 샌다는 것은 틀린 말이다. 여자들이 설치는 게 보기 싫어서 남자들이 지어낸 말이다.

　암탉이 울면 알을 낳은 것이니 집안이 잘 되는 것은 당연하다. 수탉이 울지 않아도 날은 샌다. 수탉이 태양을 깨우는 것도 아니고, 지구를 돌리는 것은 더더욱 아니다. 그러나 요즘은 시도 때도 없이 초저녁에도 수탉이 운다. 이것은 토종닭이 없어지고 서양 종자가 들어와 자기네들 시간에 맞추어 울기 때문이다. 옛날엔 초저녁에 우는 닭은 재수 없다고 잡아먹었다. 요즘도 초저녁에 우는 닭이 판을 치면 재수가 없다.

개구리 울음 소리 그치면 사람이 온다

　철새가 계절마다 보금자리를 찾아 모여드는 것과 종달새가 아침에 노래하는 시간은 정확하다. 부지런한 농부들은 노고지리 앞서가자고 한다. 새들뿐만 아니라 개구리, 귀뚜라미가 우는 시간도 정확하다. 개구리가 우는 것을 보면 계절, 시간, 일기까지도 알 수 있다.

　밤하늘의 별자리를 보면 날이 밝아 오는 줄 알고, 박꽃, 달맞이꽃, 등꽃이 피면 비오는 날이나 해지는 시간도 알 수 있다. 벌들이 늦게까지 산란을 하면 추위가 늦게 오고, 무 껍질이 두꺼우면 그해 겨울은 더 춥다. 닭장에 털이 많이 빠져 있으면 가을이 오고 있는 것이고, 아이들이 모여서 유난히 시끄럽게 떠들면 비가 오며, 개구리 울음소리가 그치고 풀벌레 소리가 끊기면 사람이 걸어오는 것이다.

　가을에 바람난 총각의 하모니카 소리도 정해진 시간이 있고, 봄날 바람난 처녀의 울타리 꺾는 소리도 정해진 시간이 있다.

　옛 이야기에 어떤 도둑이 도둑질하는 사람 집으로 도둑질을 하러 간 이야기가 있다. 방에 불이 꺼져 있고 말소리도 안 나는데 안에서 잠을 자지 않는 것을 알고 이 도둑은 밖에서 집주인이 잠들기를 기다렸다. 그런데 집주인 도둑 역시 밖에 도둑이 온 것을 알았다. 밖에 있는 도둑은 안으로 들어갈 수가 없고, 집주인은 잠을 잘 수가 없어 서로 오랜 시간을 기다리다가 그만 주인 도둑이 불을 켜고 들어오라고 했다. 그는 술상을 준비하고 도둑에게 한 수 가르쳐 달라고 했다.

　"난 일생 동안 도둑질을 했어도 방 안에 주인이 잠들지 않은 것을 터득 못했는데 어떻게 알았습니까?" 하니, 바깥에 있다 들어온 도둑은 "방 안 파리들은 불을 꺼도 사람이 눈을 껌뻑거리면 잠을 자지 않

고 날아다닙니다. 그래서 파리 소리가 나지 않으면 들어가려고 기다
렸습니다"라고 대답한 뒤, "그런데 주인님은 어떻게 발자국 소리가
나지 않았는데도 내가 온 것을 아셨습니까?" 하고 되물었다. "개구
리 소리는 사람이나 짐승이 지나가면 그칩니다. 개구리 소리가 그친
것을 알고 멀리서 사람이 오는 것을 알았습니다." 집주인 도둑의 답
변이었다.

초식 동물과 육식 동물

사슴을 기르고 있는데 사슴이 뿔을 얼마나 아끼고 보호하는지 기르지 않는 사람들은 잘 모른다. 사슴 뿔을 만져 보면 물렁물렁하고 상처가 나면 피가 난다. 뿔은 4~5월 경 자라나서 9월이 되면 자연히 떨어진다. 그리고 숫사슴에만 뿔이 있고 암사슴과 새끼들은 뿔이 없다. 즉 뿔은 적을 공격하거나 방어하려고 있는 것이 아니다. 뿔은 적으로부터 피하려는 보호 본능에 따른 감지 기능인 것 같다. 낯선 소리가 나면 뿔을 기웃거리며 주변을 살피다 뛰어 도망을 하는데, 이때 암사슴과 새끼들이 뒤따른다.

초식 동물 중에도 뿔이 없는 토끼, 노루는 귀가 길다. 안테나 역할을 하는 것이다. 잡식 동물은 귀가 적당히 짧으며 뿔이 없다. 개, 돼지, 사람 등등이다. 육식 동물은 귀가 짧다. 고양이, 호랑이, 사자 들이다. 육식 동물은 이빨이 송곳니만 있다. 초식 동물은 주로 앞니 종류만 있다. 잡식 동물은 어금니, 송곳니, 앞니가 다 갖추어져 있다. 그 중에 돼지와 사람은 어금니, 송곳니, 앞니 다 있으나, 개는 앞니가 없고 어금니, 송곳니만 있어 곡식보다는 고기를 좋아하고 채소나 과일은 싫어한다. 고양이는 채소나 과일을 싫어하고 곡식도 배고플 때만 먹게 되나 고기를 보면 환장(換腸)을 하는가 보다.

돼지는 이빨이 사람과 같이 세 가지 다 있다. 사람의 이빨을 숫자별로, 종류별로 보면 이빨 32개 중에 송곳니가 네 개가 있다. 고기를 32 : 4, 즉 8분의 1만 먹으면 건강하다. 모든 동물 중에 중풍에 걸리는 동물은 돼지와 사람밖에 없다. 그렇지만 사람이 욕심 부려 고기를 많이 먹이고 가두어 기른 돼지는 중풍에 걸리지만, 놔 먹인 돼지는 중풍에 걸리지 않는다. 멧돼지도 중풍에 안 걸린다. 반대로 사람은 가두어 놓은 사람은 중풍에 안 걸린다. 수감자나 군인 중에 중풍에 걸린 사람은 없었다. 요즘은 다르다. 교도소에서도 중풍 환자 나온다.

고혈압 환자나 중풍 환자더러 고기 먹지 말라 하면, "이제는 줄여야지요" 한다. 그 환자들이 줄인다는 고기가 8 : 1이 더 된다. 고혈압이나 중풍 환자들은 고기를 줄일 것이 아니라 끊어야 한다. 직접 고기를 먹는 것뿐이 아니라 간접적으로 먹게 되는 고기도 끊어야 한다. 어묵, 소시지, 버터, 치즈 많이 들어간 과자들이다.

지금 말하고자 하는 것은 광우병이다. 초식 동물에 고기를 먹이면 미쳐 버린다. 소에게 소 내장을 먹이면 미친다. 사람에게 사람 고기 먹이면 살은 찌지만 미친다. 개는 개고기 주면 안 먹는다. 진돗개, 세퍼드, 발바리 모두 안 먹는다. 그런데 멍청한 도사견은 먹는다.

구제역도 마찬가지다. 소에게는 곡식도 많이 주면 병이 난다. 풀은 아무리 많이 주어도 괜찮다. 구제역도 역시 소 사료 문제였다. 배합 사료 잘못 배합해서 걸린 것이다. 어느 장관 발표처럼 무조건 소뼈 가루 수입해 우리는 공업용으로만 썼다고 우기지 말고 차라리 먼저 시험하려다 구제역이 발생해서 그만 중단했고 구제역이 발생한 소고기는 유통하지 않았으니 안심하시라고 발표했으면 국민들이 정부를 믿었을 것이다.

사람들은 고기를 먹어야 건강하다. 그러나 너무 많이 먹는다. 고기를 줄여 먹고, 또 고기다운 고기를 골라서 먹어야 한다. 고기처럼 생겼다고 다 고기가 아니다. 그 짐승이 무슨 먹이를 어떻게 먹었는지를 살피면서 먹어야 한다.

농민들도 유기농 축산으로 전환했으면 한다. 우리 나라에는 쌀겨를 너무 많이 생산하는데, 그 쌀겨를 다 어떻게 소비하는지 궁금하다. 쌀 한 가마 방아 찧으면 쌀겨가 30퍼센트나 나온다. 이 쌀겨를 집집마다 가져다 볏짚과 함께 소를 먹이면 된다. 돼지도 쌀겨만 먹여도 살찐다. 사슴도 겨울 동안 쌀겨 먹였더니 지방질 과다일 정도였다.

우리 나라 식량 자급률이 27퍼센트 어쩌고 하지만, 축산 사료가 그렇지 사람 식량 자급률은 그렇지 않다. 쌀 4천만 섬 돌파한 게 옛날이지만 한 사람이 일 년에 쌀 한 섬 다 못 먹는다. 고기만 줄이면 식량 자급 걱정 없다. 게다가 건강하게 살 수 있다. 광우병, 구제역 어쩌고 불안에 떨지 말고 자수하여 살길 찾자.

풀 죽이는 약들

고엽제

2000년도에 큰 사건은 산불과 구제역을 들 수가 있겠고, 1999년의 큰 사건으로는 고엽제 사건이 있었다. 30년 전, 그러니까 1969년에 미군이 한국 사병들을 시켜 휴전선에 고엽제를 뿌린 사건이 사회 문제가 된 것이다. 이 고엽제는 그 당시 월남전에서도 사용했던 것이다.

고엽제는 나무에 달려 있는 잎을 말라죽게 하는 약이다. 이것을 30년 전에 뿌린 병사가 30년 후인 지금 피부에 생긴 반점을 고칠 수 없어 떨며 죽는다고 한다. 월남전 참전 병사들이 이로 인해 모임도 갖고 시위도 해서 정부로부터 보상을 받기도 했으나 이 문제는 지금도 진행중이다.

30년 전에 뿌린 고엽제가 지금 와서 아무 피해가 없으면 그냥 지나가고 잊혀지고 말 일이지만, 지금 피해가 있으니까 전국이 떠들썩한 것이다. 고엽제는 '마를 고'(枯), '잎 엽'(葉), 잎을 말리는 것이다. 모든 농민이 다 쓰지는 않지만 이 약을 일부 못된 농민들이 지금도 쓰고 있다. 주로 고추 농사 짓는 사람들이 고추 따서 말리다가 서리가 오면 풋고추를 그대로 버리게 되니까 고추밭에 미리 고엽제를 쳐서 고추가 나무에서 그대로 서서히 색깔 좋게 마르게 하는 것이다. 물론 태양에 말렸으니까 태양초 고추라고 한다. 그러나 그것은 태양초가 아니라 태양추다. 이 고춧가루는 가정집에서는 쓰지 않고 주로 식당으로 간다. 모든 식당이 다 그렇지는 않겠으나 일부 식당에서 사용한다고 한다. 그것은 값이 세 배 이상 싸기 때문이다. 뭐 맛이나 색깔은 별 이상 없으나 성분이 문제이다.

몇 년 전에는 포도 농사 짓는 사람들이 포도에 고엽제를 뿌리면 포도가 빨리 익고 색깔도 좋다고 뿌렸다고 하나 지금은 사용하지 않는다고 한다. 구기자는 잎을 따 주면 열매가 많이 열린다. 그러나 일일이 잎을 따 주기란 힘든 일이다. 이것도 일부 농민들이 구기자에 고엽제를 쳐 열매를 많이 수확한다고 한다. 이처럼 사람이 먹는 농산물에 고엽제를 직접적으로 뿌리는 일은 지금도 생각이 못 미치는 농민들이 하고 있다.

도시 소비자들은 이런 농산물을 먹고 병이 나기도 하고 죽기도 한다. 나는 이렇게 생각한다. 30년 전에 병사들이 고엽제 뿌리는 데 참여했어도, 그후에 고엽제나 제초제 사용한 농산물을 먹지 않았다면, 그 성분이 몸에 축적되어 있을지언정 발병하거나 병사(病死)는 안 했을 것으로 안다.

제초제

제초제는 우리 나라에 1950년대에 논에 사용하기 위해 나온 약이다. 무슨 벽보나 『새농민』 같은 잡지에 'E4D'라고 선전해서 알려졌는데, 그 내용은 "벼는 잘되고 풀만 죽이는 약"이라는 것이었다. 그렇지만 당시에는 값이 비싸서 농민들이 별로 사용하지 않았다.

내가 어릴 적 일 년 농사에서 제일 힘든 일이 논 김매는 일이었다. 밭은 매다가 피곤하면 주저앉아 쉴 수가 있어도, 논은 앉아서 쉴 수도 없고 구부려서 일을 해야 되기에 서 있을 수도 없다. 그리고 열 살 때부터 논에 엎드려 김을 매면 연한 피부가 벼 잎에 씻겨 피가 나게 마련이고, 키가 작아 나락 잎이 눈이나 이마를 찌르곤 했었다. 지금 크고 보니 어른들보다 훨씬 더 괴로운 일이었다. 이때 풀을 죽이는 약이 나왔다고 하니 무척이나 반갑고 믿기 어려운 소식이었다.

이러한 제초제가 1970년대에는 '상감마'라고 상표가 바뀌더니, 지금은 '그만메'라는 상표로 나오고 있다. 나는 한 번도 써 보지 않았다. 만지기도 싫고 이름부터 거부감이 든다. 이런 농약을 선택성 제초제라고 부른다. 논에 마구 뿌려도 벼는 잘되고 풀만 죽이는 약이기에 그렇다. 밭에 뿌리는 제초제는 무슨 풀이든 다 죽는다. 물론 곡식도 죽는다. 동물도 먹으면 죽고, 사람도 죽는다.

이 풀 죽이는 약(사람도 짐승도 새도 물고기도 식물도 다 죽지만)을 곡식 몸에만 닿지 않게 해서 마구 뿌린다. 농약 살포기를 사용하기도 하고 입제로 나와 맨손으로 직접 뿌리기도 한다. 농약 사용 기준이라는 것을 보면, 마스크하고 안경 끼고 모자 쓰고 우의 입고 장화 신고 고무장갑 끼고 사용하되 바람 부는 쪽으로 서서 하다가 어지럽고 구토가 나려 하면 빨리 중단하고 의사의 지시를 받으라고 한다. 이렇게 무장하고 제초제 뿌리면 우선 더워서 견딜 수가 없다. 남쪽에서는 사람이 질식해서 쓰러진다. 그렇지 않으면 더위 먹어 한여름 이질(痢疾)병 고치기 힘들다.

이런 농약 사용법을 그대로 지키려면 특수 제조된 농약 사용복이 나와야 한다. 발에서부터 허리까지 올려 신은 장화와 머리부터 내려 입을 만도, 즉 해녀나 해남 들이 입는 고무옷이면 좋겠다. 여기다가 해녀들은 찬물 속에 들어가니 괜찮으나 농약복은 맨몸으로도 일하면 땀이 쏟아지는 삼복 더위에 입어야 하기에 특수 장치가 있어야 되겠다. 무슨 에어콘인지 부라보콘인지 시원한 '콘'자 들어간 장치를 달아야 견딜 수가 있을 것이다. 그렇지 않으면 벗고 사용할 수밖에 다른 도리가 없다.

30년 전 비무장지대에 고엽제 뿌린 군인들한테는 마스크, 장갑이라도 주면서 뿌리라고 지시했으나, 요즈음 농사짓는 사람들은 맨발로 들어가 맨손으로 바지 걷고 농약 친다. 그러고는 농촌 사람들 질병이 어쩌고저쩌고 한다.

근사미

이 약은 고엽제나 제초제보다 더 무서운 농약이다. 고엽제는 잎만 말리는 약이고, 제초제는 풀만 죽이는 약인 데 비해 근사미는 뿌리까지 쫓아가 죽이는 약이다. 주로 도로변이나 정원에 사용하지만 요즈음에는 도로변에는 뿌리지 않는다. 차를 타고 지나가도 피해가 있기 때문이다.

이러한 농약들이 강물로 흘러 들어간다. 무슨 나무든 한번에 죽이려면 나무에 상처를 내고 여기에 근사미를 뿌리기만 하면 뿌리부터 마르기 시작하여 나무가 서서히 죽게 되는데, 사람은 뿌리가 없어 직접 죽지는 않는다. 요즈음 조상 뿌리 찾기 어쩌고 하는데 사람도 뿌리 찾으면 정말 큰일이다.

선택성 제초제

논에 사용했던 E4D라는 제초제도 벼를 빼놓고 다른 잡초를 죽이는 선택성 제초제이지만, 골프장에 사용하는 제초제도 잔디만 살리고 나머지 풀은 모두 죽이는 선택성 제초제다. 잎이 잔디같이 길쭉한 풀은 살고 넓은 잎은 죽는다. 그런데 이 제초제를 골프장에 뿌려 놓으면 빗물에 씻긴 농약 성분이 골프장 아래 논으로 흘러들어 가 벼를 서서히 노랗게 말라죽게 만든다. 이렇게 말라 들어간 벼는 이 농약 저 농약 아무리 쳐서 처방해도 잘 살아나지 않는다.

외국은 어떨지 모르겠지만 우리 나라에서는 골프장에 사용할 제초제를 따로 연구 개발해야 된다. 즉 잔디와 벼를 동시에 살리고 다른 풀을 죽이는 선택성 제초제를 다시 만들어야 한다. 그러면 골프장 잔디도 살리고 골프장 밑에서 농사짓는 농민들도 따로 제초제를 쓰지 않아도 괜찮다. 골프가 대중 운동이니 세금을 내지 말자는 말은 맞다. 골프는 열차 타고 몇 시간을 달려가도 산 하나 강 하나 보이지 않는, 막막한 황야가 펼쳐져 있는 나라에서 조금 삽질하고 잔디 심어 놓고 막대기로 공 굴려 구멍에다 넣는 운동이다. 이런 곳에서 박세리가 팍 '쎄리' 면 대중 운동도 되고 소중 운동도 된다.

그러나 우리 나라는 금수강산이다. 산과 강이 많은 나라에서 평야는 논농사해야 되겠고, 높은 산은 깎아 내느라 무수한 장비가 투입되어 그 장비 사용한 돈까지 계산해야겠기에, 우리 나라에서는 대중 운동이 될 수 없다. 역시 '소중' 운동 아닌 '극소중' 운동이니 세금 많이 내도 괜찮다. 골프는 우리 나라에서는 지형적으로 맞지 않는 운동이다. 우리 나라는 골프장을 하려면 눈이 적은 김제평야에다가 만들어야 되는데 반발하는 사람들이 많아서 안 될 거고, 산이 많은 강원도에는 스키장을 해야 어울리지 골프장은 어렵다. 그러나 스키장도 올해처럼(2000~2001년) 눈이 많이 오면 다행이지만 그렇지 않으면 이 또한 안 어울린다.

선택성 제초제가 크게 기여한 것이 골프장과 산소의 잔디다. 골프장과 조상 산소에 뿌리면 잔디만 살고 다른 잡초는 모두 죽는다. 그러나 기독교인들(일부 감리교인을 제외한)은 산소에서 절을 하지 않고 서서 찬송과 기도를 하므로 산소 갈 때 장화 신고 가서 서서 예배 드리면 되겠지만, 다른 이들은 엎드려 절을 하거나 그곳에 음식 차리고 잔디에 앉아 그 음식 나누어 먹어서는 안 된다. 그리고 아무리 슬퍼도 그 산소의 잔디를 손으로 쥐어뜯고 얼굴 비비고 통곡해서도 안된다. 산소 풀 깎기 싫으면 산소 쓰지 말아야 한다.

유전자 변형 콩과 옥수수

이와 같은 고엽제, 제초제, 근사미, 선택성 제초제까지는 억지로라도 이해할 수 있어도, 이제는 유전자를 변형시켜 어떠한 제초제에도 죽지 않는 콩이나 옥수수를 개발하고 마구 농약을 뿌려도 죽지 않는 농산물을 연구한다니 이를 어떻게 해석하고 이해해야 할까? 어떠한 제초제에도 죽지 않는 콩이나 옥수수를 사람이 먹으면 어떻게 될까? 그 농산물을 먹고 죽지 않는 사람은 어떠한 제초제를 먹어도 죽지 않을 것 같다.

제초제, 고엽제를 1968년 월남전쟁 때, 그리고 우리 나라 비무장지대에서 몇 번 사용한 피해가 30년 후 지금에 나타난다고 언론에 보도되고 전국이 떠들썩할 때, 어떠한 제초제에도 죽지 않는 콩, 옥수수 등을 우리가 먹고 30년 후 어떠한 병이 찾아올는지 모른다. 그래서인가 30년 후 찾아올 불행을 책임질 수 없어 유전자 변형이라는 농산물 표시를 크게 하라는 법이 생겨났다.

우리 콩으로 메주 쑤고 된장, 간장 담그고

한 10년 전쯤 되겠다. 매년 행사로 메주를 쑤려고 콩을 씻으려니 갑자기 식구가 많아져 콩이 부족했다. 콩이 있으려니 하고 여기저기 정농회 회원집에 연락해 보아도 자기들 쓸 콩만 농사지었다고 했다. 전국적으로 콩이 없다는 것이다. 겨우 전라도 정읍에서 두 가마 구해다 메주를 쑤었다. 그리고 생각하니 이것은 큰일이다. '우리가 목화 농사 침략당하고, 밀 농사 침략당하고, 이제 콩 농사까지 침략당했구나' 하는 생각에 우리 마을 콩이라도 보존해야 되겠다는 뜻으로 메주를 쑤어 팔고 된장, 간장을 많이 담그기 시작했다.

또 마을 사람들더러 대책 없이 제초제 안 친 콩은 다 사겠다고 했

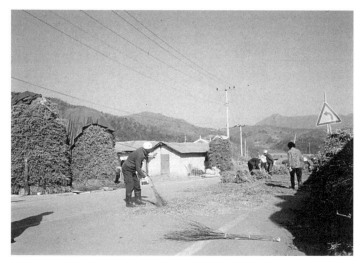
마을에서 유기농 콩 바심하기

더니 너도나도 콩 농사를 지어, 무조건 다 사서 메주도 쑤고 두부 장사도 하고 청국장도 만들어 나누어 먹게 되었다. 우리 집에서는 아침한 끼는 콩죽을 먹는 것으로 식생활을 바꾸고, 가는 곳마다 콩죽을 권장하고 다닌다. '여교역자 안식관'이나 안동의 복지 시설인 '우리집', 그 밖에도 이곳저곳 다니며 이야기를 했더니 아침 식사는 콩죽으로 바꾼 곳도 여러 곳이 되었다. 또 그 다음 해에도 제초제와 농약, 비료 안 친 콩 다 산다고 했더니 그렇게 콩 농사를 많이 지을 수 있을까 할 정도로 콩 낟가리가 마을을 메우게 되었다.

메주 공장
이제는 메주 된장을 그냥 팔 수 없어서 전통 식품 공장 허가를 받아 정식으로 생산 판매를 하게 되었다. 이렇게 되니 너도나도 콩 농

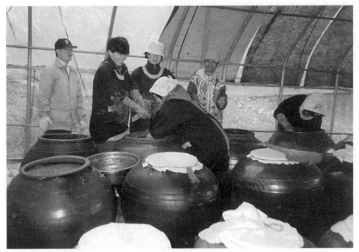

시골집 된장 담그기

사도 짓고 메주도 쑤고 거기에 공장도 여러 곳 생겨나게 되었다. 직접 가정에서 농사지은 콩으로 생산한 메주가 유기농 직거래 매장에 유통되기 시작한다. 실은 내가 생산한 메주는 유기농 매장에 끼여들 틈도 주지 않고 이곳저곳에서 유통되고 있다. 참 잘된 일이다.

한 가지 맘 아픈 일은 방송 보도를 보면 농협에서 운영한 메주 공장에서 수입 콩을 썼다고 하고, 유기 농산물만 생산한다는 어느 공장도 수입 콩을 사용했다고 하는 일이다. 심지어는 수녀원에서도 수입 콩을 사용했다니, 수녀들이야 고해성사보고 사제께 면죄받으면 되겠지만 다른 곳에서는 그 큰 죄를 어떻게 속죄하려는지 대책이 안 선다.

이제는 품질 인증 제도가 생겨 정부에서 품질 인증 표시를 하라는 지시가 내려왔는데 나는 품질 인증에는 별 관심이 없었다. 정부보다는 나와 같이 생산한 농민들과 우리 생산 공장을 더 믿도록 하기 위해서였다. 그런데 문제는 유통 판매하는 곳에서 품질 인증을 요구하는 것이다. 어쩔 수 없이 금년부터는 생산 농가에 품질 인증받는 콩만 수매하겠노라고 회의 때 이야기했다.

소비자들께 부탁하려는 것은 가능하면 자기가 먹는 음식이 어디서 어떻게 생산 유통되는지 알고 먹어야 한다는 점이다. 더 나아가서는 단지 아는 것보다 직접 보고 먹는 것이 좋다. 믿을 수 있는 음식만 먹어야 한다.

변형 옥수수

콩은 그런 대로 살아나고 있고 또 농민이나 소비자가 어느 정도 인식도 하게 되어 조금씩 발전하고 있으나, 옥수수나 밀이 문제이다. 옥수수는 우리 나라에 그렇게 많이 필요하지는 않았고, 강원도에서 주식으로 생활해 왔을 정도이다. 옛날 강원도에서는 교통이 불편해 운송비가 많이 들어서 쌀을 사 먹기 어려웠기 때문이다. 강원도 사람들은 한 사람이 일 년에 쌀 한두 말 정도를 먹고 살았었는데, 지금은 오히려 옥수수를 일 년에 한두 말 정도 먹을 정도이다.

수입된 옥수수는 주로 동물 사료로 사용하고 일부는 빵집으로 들어가고 있다. 식량 자급 어쩌고 하지만 우리가 고기만 줄여 먹으면 식량 자급은 문제 없이 할 수 있다. '쌀 4천만 섬 돌파'는 옛날 이야기다. 장정 한 사람이 일 년에 쌀 한 섬을 먹고 산다. 인구 5천만 명에 쌀 4천만 섬이면 된다. 여기에 보리, 밀이 있으니 고기만 줄이면 곡물 수입 안 해도 되는 것이다.

유전자 변형 옥수수 들여다 가축 먹이면 괜찮은 줄로 착각하지 말자. 변형 옥수수 먹인 가축의 고기를 사람이 먹으면 결국 사람이 변형 옥수수 먹은 꼴이다. 옥수수는 다양한 요리가 별로 없지만, 풋옥

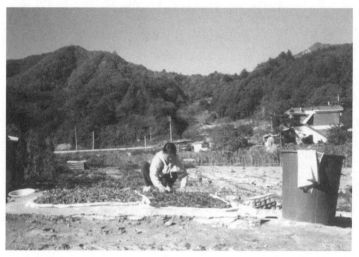
고추 말리기

수수는 꼭 먹어 주어야 된다. 여름에 이뇨제로 아주 좋다. 그리고 말려 두었다가 주식으로 사용하면 여러 가지로 몸에 좋으므로 소홀히 해서는 안 될 식품이다.

두부와 콩나물

이것은 계획이다. 두부 장사도 해보았는데 주문량이 너무 많아져 무허가로 하다가는 식품위생법에 저촉될까봐 중단했다. 두부 장사는 좀 힘들어도 괜찮은 일이다. 내가 하는 것보다 너도나도 모두가 곳곳에서 해야 할 일이다. 메주, 된장, 간장은 한 곳에서 생산해서 전국적으로 유통할 수 있고 외국 수출도 할 수 있으나, 두부는 가까운 거리일수록 좋다. 두부는 작은 규모로 여러 곳에서 만들어야 한다.

큰돈은 안 벌려도 자기 일당은 충분히 된다. 두부에서도 이익이 나

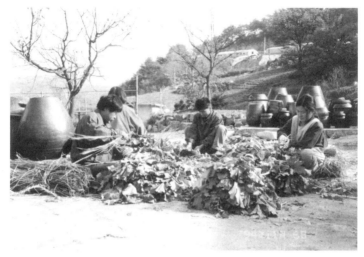

무 시래기 엮기

지만, 부산물인 비지 가지고 소, 돼지, 닭, 오리 기르면 그대로 농가
에 큰 도움이 된다. 두부 공장 크게 하려면 비지가 한쪽에서 썩어 나
간다. 비지 소비한 만큼 짐승 길러서 같이 생산하고 조정해 나가는
것이 좋다. 두부는 크게 할 생각 말고 능력껏 해야지 재고가 남으면
그대로 버리게 된다. 두부는 두부만 해야지 세부, 내부로 가게 되면
이미 두부 공장이 아니다.

　콩나물 역시 근거리 유통해야 하는 식품이다. 두부와 같이 다녀야
하는 같은 운명을 타고난 식품이다. 두부든 콩나물이든 가능하면 집
집마다 만들어 먹고 길러 먹는 것이 좋다. 옛날에 전주에서는 지하수
를 그대로 먹을 수 없었다. 이 지방 지하수는 먹으면 피를 토하게 만
들기 때문이었다. 그때 전주 사람들은 일 년 내내 콩나물을 먹어서
아무 이상이 없었다. 수질 안 좋은 곳에서는 꼭 콩나물을 먹어야 하

지만, 전주만이 아니라 곳곳이 갈수록 수질이 안 좋아지므로 콩나물은 반드시 살려야 할 식품이다.

유전자 식품 30년 후

30년 전에 사용한 농약 독으로 지금 피해를 보는 것처럼, 현재의 유전자 변형 곡식을 마구 먹게 되면 30년 후에 어떻게 될까 생각해 보자.

고엽제 친 곡식 먹은 사람처럼 몸에 붙은 피부는 물론이고 머리카락도 코도 귀도 몸에 달라붙은 것이라곤 다 떨어질 것 같은 흉측하고 해괴망측한 생각을 해본다. 그리고 어떠한 약에도 죽지 않는 유전자 변형 인간이 되지 않을까 하는 좋은 생각도 해본다. 가까운 거리에 한 목사님이 계신다. 처음 농사하시면서 오리 농법을 배워 농사를 지으셨는데 오리 농법 교육 때 오리 넣어 농사 짓는 것만 가르쳐 주고 언제 논에서 빼내라는 말은 안 해 주어 오리가 벼이삭을 다 훑어 먹었다고 한다. 유전자 변형 콩, 옥수수를 연구하신 분들이 유전자 변형에서 헤어나는 방법도 같이 연구해서 세상에 내어놓아야지 그냥 괜찮다고만 하면 어느 누가 먹겠는가?

제초제 연구한 것은 좋은 일이나 제초제에서 해독할 수 있는 것까지 연구해서 같이 내어놓아야 한다. 그분들이 연구하는 것이 훨씬 빠르다. 물론 30년 후에는 연구 결과가 나올 줄 안다. 그렇지만 그때는 너무 늦다. 그리고 그때는 나도 없다.

5. 집 이야기

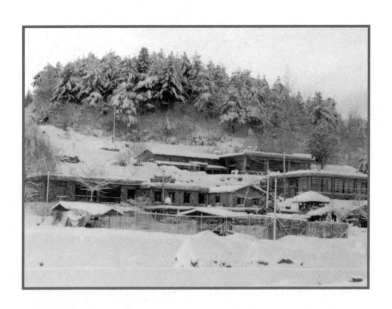

집 안에 큰 나무가 있으면 화를 당한다

집 안의 나무가 지붕보다 높으면 벼락 맞기 쉽고, 질이 연한 나무는 태풍이 불면 부러져 집을 덮칠 우려가 있으며, 좁은 집 같으면 그늘에 습기가 져서 좋지 않다. 동물이나 식물이 다 그렇듯이 사람도 그늘에서만 살 수 없다. 인간도 음양이 조화를 이루어야 한다.

또 큰 나무가 전깃줄에 넘어지면 감전 사고가 있겠고, 빨리 크는 재미로 가로수를 버드나무로 심지만 빨리 크는 나무는 쉽게 부러지니 태풍에 위험하다. 요즘은 은행나무로 교체하고 호남 지역에서는 삼나무로 바꾸어 심으나, 삼나무 역시 질이 연해 위험하기는 마찬가지다.

산맥이나 수맥이나 나무의 종류에 따라 맥(脈)에 선 나무는 맥에서 벗어나 있는 나무보다 잘 자라고 오래 산다. 그리고 맥에 선 나무는 맥의 힘[氣]의 감지기(안테나) 역할을 한다. 정맥(精脈)에서 오래 자란 나무를 자를 때 그 힘에 영향을 받기도 할 것이며, 집터 위쪽 큰 나무는 기의 역할에 의해 집을 덮칠 것이다. 평창 산돌교회의 한 교우 집은 집 위 돌배나무에 벼락을 맞아 그 힘으로 구들장이 뒤집히고 그 기가 통할 곳이 없어 벽이 무너졌다고 한다.

바람직한 집터란 산맥을 찾아 지으면 좋지만, 더 욕심을 낸다면 큰 산에서 정기가 흘러나와 양쪽으로 나누어져 마치 양팔을 벌려 껴안은 것처럼 양쪽 산이 감싸면 좋다. 더 큰 욕심을 부린다면 다시 내려와 한 번 더 작은 산들이 양쪽으로 감싸 주고, 그 가운데로 다시 맥이 흘러와, 흐르는 정기를 집 한복판으로 흐르도록 해서, 흐르는 기운이 안방이나 건넌방이 아니고 대청마루로 흘러 정문 복판이 되도록 집

211

을 짓고, 방향도 정남향이었으면 좋겠다. 그러나 남향집을 짓는다는 것은 3대가 적선(積善)을 해야 지을 수 있다는 것이다.

무조건 남향이 좋다고 산 쳐다보고 짓는 집들을 보면 그것은 보나마나 교회 다니는 사람들 아니면, 그냥 학교 많이 다닌 지식인들 집이다. 방향과 상관없이 산을 뒤로 하고, 그 맥을 이어받아 앞이 환히 터진 쪽을 향해 집을 짓되, 그 방향이 우연히 남향이어야 한다는 것이다. 나도 적선한답시고 소문난 적선하고 살지만 우리 집은 북향이다. 그냥 북향이 아니고 정북향이다. 우리 집이 북향인 것을 좋지 않게 생각했는데 동광원의 전 원장님이신 정인세 선생님 아드님이 오더니, 수도자들은 북쪽을 향해 집 짓고 사는 것을 모르느냐고 하신다. 생각해 보니 달마 대사께서 9년 면벽하셨다고 하시니 벽을 향하셨다면 북향이 아닌가 싶다. 우리 집은 억지로 수도하면서 사는 셈이다. 뒷산 돌 틈에서 나온 물 끌어다 먹고 있으니 수도(水道)요, 눈이 오거나 장마가 지면 길 치우니 수도(修道)라 날마다 수도하는 셈이다.

나무가 크면 클수록 사고도 크다. 옛날에 길선비(道士)들은 지나다니다가 집 안에 큰 나무가 있으면 아무 말 없이 애환이 낀다고 잘라 내라고 했다.

산맥 위에 앉은 집터는 좋다

산맥에 집을 지으면 불을 조금 때도 방이 따뜻하고 훈기가 금방 돈다. 불이 잘 들고 장마에도 습기가 적고 언제나 건조하다. 연탄을 피워도 불이 잘 피고 습기가 없어 가스가 잘 빠져나가니 가스 중독 사고가 없다. 자고 나면 피로가 잘 풀려 몸이 가볍고, 기분 좋고 마음 편하니 하는 일이 잘되고, 학생들은 머리가 맑으니 공부가 잘된다.

이런 집에는 마을 사람들이 많이 모이고, 앉았다 하면 일어설 줄을 모른다. 잠자야 되니 가라고 성화를 해야 간다. 이웃집 짐승들도 자주 와서 놀고, 고양이는 아주 살려고 한다. 새들도 이 집 나뭇가지에서 지저귀고, 제비들도 이 집 처마에 집을 짓고, 걸인들도 이런 집 대문 밖에서 잔다. 걸인이 대문 밖에 많이 우글우글 대는 집은 되는 집안이다. 먹을 것이 있기 때문이고, 집터가 좋아 푸근함이 있기 때문이며, 하인이 물바가지를 부어 타박을 해도 밥 주는 손길이 있기 때문이다. 집터가 아무리 좋아도 주인이 물바가지를 붓고 밥 한 술 주는 것 없이 소금이나 뿌린다면 그 집안은 다 된 집안이다.

우리 지역에 군부대나 관사를 지을 때마다 내가 불려가곤 하였다. 터가 잘못된 곳은 설계를 변경하여 용도를 바꾸게 하고 잠자리를 피하게도 하는데, 이 지역 연대장이 장군 날 터를 아느냐고 한다. 자기가 아는 관사 자리는 관사 짓고 한 명도 별을 못 땄다는 것이다. 자기도 교회 집사고 미신을 믿지 않으려 해도 이것은 현실이라며 터를 탓하려고 한다. 연대장에게 이런 마음이 생기는 것은 상식은 없어도 느낌이 있기 때문이다.

가 본 적도 들은 적도 없지만 짐작되는 바 있어, 그 관사 뒤에 급경

사로 꺾어진 산이 병풍처럼 서 있고, 집 앞에도 산이 막혀 시야가 막
혔거나, 그렇지 않고 앞에 평지가 좀 있다면 보통 군부대에 많이 심
는 은수원 사시나무가 빽빽이 집을 가리고 있지 않느냐고 했더니, 가
보지 않고 어떻게 아느냐면서 그것이 별 따는 거하고 무슨 상관이 있
느냐고 반문을 한다.

집 뒤에 산이 급경사져 있는 곳은 수분이 많은 곳이다. 이런 곳에
서 잠을 자면 몸이 무겁고 머리가 아파서 짜증이 날 수밖에 없다. 이
무거운 기분과 몸으로, 신이 아닌 이상, 하루 이틀도 아니고 날마다
기분 좋게 사람을 대할 수가 없다. 이 상태에서 출근을 하면 작은 일
에도 신경을 곤두세우고 그냥 넘어갈 일도 시비를 걸고 짜증을 부리
게 된다.

어느 집이건 부부 싸움에서 남편이 이기는가 아내가 이기는가 보
면, 하루 싸울 때는 남편이 이기고 장기전 하면 여자가 이긴다. 남편
은 성질 나면 아내 때리고, 아내는 성질 나면 아이들에게 화풀이한
다. 아내가 아이들을 때리면 아버지가 아프게 마련이다. 내가 맞고
말지 아이들이 맞는 것을 못 보는 것이 아버지 마음이다. 남편 때릴
힘이 없으면 보는 데서 아이들을 실컷 때려 줘라. 아이들은 성질 나
면 짐승에게 화풀이한다. 강아지를 발로 차고 학교 간다. 강아지는
병아릴 물고 토끼 물어 죽인다.(우리가 성질이 나면 성을 낸다. '성
낼 노' (怒)자를 나누어 보면 종(奴)의 마음(心)이다. 모두가 내려서
화풀이할 수 있으나 종은 누구에게도 어느 물건에게도 화풀이를 할
수가 없다. 이것이 종의 마음이다.)

마찬가지로 연대장이 대대장에게 짜증을 내면 대대장은 중대장에
게 화를 내고, 중대장은 소대장에게 호통을 치고, 소대장은 병장에게
호령을 하고, 병장은 상병들에게 기합을 준다. 이런 식으로 일등병,

이등병까지 연쇄 작용이 일어난다. 그러면 일등병이나 이등병은 누구한테 화풀이를 하느냐? 걷어찰 개도 없고 기합 줄 부하도 없다. 말단 병사는 당하고만 있겠는가? 두 가지 방법이 있다. 탈영 아니면 자살이다. 언젠가 병사가 총 들고 종로까지 탈영을 해서 지휘관이 군복을 벗은 적이 있다. 이렇게 극단적인 예가 아니더라도 몸이 무겁고 짜증이 나서 되는 일은 없다.

그 연대장의 사무실 터를 가 보니, 앞에 있는 은수원사시나무도 별 못 따는 데 한 몫을 하고 있었다. 수분 많은 곳에서 잠을 자서 몸이 무거운데, 출근해서 보면 앞에는 보안용으로 심었는지 키가 큰 나무가 시야를 꽉 막고 있다. 이런 환경에서 사람은 좋은 기운을 받지 못하고, 정신이나 몸이 가라앉을 수밖에 없다. 좋은 기운이 돌지 못하기 때문이다. 큰 나무가 앞을 가리고 있는 것도 좋지 않은데, 하루종일 파르르 떨고 있는 사시나무 잎을 보고 있어서 좋을 일이 뭐 있겠는가?

꽈배기처럼 배배 꼬인 등나무도 그렇다. 뱀 뭉치처럼 꼬인 나무가 집 안 늘 보이는 자리에 있으면 그것도 사람의 심기를 편하게 해 주지를 않는다. 빨리 크고 그늘이 잘 진다고 여기저기 등나무를 심는데, 그곳에 들어가 쉬었다가 나왔을 때와, 마을의 오랜 역사를 인간과 함께 동고동락하며 묵직이 자리를 지켜 온 정자나무 그늘에서 쉬는 것하고는 같은 그늘이라도 전혀 다르다.

집보다 더 높은 나무가 집에 있으면 그것은 액운이 된다. 지금까지 태풍이 없었다고 안심하지만, 백 년에 한 번 지나가는 태풍이 와서 집을 덮치면 화를 당하고 만다. 금년에 불지 말라는 법도 없고, 심을 적에는 작았지만 크고 보니 재앙의 원인이 되기도 한다.

가끔 큰 나무가 지휘부 앞에 있어 자르려 하면 이 나무는 자를 수가 없다고 한다. 이 나무는 이전 연대장이 기념 식수로 심었는데 그가 지금 군단장이라서 가끔 순시 때 와서 보니까 없어서는 안 된다는 것이다.

그후 연대장 관사뿐 아니라 인근 대대에 있는 나무까지 다 잘랐다고 전화가 왔다. 장군 날 터란 특별한 게 아니다. 하느님이 만들어 준 자연을 사람이 지혜롭게 잘 이용하면 되는 것이다. 사람은 건조하고 따뜻한 지질에 살게 되어 있지, 나무가 집을 다 가리도록 치장을 해 놓고 살게 되어 있지는 않다.

물론 국방부 별은 집터만 좋아서 따는 게 아니다. 기가 막히지 않게 순리를 따르고, 인간의 도리를 다하고, 수맥 위를 피해서 건강하게 살면 국방부 별이 아니라 하늘의 별도 딸 수가 있다. 그러나 교도소 별은 따면 안 된다.

산맥에 따라 축사를 지으면 짐승도 잘된다

소를 사 오기만 하면 잘되는 외양간이 있다. 마른 소도 그 외양간에만 들어가면 특별히 잘 먹이지 않아도 살이 찌고 잘된다. 돼지막이 길게 지어져 있는 데서 보면, 신경 안 써도 새끼 잘 낳고 잘되는 우리가 있다. 우리가 좁아 서로 몸싸움을 하고, 코를 디밀며 시멘트 바닥을 파며 드세게 논다. 건강 상태가 좋아 힘이 남아 어쩔 줄을 몰라 하는 것이다.

사람도 산맥에 살면 아이들이 드세고 건강하다. 아무렇게 키워도 병치레 안 하고 건강히 잘 큰다. 산맥의 이치를 알면 누구나 이해가 가는 일이다. 그러나 우리 생활에서 알 수 없는 조화도 참으로 많다. 가령 집에서 술을 담아도 잘 되는 자리가 있다. 똑같은 재료를 써서 담가도 항아리가 앉는 자리가 달라지면 썩은 곰팡이가 피어 술을 버리기도 한다.

우리 옆집 어떤 노인은 젊어서 빈손으로 피난을 나왔다. 그 가난이야 말 안 해도 우리가 다 짐작을 하는데 지금은 땅 부자가 되어 있다. 이 골짜기에 있는 군부대에서 군인들이 버린 밥을 주워다 술을 담가 다시 갖다 팔아서 그렇게 돈을 모아 여기저기 땅을 산 것이다. 그 노인 말씀은 이 자리에서, 이 항아리가 술이 잘 된다는 것이다. 그 집에서 자식 많이 낳아 건강히 잘 키워 재미를 봤다고, 자기네 땅 두고 남의 땅에서 군불 피우며 두 노인네가 건강히 잘 살고 계신다. 지금은 우리 집 옆으로 이사 와서 예쁘게 집 짓고 80세 넘도록 건강하게 사신다.

지하수 줄기 위에 방이 들면 불이 안 든다

우리 식 온돌방은 세계적으로 유명할 만큼 과학적이고 실용적이다. 중국, 한국, 일본 모두가 비슷한 기후와 문화를 가지고 있으면서도 전혀 다른 것이 있다면 난방 시설일 것이다. 우리보다 훨씬 추운 북방 중국에도 특별한 난방 시설이 없다. 부엌과 방이 막 통하게 해서 밥할 때 아궁이에서 생기는 열만으로 실내를 덥히고 있다. 습기와 강우량이 많아 나무가 잘 되는 기후를 가진 일본도 아무런 난방 시설이 없다. 우리의 선조들은 예부터 풍수지리를 잘 알아, 온도와 습도를 유지하기 위해 온돌을 사용하고 창호지를 이용하였으며, 따뜻하고 건조한 곳에 마을을 만드는 데 힘썼다.

사람에게는 의식주가 필수 조건인데, 음식만 가지고 건강을 찾겠다는 것은 말뿐 되지 않는다. 의복과 집이 따라 주어야 한다.

스티로폴이 생기기 전 우리는 흙이나 나무, 돌을 가지고 보온을 해 왔다. 또 무연탄 아궁이, 기름 보일러, 가스 보일러가 이 땅에 오기 전 우리는 온돌방을 사용하면서 여름은 시원하게, 겨울은 따뜻하게 지냈다. 아궁이는 여인들이 쭈그리고 앉아 일광욕 못 시킨 자궁전(子宮前)을 소독시키고 젖은 곳 말려 건강을 유지하고 또 피로를 풀어 왔다. 아무리 무연탄, 석유 난로 불을 쬐어 봐도 눈보라 치는 날 마당에 모닥불만 못하다. 없어져 가는 이 온돌 시설을 살리는 것도 자연을 보호하고 우리 몸을 양생하는 방법이다.

온돌방 구들을 놓을 때 같은 기술, 같은 돌로 구들을 놓아도 불이 잘 들고 따뜻한 방이 있는가 하면 그렇지 않은 방이 있다. 그 원인은 지하수가 지나는 곳에 방을 들이면 불이 안 드는 것이다. 아궁이 있

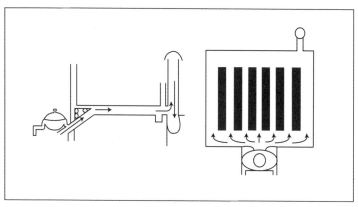

구들 놓는 법

는 곳에 지하수가 지나가면 불이 아궁이에서는 안 타지만 깊이 넣으면 잘 타고, 지하수가 굴뚝 쪽으로 지나면 아궁이에서는 잘 타지만 불이 빨아들여지지 않는다. 이런 집들은 수맥을 피해 아궁이나 굴뚝을 옮기면 해결된다

거의 사라진 구들이지만 놓는 방식을 배워 두어야 한다. 언젠가는 다시 찾을 때가 반드시 있게 될 것이다. 구들장과 솥의 경사도는 45도여야 하고 뒷이마 밑은 석 자를 파 주어 공간을 내어야 하는데, 그래야 바람이 내리칠 때도 풍속을 죽여 아궁이로 연기가 나오지 않는다. 화력이 있는 중에는 일정한 온도를 유지하여 마를 때까지 불을 계속 지펴야 한다. 중간에 식혔다 말리면 방이 따뜻하지 않고 불길도 잘 들지 않는다.

훌륭한 기술로 온돌을 놓아도 방이 따뜻하지 않고 불이 들지 않는 것은 수맥이 지나기 때문이다. 그래서 집터는 물 자리를 피해서 앉혀야 한다. 무연탄도 그러하다. 수맥 위에 탄을 때면 습기로 인해 불이 잘 피지를 않고 연탄 가스가 생긴다.

나는 돈 안 받고 허가 없는 돌팔이 부동산 중개사다. 땅 사고 집 사고 공장 부지 구하고 물을 필요로 할 때, 또 무덤 쓸 일 있을 때 이 돌팔이를 부른다. 한번은 여관을 사겠다는 사람이 찾아왔다. 함께 여관을 둘러보고 있는데 이웃에 사는 노인이 오더니 조용히 귀엣말로 "이 여관 사지 말라"고 했다. 사람이 해마다 죽어 나갔다는 것이다. "제가 사람 죽은 방을 찾아보겠습니다"라고 대꾸하고, 곧 문제의 방을 집어냈다. 이 경우는 수맥이 지나는 방에 연탄 가스가 생겨 사고가 났던 것이다.

수맥이 지나는 방에 연탄을 피우면 그 방은 늘 사고가 난다. 이런 방은 창고나 다른 용도로 사용하면 해를 입지 않는다. 그러나 보일러 실은 안 된다. 기계를 습기 있는 곳에 두면 고장이 나기 때문이다. '수극화'(水剋火)의 이치다.

집에서 소리가 나면 집안 망한다

학교, 공장, 병원 같은, 면적이 넓은 건물의 경비원들은 숙직하면서 건물에서 소리가 나는 것을 경험하게 된다. 이처럼 면적이 넓은 건물 지면에 큰 물줄기가 있어 지진이 나면서 목조 건물이 틀어지는 소리가 나는 것인데, 이런 소리는 같은 장소, 같은 시간에 난다. 수맥이 창문 아래로 지나가면 창문이 울린다. 그래서 초등학교에는 귀신 얘기가 많은데, 특히 소풍 가는 날, 운동회 날 비가 오면 귀신이 붙어서 그런 것이라는 말이 아이들 사이에서 돌기도 했다. 요즘 학교는 시멘트 건물이라 천장 합판이나 창문이 울린다.

한옥의 경우에는 집 전체가 울리며 서까래가 틀어지는 소리, 상량이 퉁기는 소리가 나는데 옛날에는 이 소리를 도깨비 장난으로 알아 그런 소리가 나는 집은 도깨비가 나오는 흉가로 소문이 났다.

수맥이 세게 지나는 곳에는 소리가 크게 나고, 약하게 지나는 곳에는 사람에게 서서히 피해만 줄 뿐 소리는 안 난다. 이 소리의 정체를 알지 못하고 겁을 먹은 사람들 중에는 기(氣)를 빼앗겨 정신병 환자가 되는 경우도 있다. 원인 모를 소리를, 낮에도 그렇지만 한밤중 매일 같은 시간에 듣는다고 생각해 보라.

지역마다 시간의 차이가 있기는 하지만 이 소리에 시계를 맞추어도 될 정도로 그 시간은 정확하다. 시계에는 여러 가지가 있다. 물시계, 해시계, 요즘 유행하는 모래 시계 등등이 있으나 그 중 가장 정확한 시계는 역시 해시계다. 나침반을 정남북으로 놓고 '열 십'(十) 자를 그어 중간에 말뚝을 박아 그림자가 북으로 향할 때가 정오다. 정오란 12진법[子丑寅卯辰巳午未申酉戌亥]에 따라 시(時)를 정한 것인데, 오시(午時)는 요즘 시간으로 낮 11시부터 1시 사이이고, 12시가 정오이다. 자시(子時)란 밤 11시부터 새벽 1시 사이인데, 밤 12시가 자정(子正)이다. 이것은 우리 나라에서 바꿀 수 없는 천문학이다.

나는 나라마다 시차가 다른데 왜 시간을 통일해서 쓰지 않고 다르게 써서 혼동을 일으키는가 하는 궁금증이 어릴 적부터 있었다. 중국은 우리와 한 시간, 필리핀도 한 시간, 로마는 열 아홉 시간 차이가 난다. 같은 미국 안에서도 지방마다 시간에 차이가 있다. 이런 것은 다 그 지역에서 낮 12시에 정오를 맞추려고 그런 것이다. 그런데 어느 '군주'가 1988년도에 '썸머 타임'인지 뭔지 하면서 정오를 바꾸고 자정을 바꾸었다. 결국 일 년도 못 가서 그만두기는 했지만, 시간이 어떻게 여름 시간, 겨울 시간이 있을 수 있겠는가? 지구가 동서남북이 바뀌고 12시가 11시가 될 수는 있어도 오시는 변할 수 없다.

그런데 이 해시계처럼 정확한 게 지진 시계다. 지진 강도에 따라 우리가 느낄 때와 못 느낄 때가 있지만, 더러는 약하게 더러는 강하게 매일같이 같은 시간에 지진이 지나고 있다. 충격을 가하지 않는데 창문 유리가 깨지기도 하고, 선반 위에 꿀단지가 굴러 떨어지기도 하고, 문풍지가 한동안 울려 누가 찾아온 것처럼 착각하게도 만든다. 그 시간만 되면 방문이 절로 열리는 수도 있다. 전화기가 혼자 신호를 울리고 전기가 단선되어 꺼지기도 하는데, 이런 현상들은 바로 지층의 움직임에 의해 자연히 발생하는 것이다.

포천 직동교회 장로님 댁 응접실은 오후 2시, 남원 대산면에는 5시, 충북 괴산 북상은 오후 2시, 모두 시간은 다르지만 같은 장소, 같은 시간에 소리가 난다. 해남의 어느 집에는 새벽 1시만 되면 방아 찧는 소리가 난다. 이 소리를 확인하려고 사람들이 몰린다고 한다.

남원 동광원에 갔을 때 평생 목수로 일하던 청년이 집을 작품으로 지었다고 가 보자고 했다. 집에 들어서면서 "집 뒤 벽에 금이 갔을 것"이라고 했더니, "기초 공사비를 건물비보다 더 들이고 목수인 내가 지은 집인데 그럴 리가 있겠냐?"고 했다. 그래도 돌아보고 오라고 하니까 "괜히 형님이 와서 우리 집 벽에 금만 갔다"고 했다. 그러고 나서 방 가운데 천장에서 소리가 날 거라고 했더니, "오후 5시에 난다"면서 걱정을 했다.

건물에서 나는 이런 소리들은 귀신이 내는 소리가 아니고 지각 운동에 의해 생기는 것이므로 잠자리만 피하면 아무 이상이 없다. 이런 곳에 잠자리를 두면 일어날 때 몸이 무겁고, 그렇게 계속하면 병이 나 3년 안에 죽게 된다. 그 집에 환자가 끊이지 않게 되어 결국 그 집 안은 망한다.

정문을 바로 내면 사람이 많이 찾아온다

오가며 그 집 앞을 지나노라면 그리워 나도 몰래 발이 머물고, 오히려 지나칠까 마음에 조바심이 이는 집이 있다. 새벽에 눈이 약간 왔을 때 다녀 보면, 아직 해가 뜨지 않았는데 눈이 녹은 자리가 있고 녹지 않은 자리가 있다. 산모퉁이가 산등성이 끝이면 눈이 녹아 있고, 골짜기 끝과 도로가 만난 자리는 눈이 아예 얼어 있다. 산길을 운전할 때 이런 곳은 조심해야 한다. 눈이 다 녹아도 이런 골짜기 끝은 조심해야 하고, 물이 있는 다리 위도 다른 곳보다 얼음이 빨리 얼고 늦게 녹으므로 조심해야 한다.

눈이 빨리 녹는 자리를 지나노라면 훈훈한 기운이 돌게 마련이다. 이런 곳에 집을 짓고 정문을 내면 인적이 들끓고, 영업집이면 장사도 잘 된다. 가게가 나란히 있는데 손님이 많고 적음은 그 집 앞에 걸친 수맥과 산맥의 영향이다. 마을꾼들 많이 모이는 집 주인 중에 친절한 사람 없고, 손님 많은 가게 주인 중에 친절한 사람 없다. 그런데도 그런 집에 사람들이 많이 모여드는 것은 그곳에 열이 있어 포근함을 느끼기 때문이다.

집터가 좋은데 집주인 인심이 안 좋다 하더라도, 이런 집은 주인이 어떤 모양으로든지 바뀌게 된다. 또 집터가 좋으면 주인 인심이 나빠질 수가 없다. 몸 건강해서 기분 좋고, 기분 좋아서 하는 일이 잘 되는데, 억지로 인상 쓰고 야박하게 되지 않는다. 보통 사람이라면 말이다. 어느 집이든지 손님이 끊어지면 그 집안은 다 된 집이다. '빈객불래문호속'(賓客不來門戶俗)이라 했고 '개문만복래'(開門萬福來)라 했다. 즉 손님이 자주 찾는 집은 흥하고, 문은 항상 열려 있어야 한다.

6. 수맥과 산맥이야기

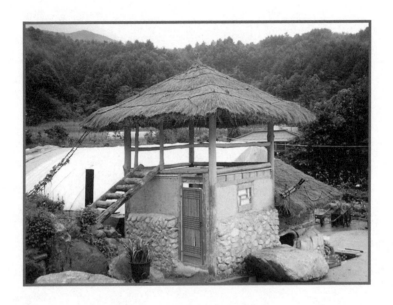

수맥과 산맥, 하느님의 창조 원리

　지구를 크게 나누면 뭍과 물이다. 뭍은 땅이요, 물은 강과 바다다. 기독교에서는 맨 처음 하느님이 뭍으로 물을 섞어 사람을 지어 높은 뭍에 에덴이라 이름하고 사람을 두셨다 한다. 쫓겨난 아담의 후손은 종신토록 뭍과 물을 먹고살다가 뭍으로 돌아가야 한다고 했다. 사람은 물 없이는 하루도 살 수가 없다. 이러한 물과 뭍, 즉 수맥과 산맥은 사람에게 지대한 영향을 끼친다.

　산마루에서 산등을 따라 흐르는 지열을 산맥이라고도 하고 정기라고도 한다. 이 산맥은 화산이 터진 분화구를 거쳐 그 줄기마다 지열이 올라오는데, 이 지열과 수맥이 만나는 곳은 열천이 되고, 이 열천이 흘러 내려오면 온천이 된다. 또 이 온천이 더 흘러 내려오면 미온천이 되며, 수맥이 산맥을 거치지 않고 흐르면 냉천이 된다.

　이렇게 흐르는 물과 맥을 잘 알아서 짐승들은 잠자리와 생활처를 구별할 줄 아는데, 만물의 영장이라고 하는 사람들이 종교가 어떻고 철학이 어떻고 백일 기도와 참선이 어쩌고저쩌고 하면서도, 막상 하느님의 창조 원리를 무시하고 또 몰라서 피해를 보고 있다.

　지금 사람들은 없는 것을 만들려고만 하지, 처음 만들어진 창조물을 이용하려 하지 않는다. 기독교의 선조들인 아브라함, 이삭, 야곱, 모세 같은 이들은 창조 질서에 관심을 갖고 잘 순응했기 때문에 광야에서 물을 찾아 민족을 살리고 많은 양떼를 키울 수 있었다. 모세는 조수 현상과 화산 터지는 일을 미리 알았고, 반석을 치면 물이 나오는 것을 알고 있었다.

　하느님은 자연을 유용하게 사용토록 인간에게 지혜를 주었다. 이러한 원리를 각 종교들이 잘 이용했는데 나중에 기독교만은 이를 배척해 왔다. 예수 믿는 사람들은 이러한 원리를 빨리 수용했으나, 교회 다니는 사람들이 아직도 이를 못 받아들이고, 목사를 믿는 사람은 하느님의 원뜻에 어긋나는 생각을 하는 경우가 많으니, 책 오염 시대에 또 오염되겠다.

수맥 지나는 곳에 집을 지으면 벽에 균열이 생긴다

성수다리, 삼풍백화점이 무너지면서 부실 공사가 한참 사회 문제로 대두된 적이 있다. 그런데 공법대로 하지 않아 부실 공사가 되기도 하지만, 아무리 정석대로 해도 건물 벽에 금이 가기도 하고 사이가 벌어지기도 한다. 지하수가 흐르는 곳에 집을 지으면 그렇게 된다. 이런 곳은 방수를 해도 물이 샌다. 물줄기를 돌리지 않는 이상 피할 방법이 없다.

시가지나 마을이나 집 안에서 지하수를 찾으려 할 때, 윗집 건물과 아랫집 건물을 보면서 양쪽 집 벽에 금이 간 곳을 찾아, 줄을 띄워 중간에 아무 곳이나 파 보면 물이 나오는 것을 볼 수 있다.

가평 유명산 아래 자리한, 전통 문화지리학을 연구한다는 한 교수 집에 지하수를 찾으러 간 적이 있는데, 가 보니 집주인이 도배업자와 싸우고 있었다. 내용인즉 천장과 벽에 금이 가도록 도배를 해 놓았으니 돈을 못 주겠다는 것이었다.(이런 집은 외벽에도 틀림없이 금이 가 있다.) 도배업자는 "초배를 헝겊으로 발라도 금이 가니 어떻게 하느냐?"고 맞섰다. 이것은 도배공의 잘못이 아니다. 우주 천체의 움직임에 따라 춘하추동 24절기, 한 해 365날, 12달, 30날, 24때[時], 60나눔[分], 60처음[初] 하는 일월성신(日月星辰)의 법칙에 따라 유성의 부스러기인 지구가 따라 움직이는데, 전통 문화와 지리학을 연구한다는 교수님이 수맥 위에 집을 지은 것이 잘못이다.

논둑도 윗배미 아랫배미가 일직선으로 무너진 곳에서는 논둑이 해마다 무너진다. 말뚝 박고 떼 떠다가 논둑을 고쳐도 계속 무너지는 곳이 있다. 그 무너진 곳을 일직선으로 줄을 긋고 아랫배미를 파면 물이 있다. 또 논배미에 깊숙이 눌러 앉는 곳도 지하수가 지나는 곳이다.

수맥은 논둑뿐 아니라 옹벽도 쪼갠다.

산사태도 나는 곳에서 계속 난다. 산사태 났던 곳에 집을 지으면 화를 당한다. 언젠가는 또다시 산사태가 난다. 산사태가 나는 원인은 여러 가지 있다. 치산치수(治山治水) 잘못한 것도 있겠고, 넓은 바위 위에 덮여 있던 흙에 비가 계속 오면 흙 속에 물이 고여 있다가 갑자기 흙이 씻겨 내려 산사태가 되기도 하고, 군인들이 방공호ㆍ교통로 파서 물이 고여 나기도 하고, 나무뿌리와 풀뿌리가 엉켜 있다가 많은 비를 못 견뎌 무너지기도 하고, 지하수 줄기가 있어 평소 샘물이 솟고 있다가 하늘에서 내리는 것과 합하여 사태가 나기도 한다.

텔레비전도 제 자리에 있지 않으면 소리나 화면이 잘 나오지 않거나 고장이 난다. 횡성 어느 교회의 한 교인 집에는 이 바보 상자를 방 가운데 놓고 바보처럼 둘러앉아 보고 있었다. 그러나 벽 가까이 수맥

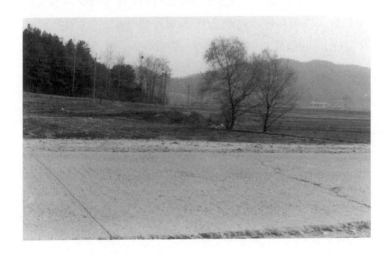

이 지나고 있어 안테나가 전파 방해를 입어 이내 볼 수 없게 되었다. 사람은 자고 나면 움직이고 자리를 피해 다니기도 하지만, 기계는 그 자리에만 있어야 하기 때문에 별 수가 없다. 그냥 고장이 나고 마는 것이다.

철원 유곡리(柳谷里)는 물이 흔하다. 이런 마을에 사는 사람들은 버드나무 자리를 잘 이용해야 한다. 버드나무에 개줄만 있고 개가 없는 것은 개가 물줄기 위에서 살다가 죽어 송장만 빠져나간 흔적이다. 버드나무는 습기 없는 곳에 심으면 말라죽고 만다. 깊은 산 속에서 물을 찾으려면 버드나무 있는 곳을 찾으면 된다. 옹달샘 있는 곳 주위에 버드나무가 꼭 있다. 사막에서는 종려나무를 찾으면 물이나 수맥이 있다.

지하수 줄기 위에 정문이 나면 인적이 드물다

어떤 집 정문 바닥에 습기가 있고, 이끼가 끼고, 땅이 질퍽거리고, 지렁이가 꿈틀거린다면, 그 집에 특별한 볼일이 있지 않은 한 안 가게 된다. 식당에 음식 먹으러 갔을 때 그 집 정문이 위와 같다면 그 식당은 손님이 없다. 사람이 드나드는 집이 이러하다면 장사하는 집은 장사가 안 될 것이고, 가정집이라면 놀이꾼이 안 모일 것이다.

또 식당에 좌석이 모두 비어 있어도 손님들이 즐겨 앉는 자리가 거의 정해져 있고, 또 손님이 많아도 늘 비어 있는 자리가 있다. 그 자리가 지저분한 것도 아니고 눈에 띄게 다른 것도 없지만 우리 몸에 끌리거나 끌리지 않는 파(派)가 있기 때문이다.

짐승은 배부르면 먹지 않고, 새끼 가질 때만 교미하며, 필요없는 것을 모아 두지 않고 저축하지 않는다. 원초적으로 살 뿐이다. 그래서 그런지 짐승들은 자기 자리를 잘 찾아 둥지를 튼다. 오리는 습기 있고 물 있는 곳, 닭은 건조하고 높은 곳, 노루는 따뜻하고 건조한 곳, 고양이는 뜨거운 곳을 육감으로 찾는다. 토끼 똥이나 노루 똥이 있는 곳은 지열로 따뜻한 곳이다.

부자보다는 가난한 사람이 감각이 예민하고, 배부른 사람보다는 배고픈 사람이, 뚱뚱한 사람보다는 마른 사람이, 양반보다는 선비가, 놀부보다는 흥부가, 주지 스님보다는 선승이, 신부님보다는 수사·수녀님들이, 선달보다는 생원이, 구렁이보다는 청사·백사가, 가물치·메기보다는 피라미가, 돼지보다는 노루나 사슴이 훨씬 감각이 예민하다.

장사집에 장사가 안 되는 것은 시설이나 친절과 상관없다. 장사 안 된다고 돈 들여 시설 바꾸고 90도로 인사를 해도 수맥이 지나가는 터에는 사람이 안 모이게 되어 있다. 여러 가지 자연 조건을 살려 방향과 터를 잡고, 음식점이라면 거기에 음식을 맛깔스럽게 해서 열심히 한다면 틀림없이 사람이 모인다.

요즘 독특하게 한다고 깊은 골짜기에 유흥업소를 차리는 사람이 많은데 여름 손님은 좀 있겠지만 봄 · 가을 · 겨울 손님은 없다. 사람은 습한 곳을 싫어하기 때문이다. 보통 사람들은 따뜻하고 포근하게 느껴지는 곳에 끌리게 마련이다. 장사하는 데 정성을 다해도 손님이 없을 때는, 가게를 옮기기 어려우면 정문을 바꾸어 볼 필요가 있다.

음식점을 예로 든 것은 거기에서 파는 것이 우리 몸 속에 들어가는 음식이라 민감하기 때문이다. 다른 가게, 병원, 사무실, 공장, 나란히 있는 변호사 사무실, 기도원, 절간, 교회도 마찬가지다.

지하수 위에 잠자는 방이 들면 건강을 잃는다

　나이 마흔 넘은 분들은 누구나 경험했을 것이다. 옛날에는 애들이
어른보다 먼저 일어나 뛰었다. 어른들은 시끄럽다고 조용히 잠자라
고 하나 아이들은 새벽부터 수선을 피운다. 또 옛날 시아버지들은 며
느리보다 일찍 일어나, 괜히 며느리 방을 맴돌며 나오지 않는 기침을
하고 어질러지지도 않은 마당을 쓸며 며느리를 깨웠다. 그러나 요즘
애들은 밥 지어 놓고 깨워야 일어나고, 어른들은 잠은 깨었으나 몸을
일으키지를 못한다.

　이유는 간단하다. 물이 담겨 있는 보일러 호스(물) 위에서 잠을 자
니 몸이 무거워 그렇다. 그래도 억지로 일어나면 20여 분 후에는 몸
이 가벼워진다. 그러지 않고 '피로가 풀리면 일어나지' 하면, 하루종
일 가도 피로는 풀리지 않는다. 종일 누워 있다가 일어나는 것은 피
로가 풀려서 일어나는 것이 아니라, 누워 있기가 힘들어 일어나는 것
이다.

　몸을 무겁게 하는 또 하나 원인은 고급 벽지로 외부와의 공기를 차
단하고 공기 구멍 없는 비닐 장판 위에서 잠을 자기 때문이다. 요즘
도 메주 쑤는 온돌방이나 소죽 끓이는 방에서 자고 나면 가볍게 일어
날 수 있음은 누구나 쉽게 경험할 수 있는 일이다.

　플라스틱 파이프보다는 동 파이프가 조금 가볍고 피로를 풀게 해
주지만 온돌방만은 못한다.(수맥이 지나는 곳에 동판을 깔면 수맥의
피해를 어느 정도 방지할 수 있다.) 보일러 호스가 지나는 데서 입는
피해도 이 정도인데, 수맥의 영향은 훨씬 더 크다.

　수맥 위의 방, 이런 곳에 잠자리를 만들면 자고 났을 때 몸이 무겁

고 머리가 아프다. 이것이 누적되면 인상이 구겨지고 그냥 넘어갈 일도 시비를 걸게 되며, 집안 식구간에도 짜증을 내고 거친 말투가 오가게 마련이다. 공부하는 사람은 공부가 안 되고, 건강한 사람도 팔다리가 쑤시고, 병원에 가면 병명은 안 나오는데 집에 오면 아프다. 그래서 이것저것 약 먹고 주사 맞다 보면 되레 건강을 잃게 된다.

짐승도 마찬가지다. 먼저 개 이야기를 해야겠다. 개집에 줄을 묶어두었는데 그 집에서 개가 자지 않고 줄을 끌고 최대한 멀리 떨어져 목을 빼고 자는 것을 볼 수가 있다. 이런 곳에서 새끼를 낳으면 새끼가 다 죽는다. 이럴 때는 개가 잠자는 곳으로 개집을 옮겨 줘야 한다.

돼지도 분만실에 물줄기가 흐르고 있으면 새끼에서 재미를 못 본다. 풀어 놓아 기른 비육돈은 저희들이 알아서 물줄기를 피해서 자란다. 그러나 수맥이 지나는 좁은 공간의 분만실에 가두어 두면, 어미 돼지는 잠시 누워 있는 자리니 큰 영향을 안 받지만, 새끼는 면역성이 없기 때문에 죽고 만다. 임실군의 양돈협회 초청으로 임실 지역 양돈장을 돌아보았는데, 돼지가 안 되는 우리는 한 번도 재미를 못 본다는 것이다. 이런 곳은 모두 수맥이 흐르고 있기 때문이다.

송아지를 사다 기르면 어떤 외양간은 소가 살이 찌고 잘되지만, 어떤 외양간은 들어오는 소마다 병들어 죽는다. 잠자는 자리에 물줄기의 폭(넓이)이 무릎으로 지나가면 무릎이 아프고 어깨로 지나면 어깨가 아프다. 임산부가 기거하는 곳, 특히 아랫배로 지나면 기형이나 조산, 난산, 역산의 위험이 있다.

옛말에 이사 잘못 가고 성주받이 잘못해서 3년 못 넘겼다고도 하고 3년을 지내 봐야 안다고도 했다. 그러나 3년을 지내 보면 늦으니 빨리 대책을 세우는 것이 좋다. 사용하는 방을 다른 용도로 바꿀 수 없는 상황이면 가구를 그 자리에 놓고 사람이 눕는 자리만 바꿔도 된다. 침대를 사용하면 되지 않느냐고 묻는 사람들이 많은데, 침대만 사용해도 괜찮은 자리가 있지만, 고층에서도 영향을 받는 경우도 있다. 어떤 집은 집 전체를 옮겨야지 달리 해결할 길이 없는 집도 있다.

이사 가고 집 짓고 3년 안에 환자가 많이 생기면 일단 집터를 의심해 보고 확인해 보는 것이 좋다. 지나다니다 잘못된 집터나 축사를 보고도 말을 해줄 수가 없어 안타까울 뿐이다. 내가 그 집을 옮겨 줄 형편도 안 되는데 터가 안 좋다고 말할 수가 없기 때문이다.

기도원, 절, 교회도 마찬가지이다. 유난히 싸움을 많이 하는 교회나 절간이 있다. 늘 기도하고 예불 드리면 조용히 살 수도 있겠으나, 모든 사람이 항상 기도만 하고 살 수 없기 때문에 시끄러울 수밖에 없다. 혹시라도 수양 잘못해서 싸움하고 집터에 뒤집어씌우는 일은 없어야겠다.

숯가마 자리는 버드나무 있는 곳이어야 한다

숯가마 자리는 수맥이 지나는 곳이 좋다. 숯불을 끌 때는 외부의 공기를 차단하고 지면의 습도로 서서히 꺼야 좋은 숯이 된다. 가마 자리는 기술도 중요하지만 자리가 더 중요하다. 그래서 숯가마 자리는 버드나무 있는 곳이어야 한다. 버드나무는 수맥이 지나는 곳에 잘 자라기 때문이다.

숯은 우리 생활에 가까이 있으면서 여러모로 상비약으로 사용되었다. 밭작물에 진딧물이 끼면 숯가루를 뿌려 살충제로 썼고 간장 독에 숯을 띄워 해독을 했다.(장 담글 때 숯을 넣지 않으면 해독이 되지 않아 머리가 아프다.)

숯이 흔할 때는 이것저것 주워먹고 사는 가축이 병이 나면 숯가루를 먹였고, 요즘 유기 농업 하는 곳에서는 제조 사료에 숯을 섞여 먹이고 있다. 아궁이 재를 밭에 뿌리는 것도 소독제로 쓰는 것이다. 자연 요법으로 중환자들에게 숯을 먹도록 하는 것도 병균을 죽이고 소독하기 위해서이다. 재림교에서는 환자들에게 숯을 먹도록 한다.

아물지 않는 욕창에 양약이 들어오기 전에는 숯가루를 발랐다. 진물이 흡수되므로 새 살이 나는 데 좋았고, 어린애 난 집 금줄에 숯을 꽂는 것은 밖에서 나쁜 균이 못 들어오도록 하기 위함이다.

백 평 정도의 밭이면 숯을 자루에 담아 네 귀퉁이에 뭉치로 묻어 두면 병충해를 방지할 수 있다 한다. 합천 해인사 대장각 바닥에 숯을 묻은 것은 습도 조절과 곰팡이 제거와 멸균 소독용이기도 하다. 숯의 나무로는 참나무와 대나무, 소나무가 좋다.

지명에 '수' (水)자 들어가는 마을은 물이 흔하다

예부터 전해 내려오는 마을 이름이나 산 이름은 지질적 · 지형적 · 지리적 관습이나 풍습 등의 근거와 선견지명으로 이름을 지은 것들이다.

'금' (金)자가 들어가는 산에는 주로 금광이 있다. 김제(金堤)는 사금이 많고, 지역마다 있는 금산(金山)이라는 지명이 붙은 곳에는 금이 나온다. 옥출산(玉出山)에는 옥이 나오고, 한탄강은 큰 여울이고, 오탄리(五灘里)는 여울이 다섯이고, 금탄리(金灘里, 쇠여울)는 여울에 금이 있고, 금판리 · 쇠판리 이런 마을들은 금을 캤던 곳이다.

내가 사는 마을 근처에 신포리(新浦里)가 있다. 말 그대로 포가 새로 생긴 것이다. 포가 없었는데 춘천댐을 만들면서 이 마을에 포가 생겼다. 사내면 사창리의 사창(史創)은 사창굴이 아니라 사적을 보관하는 창고다. 여차하면 임금이 피난하려고 했던 곳이다. 우리 마을은 반암인데 넓은 바위가 많다.

개성(開城)은 철조망이 가로막아도 그곳만은 열려 있고, 포천(抱川)은 물을 안고 있어 물자리가 터지면 냇물처럼 많이 나오고, 강화의 온수리(溫水里)는 따뜻한 물이 나오고, 온양(溫陽)도 온천이 개발되기 전에 지어진 이름이다. '가마 부' (釜)자를 쓴 부산(釜山), 부곡(釜谷)은 온천이 있는 곳이다. 와우산(臥牛山)에 아파트를 지어 와우아파트라고 하니 '와우' 하고 소처럼 눕고 말았다.

철원 와수리(瓦水里), 신수리(新水里)에는 물이 흔한데, 이처럼 지명에 '물 수' (水)자가 쓰인 곳에는 모두 물이 흔하다.

238

비 온 뒤에 물맛이 변하는 물은 좋지 않다

동식물이 살아가는 데 물 없이는 살 수가 없다. 그러나 물 때문에 입는 피해도 상당하다. 흔히 집을 떠나 타지에서 물을 먹으면 물갈이를 한다고 하는데, 먹던 물과 달라서 탈이 나는 것이 아니라 대부분은 수질이 안 좋아 탈이 난다. 절에 가서 물 먹고 물갈이했다는 얘기는 좀처럼 없다.

좋은 물을 마시면 기분도 좋아진다. 좋은 물을 마셔야 하는 이유는 말할 것도 없다. 우리 몸에 수분이 70퍼센트 이상이라 하니 이 수분을 먹어서 보충해 주어야 한다. 몸 밖으로 내보내는 물이 하루 2천 500그램이다. 폐 호흡에 600그램, 땀으로 500그램, 오줌으로 1천 300그램, 변으로 100그램이다. 하루에 우리가 마시는 물의 양은 최소한 두 되 정도는 돼야 하고, 땀을 많이 흘린 사람은 더 많은 양의 물을 마셔야 한다.

몸의 혈액을 정화시키는 데도 물이 들어가야 한다. 땀도 물이 없이는 날 수가 없고, 오줌도 물 없이는 못 눈다. 체온 조절, 포도당 생성, 세포의 신진대사, 모관 작용 촉진, 내장 세척, 산과 염기의 균형 유지, 해독, 변비 예방 등에도 모두 물이 쓰인다.

북한강과 남한강이 합류한 곳이 양수리(두물머리)다. 하류에는 양수(兩水)가 모여 팔당호를 이루고 있는데 수면의 수질은 보기에는 상수원답게 깨끗하다. 그런데 댐으로 흘러들어 오는 표면의 물만 흘러 내려가기 때문에 바닥의 물은 계속 고여 있다. 양수리 지역은 어느 곳이든지 5미터만 파면 물이 나오는데 식수로는 좋지 않다. 이 물은 수맥으로 흐르는 물이 아니라, 댐 주변 지층이 자갈로 이루어져

댐에 고여 있던 물이 모터의 힘으로 스며 나오는 것이다. 물론 이곳에도 수질 좋은 맥이 있는데, 이런 곳에는 수맥의 깊이를 정확히 감지해서 한치의 오차도 없이 시추를 해야 한다.

건수가 흔한 지역에도 수맥이 있고, 섬이나 해변 바다에도 수맥이 있다. 어느 지역이든 비 온 뒤에 물맛이 달라지면 건수라고 보면 된다. 토양이 오염된 요즘 건수를 먹는 것은 환자들에게는 더욱이 안 좋다. 깊은 물은 지층에 의해 산성비가 정화되지만 건수는 이것이 안 되어 있다. 그래서 비 온 뒤에 물맛이 변하는 물은 좋지 않다.

산성비의 피해가 사람의 경우에는 표면에 나타나지 않지만, 식물에게는 장난이 아니다. 10년 전만 해도 참외, 토마토를 노지에 심어 익혀 먹었는데, 요즘은 산성비 때문에 꽃이 아예 녹아 버려 노작이 안 된다.

수질 오염의 주범이 농장의 소 똥, 돼지 똥이라고 목소리들이 크다. 물론 대형 축산업이 문제다. 그러나 농가에서 조금씩 나오는 똥은 흙이나 모래자갈이 있는 개울을 지나면서 자연히 분해·정화된다. 맥반석을 통과해 시간이 지나도 정화되지 않는 것은 아이스크림에도 들어간다는 계면활성유가 함유된 치약, 샴푸, 가루 비누이며, 공업용·산업용·군사 무기용 폐수와 중금속 따위들이다. 어떻게 이것들을 다 나열할 수 있겠는가? 수질 오염의 주범은 어느 누가 아니라 우리 모두이다.

물을 찾는 데 지켜야 할 세 가지 조건

나는 물 찾는 방법을 안태호 형님에게 배웠다. "꼭 지켜야 할 세 가지 조건이 있는데, 지킬 수 있느냐?"는 다짐을 받고 시작했는데, 그 조건은 첫째 돈 받지 말아라, 둘째 남이 쓰고 있는 물 빼앗지 말아라, 셋째 아무리 바빠도 하던 일 멈추고 가서 찾아 주라는 것이었다. 이 세 가지가 전부다. 간단하고 쉬운 조건 같았는데 막상 해보니 유혹이 늘 따라 어렵고, 시간을 뺏겨 내가 뭔가 계획하고 하는 일을 할 수 없으니 즐겁지만은 않다.

돈 받지 말아라

월급이라고는 군대 가서 3년 동안 받은 게 전부인 나의 생활은 지금도 고정 수입이 없다. 돈을 돌처럼 보는 게 쉽지는 않다. 방송영상제작소 공사장에서 지하 7층 깊이로 땅을 파 놓았는데 물이 없다고, 시공업자인 쌍용건설회사에서 연락이 왔다. 그곳에 가 좁은 면적에서 물이 하루 50톤이 나오길 요구하는데 75톤이 나오도록 했다.(집을 지을 때는 먼저 물을 해결하고 공사를 해야 한다. 집 지어 놓고 그 자리에 물이 없으면 어떻게 할 것인가?)

그들은 만연한 기쁨을 감추지 못하면서 무엇을 해주면 좋겠냐고 인사를 하지만, 이럴 때 결백한 척을 잘해야 하고 미련없이 돌아설 줄 알아야 한다. 내가 땀흘려 수고하지 않았고, 게다가 이것은 순전히 하느님의 것이기 때문에 내가 사례를 받을 이유는 없다. 그러나 내가 밥 한 끼를 얻어먹고 차비 받아 오는 것쯤은 애교로 봐 주길 바란다.

남이 쓰고 있는 물 빼앗지 말아라

나는 온천은 찾아 주지 않는다. 동네 인심 버리고, 본토인들은 고향 잃게 되고, 주차장에서 호루라기 불고 때밀이나 하고, 개울은 완전히 버리며, 돈 많은 재벌들만 재미를 보게 되기 때문이다.

실수로 경기도 일동에서 수맥을 찾아 주었는데 온천이 나왔다. 예상대로 목욕탕을 짓고 호텔을 짓고 유흥가를 만들어 동네를 망쳐 놓았는데, 지금 이 동네 땅값이 평당 500만 원 한다. 내가 돈을 벌자고 들면 온천 줄기를 거슬러 올라가 원 줄기가 있는 곳에 평당 만원 짜리 땅을 사면 되는데, 이런 일을 하지 말라는 것이다.

임실 제일교회 집사님 댁에 물맛이 좋았는데, 30리 밖에서 저수지 공사를 하는 바람에 흙탕물이 나오면서 물맛이 변했단다. 그런 경우에는 저수지 방향을 찾아가, 누군가 그곳에서 장난질로 시추를 하면 집사님 집 물을 30리 밖에서도 말릴 수도 있다.

농협중앙회 교육원에서는 비만 오면 지하 보일러실에 물이 차서 교육을 하다가 중단해야 하는 정도였다. 그래서 일류 기술자를 불러 방수 처리를 했더니 계단에서 물이 터져 대책이 없다며 양수기 두 대로 물을 뿜어 내기까지 했다. 건물 밖의 수맥을 찾아 시추해서 물을 뿜어 내 이를 해결했다. 집 지을 때 큰 수맥은 피해야 하고, 특히 지하 건물을 지을 때는 수맥을 반드시 피해야 후환이 없다.

여주, 이천은 물이 흔한 지역이다. 이곳에는 물을 찾아 주러 가는 것이 아니라 물을 말려 주러 다녔다. 이 지역은 수렁논을 말리려고 물을 팔 때가 많이 있다. 이런 곳도 수맥을 찾아 차단하면 간단하다.

이런 원리로 남의 물을 얼마든지 뺏을 수 있고 말릴 수도 있는데, 어떠한 이유에서든지 사람의 감정과 판단으로 물을 빼앗지 말라는 것이다.

아무리 바빠도 부탁하면 가서 찾아 줘라

위에 두 가지는 솔직히 문제가 되지 않는다. 그런데 이 마지막 주문이 제일 힘들다. 나도 사람이고 사람들과 얽혀서 살다 보니 사생활이 없을 수 없다. 부모님 두 분 아무 일 없이 잘 모셔도 효자 소리 듣기 힘들고, 자녀 한두 명 잘 키워도 좋은 아버지 소리 듣기 힘들기는 마찬가지겠지만, 물 찾는다고 돌아다니면 집에 계시는 노인들은 안심이 안 되는 듯 염려를 하시고, 아이들은 늘 불만이고, 함께 일하는 식구들은 내가 해야 할 일을 대신 해야 하니 어려울 건 뻔한 일이다. 때를 놓치면 안 되는 게 농사일인데 그래서 어렵다.

물 찾는 기술은 예부터 있었다. 가톨릭교가 우리 나라에 들어오기 전에도, 물 찾는 신부님이 나시기 전에도 우리는 물을 파서 살아왔다. 버드나무를 들고 물을 찾았고, 밤에 대야에 물을 떠서 들고 다니면서 별빛이 많이 비치는 곳이 물자리라고 어른들에게 들어 왔다. 서양 문화가 판치기 시작하면서부터 우리는 물도 못 찾고 살게 되었다. 우리 삶의 근원이 뿌리째 흔들리고 뽑혀지는 단면 중의 하나이다.

물을 찾으러 가는 곳마다 집터를 먼저 보게 되는데, 물은 없으면 길어다 먹으면 되지만, 집터는 한번 잘못 정하면 그 집을 헐 때까지 해결책이 없다. 언젠가 장성 백운교회에 갔다가 열 일곱 개 마을을 모두 돌아다닌 적이 있다. 마을 전체가 수분이 많고 수맥이 걸친 곳이 많았다. 그런데 두 집을 제외한 전부가 수맥을 요리조리 잘 피해서 집이 앉혀졌다. 어떤 집은 벽으로 지나게 하고, 구석방으로 지나게도 하고. 목사님, 장로님, 전도사님 들과 같이 다니면서 몇 번이고 선조들의 지혜와 슬기를 보고 탄복을 했다.

옛날부터 마을마다 생원을 바로 만나면 마을 사람 모두가 건강하고 평안하였다. 바람직한 생원 랍비들은 청렴결백한 선비로서 찬물 마시고 이 쑤시고, 빈 솥에 물 붓고 불 때고, 돈 많은 양반들 틈에서 남루한 누더기 입고 곁불 쪼이면서도 벼슬 탐하지 않고 부끄럽지 않게 떳떳이 살았으며, 무식한 백성들 대필해 주고, 어려운 일 있으면 도와 주면서 같이 굶고 떨며 살아왔다. 사무엘처럼 뉘 소나 나귀를 탐내지 않으며, 호세아처럼 용서해 주고, 아모스처럼 축산하며 농사 짓고, 빈민 착취와 사치와 방탕과 종교·정치·경제 유착을 지적하며 하느님의 심판을 예언하고……

  바람직한 길선비(道士)들은 길을 지나다가도 "이 집 정문 옮겨라, 이 집 큰 나무는 잘라라, 우물은 저곳에 파라, 아궁이를 옮겨라, 굴뚝 바로 세워라, 이 아이는 절로 보내라" 하며 다녔다. 주인이 보답하려면 행적을 감추고, 전대나 주머니나 두 켤레 신을 갖지 않았으며, 아무 곳이라도 평안을 빌어 주고, 받아들이지 않으면 사랑방에 자다가 동트기 전에 전송 없이 떠났다.

어떻게 물을 찾을까

물 찾는 연습을 하려면 잡생각을 하지 말고 정신을 모아야 한다. 'ㄱ' 자 철사 두 개를 양손에 나누어 쥐고, 끝이 정면을 향해 평행이 되도록 하여 찬찬히 왔다갔다하다 보면 철사 끝이 서로 당기면서 모이고, 플라스틱이나 쇠로 깎은 추나 반지, 시계, 이러한 것들을 실에 매달아 다니면 손목을 움직이지 않는데도 추가 도는 곳이 있는데, 이런 곳이 수맥이다.(하수도나, 정화조 통, 보일러 호스에서도 추가 돈다.)

바람의 영향인가, 몸이나 손이 움직여 도는 것인가, 수맥에 의해 도는 것인가를 느낌으로 알아야 한다. 실을 길게 늘이면 같은 장소라도 천천히 돌고, 짧게 하면 빨리 여러 번 돌게 되는데, 이것으로 물의 양을 알고 깊이를 알 수 있다.

이것들은 모두 땅 속에서 물과 가까이 있던 것들이라 그러는 것이다. 물을 좋아하는 버드나무도 반응을 한다. 버드나무의 Y 자 가지를 꺾어 Y 자가 수평이 되도록 양쪽 끝을 쥐고 다니면, Y 자 꼬리 되는 부분이 수맥 위에서 땅바닥을 향해 떨어진다.

사탕 껍데기를 아무 데라도 비볐다가 떼면 서로 끌어당기는 힘이 있는 것은 누구나 쉽게 경험할 수 있다. 플라스틱 빗으로 머리를 빗어 보면 머리카락이 빗에 달라붙는 것도 쉽게 볼 수 있다. 나일론 옷을 입었다 벗을 때 생기는 정전기는 누구나 쉽게 느낄 수 있지만, 면직류에서는 그런 정전기를 별로 느낄 수 없다. 이런 차이처럼 사람도 사물의 끌림을 감지하는 힘은 서로서로 차이가 난다.

함께 있었던 것들은 물리적이든 영감이든 서로 잡아당기는 힘이 있다. 처음부터 수맥의 느낌이 탁 와 닿는 사람은 없다. 내가 연습하던 그 시절에는 수맥에 대해 지금처럼 아는 사람이 별로 없어서, 버드나무 가지를 들고 다니면 웃음거리가 되기도 했다. 미쳤다는 소리를 듣지 않으려고 달밤에 물이 흐르는 다리 위에서 연습을 하고 옹달샘에서 연습을 했다. 누구라도 연습하면 된다고 생각한다. 이것은 누가 기술을 가르쳐 줄 수 있는 게 아니다. 자신이 터득하는 수밖에 없다.

수맥을 찾는 것은 그래도 별것 아닌데, 깊이와 물량을 알려면 무던한 노력이 필요하다. 깊이는 추가 도는 바퀴 수를 세어서 알 수 있는데, 나를 가르쳐 주신 안태호 형님은 한 바퀴가 한 자였고, 나는 한 바퀴가 한 자 반으로 감지된다. 이것은 사람마다 다 다르니 자기가 통계를 내야 한다. 내 경우는 100미터에서 5미터의 오차가 있었다. 기술이 더 좋으면 정확히 할 수도 있다는 얘기다. 물의 양을 재는 것은 추가 힘있게 도는 정도와 버드나무 가지가 세게 떨어지는 정도로 알 수가 있는데, 이것도 물론 사람마다 다르고 특별한 공식은 없다.

지금까지 말한 것은 감각으로 찾는 방법이고, 지형을 보고 알 수 있는 방법도 몇 가지 있다. 계곡 끝에는 거의 물이 있는데 골이 깊을수록 물이 많다. 그래서 골짜기에는 집을 짓는 것이 아니다. 골이 여러 개 모인 자리는 분명히 물이 있는데, 이 물은 장마 때 많고 가뭄 때는 줄어든다. 이런 자리의 물이 건수가 되기도 하고, 이 물이 지진에 의해 수맥이 형성되어 여러 갈래로 나누어지기도 하고 모아지기도 하는데, 흐르는 과정에서 어떠한 지층을 지나느냐에 따라 수질이 달라진다. 그 중에도 맥반석을 지나면 가장 좋은 물이 된다.

또 이 과정에서 온도도 달라진다. 산맥을 지나면 겨울에도 물이 미지근할 것이고, 수맥을 지나면 여름에도 물이 차다. 골짜기 물이 모이는 곳의 지층에 자갈이 깔려 있으면 수맥이 형성되지 않고 깊숙이

스며들고 마는데, 물을 파기도 힘들지만 끌어올리기도 힘들다. 이런 곳은 시추 도중 파이프에 귀를 기울이면 물 떨어지는 소리가 나긴 하지만 양수기로 끌어올릴 수가 없다.

만일 자갈 층과 암반 혹은 진흙으로 이루어져 있다면 암반이나 진흙 위에서 기계를 멈추어야지, 깊이 파야 수질이 좋을 것이라고 계속 파다 보면 수맥을 놓치게 된다. 지층은 누구나 알듯이 떡시루처럼 일정한 층으로 반복된다. 기계로 물을 파다가 물을 놓치고 더 들어갔을 경우 열 다섯 자에서 물이 있었다면 다시 열 다섯 자를 더 파면 물이 나오게 된다.

옹달샘도 수질이 아주 좋은 곳이 있고, 지하 몇백 미터에 있는 물도 오염된 물이 있다. 좋은 물을 찾겠다고 무조건 깊이 파는 것은 아무런 이득이 없다. 옹달샘에도 수맥과 관계없이 계곡 물이 모여서 솟아나는 옹달샘이 있고, 산 끝이 갑자기 꺾어져 떨어지는 곳에서 솟아나는 옹달샘이 있다.

수맥은 지진에 의해 틀어져 변하는데, 이때 건수가 합쳐져 좋았던 물이 맛이 없어지기도 한다. 그래서 "물맛이 변했다"는 말이 생긴다. 철분이 많은 물을 먹으면 신장이 나빠지듯이, 성분(철분, 마그네슘, 망간, 인, 유황 등)이 과다해서 사람에게 해로운 물도 있다.

또 한 군데 산등이 완만히 내려오다가 갑자기 급경사로 깎아지듯이 떨어지는 곳이 있는데, 이런 곳은 깊이 파지 않아도 수질 좋은 물이 많이 있다. 가뭄과 장마에 관계 없이 물량도 변하지 않고 산성비가 와도 수질이 변하지 않는다. 반면 이런 곳에 있는 집은 흉가이다. 앞에서도 말했듯이 이런 곳에 집터가 들어서면 집안이 망한다. 보통 무당 집들이 이런 자리에 있는데, 이들은 늘 다신(多神)을 영유하고 있으므로 자리는 지키고 있지만 식구들과 함께 살 수가 없다. 식구

모두가 신들려 살지 못하기 때문이다.

광천수란 대륙에서 일정한 깊이를 파면 어디서든지 나오는 물이다. 미국에서는 이 광천수를 쓰는데, 물이 모자라 물이 많은 지역에서 지하에 구멍을 뚫고 광천수 층에 공급을 해서 쓰기도 한다. "우물을 파려면 한 우물을 파라"는 우리 속담이 있는데 이 속담은 바꾸어야 한다. 다른 일은 한 길만 파면 될지 모르나 우물은 안 된다. 1천 미터를 파도 물이 없는 곳에는 없다.

물을 말리면 살아남을 게 없다

세상만사가 음양의 조화를 이루고 있듯이 산맥도 그러하다.

'사람 인'(人)자를 보면 좌획은 급경사로 내려오고 우획은 완만하게 내려온다. 이 '사람 인'(人)자를 써 보면, 좌획은 강하게 힘이 들어가 빠른 속도로 긋게 되고, 우획은 좌측에서 강하게 들어간 힘을 후덕하게 받치듯 긋게 된다. 좌는 북쪽이고, 우는 남쪽이 된다. 좌는 찬 기운이 도는 반면에, 우는 온아한 기운이 돈다.

산의 모양을 보고 물길을 찾거나 따뜻한 산소 자리를 찾을 때, '사람 인'(人)자를 참고로 하면 된다. 높은 산맥이 서서히 내려오다가 갑자기 급경사로 꺾어지는 곳, 즉 지면과 산자락 끝이 만난 이 자리는 물이 많으나 사람이 살 자리는 아니다. 반면에 산등이 꺾어지지 않고 완만히 길게 내려앉은 자리, 이곳이 산맥인데 이 자리는 초식동물이 좋아하고 사람도 온아함을 느끼고 마음이 편해진다. 풍수지리에 관심을 갖고 수맥·산맥을 찾다보면 명당이니 흉가니 하면서 무속 신앙이나 기복 신앙이 생기는데, 거기에 곧 삼라만상의 법칙이 있고 흐름이 있고 인지상정이 있기 때문이다.

20년이 넘도록 물을 파는 업자가 있다. 그야말로 강산이 바뀌도록 한 우물만 파고 살았다. 어떤 직종이든지 이 정도의 세월이면 전문가가 되는 법인데, 그 사람은 지금도 느낌이나 몸으로 수맥을 감지하지 못하고 추를 사용하거나 대충 찍어서 물을 파는데 느낌이 전혀 없다고 한다. 그런데 그 사람만 그런 게 아니고 지하수 개발하는 사람들이 다 그렇다고 한다. 선비나 도사, 신부 들은 되는데 그 사람들은 왜 안 될까?

나는 물 목사니 물 얘기만 하겠다.

꿈틀꿈틀 힘찬 산맥은 총각을 낳고 굽이굽이 시냇물은 색시를 낳는다. 힘찬 산맥, 용솟음치는 샘물, 굽이치는 시내, 인간이 아버지의 물 한 방울로 생겨 어머니의 수궁(자궁)에서 살다가 나와서는 어머니의 정한수에 복을 입고, 죽는 날까지 물 없이는 하루도 못 살다가 죽어서야 양지 바르고 물 없는 곳에 묻히게 된다.

모든 물은 지진이 나 금 간 곳으로 스며들게 마련이다. 이때 지하수가 형성되는데, 맥반석을 거쳐 스며든 물이 가장 좋은 물이다. 맥반석은 정수기에 주먹만한 것 두 덩이만 넣어도 물을 맑게 해 준다. 또 지하에 있는 많은 바위나 모래 틈을 거치면서도 물은 맑아진다. 잘못된 물을 고쳐 먹을 때 우리 선조들은 시루나 나무통에 자갈, 모래, 숯을 넣고 걸러 먹었는데, 물맛이 깨끗하지 않고 독특한 맛이 나는 지역에서는 이런 식의 정수기를 만들어 걸러 먹으면 된다.

흐르는 물이 흘러갈수록 더 맑아지는 것은 모래, 자갈, 바위를 지나가기 때문이다. 소양강이 흐르면 북한강이 되고, 한탄강이 흐르면 임진강이 된다. 1996년에 한탄강의 수질 오염으로 물고기가 떼죽음을 당한 일이 있었는데, 임진강은 수질 검사 결과 수질이 좋다고 나왔다.(꼭 믿을 수만은 없는 이야기지만 그래도 믿기로 하고.) 수질이 제일 좋은 지역은 이천, 여주 지역이다. 고령토, 마사토가 많은 곳이다. 맥반석은 질이 연한 돌이다. 차돌맹이보다는 질이 연한 돌이 정화를 잘 시킨다.

내가 경기도 장흥에 살 때 진흙 밭에서 물을 찾아 삽으로 파서 웅덩이를 만든 뒤 부엌으로 끌어들여 사용했다. 물이 약간 흐려서 기분은 안 좋았지만 물맛은 좋았다. 지내고 보니 그 물이 1급수, 약수, 지장수였다. 요즘 사람들은 지장수를 만들어 먹겠다고 야단이다. 김정

덕 누님 말씀에 의하면 황토 1그램당 최대 5억 마리의 유용한 미생물이 살고 있다고 한다. 황토는 분해력, 정화력, 질소 고정력이 뛰어나다고 한다. 지장수로 밥을 하면 농약 성분도 분해되고, 콩나물을 지장수로 기르면 잔뿌리도 많고 통통하게 자란다. 그러나 암반수만 찾을 필요 없다. 모래에서 나온 물, 자갈층에서 나온 물, 마사토에서 나온 물도 좋다. 물마다 성분이 조금씩 다른 것이지 특별히 어떤 물이 사람에게 더 좋은 건 아니다.

물을 정화시키는 데 꼭 맥반석만이 아니라 모래, 자갈, 진흙, 요즈음에는 옥도 선호되지만 음식으로 해독시키는 방법도 있다. 전주는 수질이 안 좋아 지하수만 계속해서 먹은 사람은 피를 토하고 죽는다. 그러나 콩나물을 계속해서 먹으면 이상이 없다. 전주는 콩나물 요리가 유명한 곳이다. 그 방면에 깊이 관심 갖는 이들이 없어서 그렇지 꼭 콩나물뿐이겠는가?

요즘 사람들은 좋다는 물이나 온천물을 듬뿍 써 보겠다고 욕심 사납게 대형 시추기로 물을 뽑는데, 이것은 법으로 규제를 강화해야 할 문제다. 요즘은 기술이 좋아서 수직으로 대형 파이프를 넣어 물을 뽑는 것으로 끝나는 것이 아니라, 수직으로 들어간 파이프 끝에다 문어발 식으로 파이프를 다시 연결시켜 근처 물을 다 흡입시키기까지 한다. 대형 시추기의 사용은 좁은 국토에서 옹기종기 사는 우리 사정에는 적합하지 않다. 대형 시추기는 법적 제한이 없어 돈 있고 힘있는 사람들은 누구나 쉽게 사용하게 되는데 주민들이 나서서 막아야 한다. 마을 안에서 수맥을 잘못 찍으면 동네 물이 다 마를 수가 있다. 다행히 같은 수맥이 아니면 일부만 마르겠지만, 위와 같이 문어발 식으로 물을 뽑는다면 물을 말리는 것으로 끝나지 않고 생태계를 파괴시키게 된다.

땅 속에 수분이 서서히 없어진다고 상상해 보라. 식물이 가장 민감하게 타격을 받을 것이고, 동물 또한 땅 속에 습기가 없으면 살아갈 수가 없다. 파충류는 습기가 없는 곳에서는 아예 서식을 못한다. 제 아무리 토양을 잘 가꾸어 놓았다 해도 수분이 없는 곳에는 지렁이가 살 수 없다. 텃밭의 채소는 물론 정원수도, 울 안의 과실수도, 마을의 역사와 전설이 담기고 나그네와 터주대감이 그 아래 앉아 대화를 나누는 정자나무도 말라죽는다.

꿀벌이 모으는 꿀도 땅 속 습기가 조절을 한다. 아카시아 꽃이 많이 핀다지만, 어느 꽃에든지 꿀이 나는 것은 아니다. 습기를 많이 머금은 진흙에서 자란 꽃에서 꿀이 많이 나온다. 온도와 습도가 적당히 있어야 모든 동식물이 생육을 할 수 있는데, 지하에서 머금고 있어야 할 물을 시추기로 마구잡이로 뽑아 내면, 땅에 목숨을 박고 사는 생명들은 어쩌란 말인가. 그래도 마지막엔 사람이나 바퀴벌레가 남아 있을 것이니 웃어야 할지 서글퍼해야 할지.

산맥이 곧 정기다

예부터 큰 일은 큰 산에서 시작되었다. 하느님도 모세를 호렙산에서 부르시고 십계명도 시내산에서 명하셨고, 예수님의 유명한 산상수훈도 산에서 하신 것이다. 지자요수(知者樂水)요 인자요산(仁者樂山)이라고도 했다.

「애국가」는 백두산과 남산을 찾고, 자유당 시절 이기붕의 노래조차도 "서기 어린 태백산의 정기를 받아 대한의 한복판에 자라나시어"로 시작된다. 박정희가 만들었다는 「나의 조국」도 "백두산의 푸른 정기 이 땅을 수호하고 한라산의 높은 기상 이 겨레"로 시작할 정도다.

「화천군민의 노래」는 용화산을 찾고, 사내면에서는 화악산을 찾고, 광덕리에서는 오소산을 찾는다. 어느 지방의 노래나 마찬가지다. 「육군가」도 "백두산 정기 받아 반도 삼천리"로 시작한다. 어느 학교든지 교가마다 무슨 산 무슨 강으로 시작하여 이곳에서 정기 받아 공부 잘하고 몸 튼튼하다는 것으로 끝난다. 기독교인이 세운 홍성의 풀무학교, 전주의 신흥학교, 광주의 숭의학교도 다 그러하다. 문교부에서 교가를 지을 때 지역의 강산을 넣어 지으라는 공문을 보내지는 않았을 텐데. 또 이렇게 교가를 지었다고 미신이라고 문제삼지도 않는다. 이러한 우리의 심성은 자연의 범속함과 일맥상통한다고나 할까?

화산은 평야에서 터지지 않고 높은 산에서 터진다. 화산 터졌다는 영수증으로 화강암이 있다. 이곳에서는 지열이 세게 올라온다. 이 분화구에서 시작해 산마루를 통해 지열이 계속 올라가는데, 큰 산에는 세게, 작은 산에는 약하게 올라간다. 이런 곳이 집터로 좋은 곳이다.

교가만 산의 정기를 받을 게 아니라 이런 산맥에 학교를 지으면 아이들이 몸도 튼튼하고 공부도 잘하게 되어 있다.

아이들도 노는 곳에서 놀고 개들도 놀던 곳에서 논다. 유난히 아이들이 많이 꼬이는 집이나 터가 있고, 개들도 모여 노는 곳을 가만 보면 아무 데서나 뒹굴고 놀지 않는다. 지게꾼도 쉬는 곳에서 쉬고, 장봇짐 지고 가는 사람도 꼭 쉬는 곳에서 쉰다. 눈이 와도 그 자리만 찾는데, 주로 산소 앞이다. 그곳에서 쉬자고 약속한 것도 아니고, 정자나무가 있다거나 쉴 만한 시설이 돼 있는 것도 아니다. 그저 몸이 가는 대로 가서 쉬어 보니 피로가 풀리고 온화함을 느낄 수 있기 때문이다. 이런 곳이 산맥이다.

이렇게 쉴 수 있는 곳에 이왕이면 나무를 심으면 좋을 것이다. 나무를 경험해 보니, 버드나무 종류는 습기 없는 곳에서는 자라지 않고, 과일 나무는 열매는 좋으나 잘 부러지거나 수명이 짧고, 수명이 긴 나무 중에 느티나무, 은행나무, 팽나무 종류가 있는데, 정자나무는 여름철에 더위를 식혀 줄 수 있어야 하므로 침엽수보다는 활엽수가 제격이다. 더위를 식혀 주는 정자나 정자나무의 문화는 중부 이북보다는 남쪽 지방에서 발달하고 거기에 얽힌 신화나 전설도 많다.

풍수의 유래는 이렇다. 선사 시대, 즉 원시나 수렵 시대에 움막을 짓는데 겨울철 북서풍을 막아 주는 양지 바른 곳을 택하게 되고, 흐르는 물보다는 지하수인 옹달샘이 있는 곳, 옷을 빨아 입고 몸을 씻어야 하는 만큼 강이나 개울이 멀지 않은 곳을 찾았을 것이다. 풍수는 그렇게 정해진 것이겠다. 그러나 씨족과 부족을 이루면서 짐승의 피해나 적의 피해를 막으려면 여럿이 모여 살아야 하겠기에 강을 끼고 촌락을 이루게 되었다. 그것은 어느 나라든 마찬가지다. 수도권이나 대도시는 다 강을 끼고 이루어진 것이다.

농경을 위주로 생활하려면 강은 물론이고 토질도 보아야 했다. 기후 풍토에 적합한 지리 조건을 갖추자니 좁은 국토 안에서도 경상도와 전라도, 제주도와 함경도의 풍수지리가 달라야 했다. 평안도와 충청도와 강원도도 달라야 한다. 남쪽 지방에서는 그늘진 나무를 집 주위에 많이 심어 집이 숲 속에 들어앉아야 하고, 북쪽에는 나무가 집을 가리면 안 된다. 그러나 남쪽에서도 사철나무는 안 된다. 나무가 다 알아서 겨울에는 잎을 떨구어 햇빛이 들도록 해 준다. 햇빛이 필요없는 더운 지방에서는 나뭇잎도 낙엽을 모르고 지낸다. 꼭 사람을 위해서 동식물이 있어야 한다는 기독교인들의 해석처럼, 나무도 사람을 위해서 잎이 풍성해야 할 지역에서는 풍성하고 그렇지 않은 겨울에는 낙엽이 지는 것 같다.

공기, 물, 흙, 또는 바람, 물, 땅, 이것이 풍수지리다. 이 세 가지는 농사를 지어도 갖추어져야 되겠고, 집을 지어도 옷을 입어도 마찬가지다. 이런 것들은 어느 종교, 어느 나라나 다 중요시해 왔다. 그런데 천주교인들을 제외한 적지 않은 기독교인들은 이런 이론들에 반대를 한다. 물론 노자나 장자처럼 유유자적하여 음식에 맛을 가리지 않고 어디에 누워도 잠들 수 있고 또 잘 때는 깊이 자고 깨어나서 근심이 없고 추위나 더위에 상관 않는, 도에 도취되어 사는 사람들이나, 술에 취하거나 정신이 모자라기나 지나치게 남아 무엇이든 먹고 어느 곳이든 자고 입었는지 벗었는지 모르고 사는 사람들에게는 상관없는 이야기겠다.

인간의 세계를 초월하여 신선 세계를 사는 산신령이나(용왕은 제외) 연각계에 있는 자들이나, 음식과 잠이 필요없고 즐거움을 먹고 사는 광음전의 신들과 거룩이[聖人]들, 거룩계집[聖女], 길선비[道士], 스승좇이[師徒]들, 부릴좇이[使徒], 귀신애비[神父], 큰스승[大

師〕, 닦을선비〔修士〕, 닦을계집〔修女〕,아이계집〔童女〕들도 제외다. 여기에 칠스승〔牧師〕과 긴늙은이〔長老〕가 해당되는지 안 되는지는 잘 모르겠다.

자연의 형태는 그대로 두어야 한다

1996년 여름에 강원도 화천, 철원 지방에 비가 많이 왔다. 1969년 이후 가장 많은 양이 내렸다. 그래서 우리 집도 물 사태가 나고 창고에 물이 들어 곡식을 목욕시켰다. 세상을 오래 사신 노인들은 이번 장마의 피해는 천재가 아니라 인재인 것을 안다. 그 정도의 비를 가지고 천재를 들먹이는 것은 자연을 모독하는 것이다.

우리 집의 피해도 그렇다. 우리 밭 끝에 접한 산너머 땅 주인이 물장사를 한다고 하면서 지형을 바꾸어 놓았다. 또 우리는 밭을 만들면서 밭 가운데로 생긴(자연히 만들어진) 도랑을 산 밑을 감싸고 돌아가도록 한쪽으로 옮겼다. 그런데 적은 비가 왔을 때는 새로 난 도랑으로 흘러내렸는데 많은 비는 도랑이 받아 내릴 힘이 없었던 것이다. 물은 기를 쓰며 원래의 도랑을 찾아 졸졸거리며, 자연의 힘을 과시하며 밭사태, 산사태를 일으켰다. 밭이 무너진 자리는 모두 굴삭기로 개간한다고 뒤집었던 자리였다.

아, 인간의 부끄러운 작태여!

7. 생활과 종교이야기

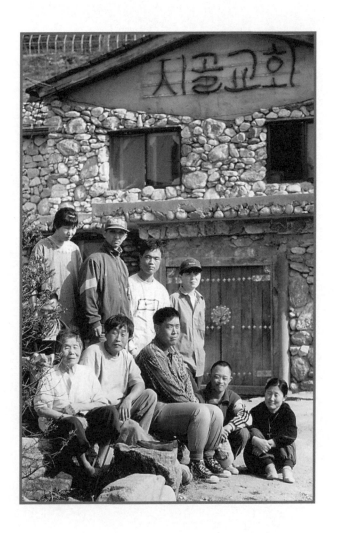

초상집 갔다 애 난 집 가면 부정탄다

전염병을 앓다가 죽은 사람은 대개 임종시 병균이 밖으로 발산된다. 옛날에 폐결핵 환자가 죽으면 숯불을 피워 놓고 방문을 닫아 놓는데, 가까운 친척이나 가족도 서로 방 문을 열지 않으려고 했다. 옛날에 무서운 병으로 장질부사(장티푸스)도 있다. 요즘은 장티푸스 같은 병은 대수롭지 않게 여기지만, 옛날에는 마을 전체가 죽어 가는 병이었다. 이것을 열병 또는 염병이라고 했다. 홍역에도 애들이 많이 죽었다.

요즈음은 이름 모를 병이라서 의사들에게 사망 진단서 해달라고 하면 호흡 정지로 인한 사망률이 제일 높다. 숨을 안 쉬고 죽는 병이다. 사망 원인에 '호흡 정지'란 없다. '호흡 정지, 심장 정지'가 뒤따라온다. 성인병 때문에 갑자기 죽는 수가 많으나, 옛날에는 주로 홍역, 염병, 마마, 폐병 등이 사망률이 높았다. 공통점은 모두가 전염병이다. 아무튼 어떤 경우가 생길지 모르니까 어린애 낳은 집 식구들은 초상 난 집에 가지 말아야 한다. 서로 접하지 않는 것이 좋다.

서양 사람들이 보면 이것도 미신이라고 할 것이다. 서양에서는 죽은 사람 병원 영안실에서 냉동시켜 초상 치르고, 어린애는 산부인과에서 낳아 소독시킨다. 그들은 하루 동안 산 (?)부인과에 갔다가 죽은 (?)부인과에 가도 괜찮다. 하지만 우리는 어린애를 병원에서 낳아도 사흘 만에 퇴원해서 집에 오고, 초상은 아직도 집에서 치르는 사람들이 많으니 서양 사람들처럼 그렇게는 안 된다. 이것은 미신이 아니고 의학이다. 생로병사의 순서를 지켜야 한다는 것이다. 애 난 집에 먼저 가고, 초상집은 나중에 가야 한다.

애 난 집의 금줄은 해산중이라는 표시다

우리 나라는 이웃이 곧 사촌이다. 씨족 사회로 엮어져 있기 때문에 아이가 없으면 그 집안은 망하고 그 마을도 또한 망한다.

집 안에 문구멍 뚫는 아이가 없거나, 애들 울음 소리가 없으면 집안이 망한다고 했는데, 요즈음에는 갈수록 이런 현상이 심각해지고 있다. 농촌에는 점점 더 아이들이 없으니, 집안만 망하는 것이 아니라 마을이 망할 것 같다. 우선 젊은이들이 다 도시로 나가고 농촌에 살지 않으니 늙은이가 아이를 낳을 수도 없고…… 더러 젊은이들이 있어도 아이 하나를, 엄마가 다른 일 다 제쳐놓고 혼자 끼고 살며 아이들 원하는 것 다 들어 주고 사니 울음소리가 나지 않는다. 그 아이가 크면 어떻게 되려는지 모르겠다.

아이들은 서로 어울려 놀기도 하고 싸우기도 하다가 내 맘대로 안 되는 것을 배우면서 커야 하는데, 혼자 자라니 무엇이든 내 맘대로 되는 것으로 알다가 학교에 가면서부터 부딪치기 시작하면 사회 생활도 하기 어려워진다. 그렇게 자기만 알고 큰 아이가 농촌을 지키겠다고 지킨들 이웃이나 마을은 물론이고 집안에서도 문젯거리가 되겠다.

한 집에 임산부가 있으면 마을의 관심거리다. 아들을 낳으면 집안의 경사고, 딸을 낳으면 이웃 마을의 경사다. 또한 젊은 산모라도 충분히 쉬어야 하기 때문에 이런 집에 무턱대고 들어가면 안 된다. 특히 초상집에 갔다가 소독도 않고 들어오면 안 되기에 새끼줄을 쳐 놓고 드나드는 사람들을 경계했다.

집 안에 못 들어오는 사람의 궁금증을 풀어 주기 위해 새끼줄에 고추(아들)나 솔잎(딸)으로 표시를 해두었다. 초상 난 집 직계 가족은 3년 동안 들어와서는 안 되며, 그 외 친척은 촌수에 따라 일 년 혹은 석 달 동안 들어와서는 안 되고, 사위나 손자·손녀, 형제간은 석 달, 초상집을 다녀온 사람은 한 달 정도 그 집에 들어와서는 안 된다. 멀리서 지켜보고 문상한 사람은 사흘 동안은 들어와서는 안 된다.

부득이 들어와야 할 경우는 목욕을 하고 옷을 갈아입고 불피워 놓은 자리를 지나서 와야 한다. "죽은 짐승을 만지거나 먹은 사람은 옷을 빨지니 저녁까지 부정하다"(「레위기」 11장 27절~28절)는 내용은 구약 성경에도 나온다. 친척집 어른들도 부득이 들어와야 할 경우 대문까지는 되나 방문에 새끼줄로 표시를 해서 산모방 출입은 막았다.

금줄에 숯은 꼭 꽂아 두는데 이는 소독을 하기 위함이다. 젊은 산모라도 충분히 쉬어야 되니, 예의가 있느니 없느니 말 말고 아예 들어가지 말아야 한다. 종교 지도자들도 마찬가지다. 상인이나 걸인은 더욱 안 된다. 그들은 아무 곳에나 막 다니기 때문이다.

그리고 초상 난 집 식구들은 표시를 하고 다녀야 한다. 관혼상제는 물론이고 시장에 가서도 안 된다. 금줄이 경계하는 기간은 어느 나라에서는 오순절이니 7·7절이니 해서 대략 7일씩 일곱 번(50일 정도)으로 해서 정한다. 그러나 어린애나 산모에게 이상이 있으면 더 연장할 수도 있다.

부모님 의복은 보관하는 것이 좋다

이 말의 뜻은 양반들은 이해가 되겠지만, 서민들은 선뜻 이해가 안 될 것이다. 박물관에 가 보면 시대별로 지역별로 양반들의 소지품이나 의류들을 쉽게 볼 수 있다. 그러나 서민들의 문화에서는 옷의 흐름이 어땠는지 찾아볼 길이 없다.

이러한 흔적은 산소에서 발굴되는데, 양반들은 평소에 아끼거나 즐겨 입던 옷을 입히고 소지품까지도 넣어 주어서 그 시대의 문화를 알 수가 있는데, 상놈(서민, 상민 소리는 요즈음 들었지 옛날에는 상놈으로만 듣고 컸다)들의 문화는 영수증이 없어 알 길이 없다.

우리 큰집 할머니 산소를 이장하려고 파 보니, 원삼 족두리가 입혀져 있었다. 그 옷을 할머니가 회갑연 때 입으시고 춤을 추시던 모습이 생생하다. 그 옷은 시집 올 때 입고 오시던 옷이라 했다. 그러나 우리 할머니가 돌아가셨을 때는 구경도 못해 본 보기 싫고 거친 옷감으로 바느질을 두둑두둑 해서 수의라고 입히시는 것이었다. 꽂고 있던 은비녀도 빼내고 버드나무로 꽂아 드린다. 빨리 썩어야 좋다면서.

중부 지역에서 40년 전에 서민들이 입었던 옷을 찾아다닌다고, 성심여대 의상학과 교수가 찾아왔다. 중부 지역에서는 하관할 때 탈관을 하기 때문에 옷이며 소지품이 있을 수가 없다. 남부 지역은 탈관하지 않고 묻기 때문에 소지품은 발견되나 옷은 마찬가지로 있을 수가 없다. 어떤 집은 평소에 입었던 옷과 소지품을 넣어 주는 집도 있다. 이것은 상민들의 문화를 없애려는 양반들의 장난이었다.

고고학자들이 왕릉이나 장군들 무덤을 발굴해서 파 보면, 그들이 입고 쓰던 물건이 나온다. 그들이 아끼던 물건들은 무덤에까지 들어

갔던 것이다. 조상들의 유품을 후손들이 대대로 물려 간직하는 것은 그 조상의 기운이 묻어 있어 서로 끌리기 때문이다. 서민들의 유품이 없고 가보(家寶)가 없는 것은 조상의 기운이 끊어진 것이다.

물에 빠진 시신을 찾을 때 그 사람의 옷이나 소지품을 이용하거나 도투마리를 묶어 다니기도 하고 북을 띄우기도 하면서 찾는다. 이것은 예감이나 신의 부림으로서가 아니라 소지품이나 옷이 그 사람과 끌리고 있기 때문이다.

서민들의 역사와 문화가 없는 것은 서민들이 잘되면 양반이 존재할 수가 없기 때문에 서민들의 문화를 없앴던 탓이다. 서민들의 피를 빨아먹고 살았던 양반들은 서민들이 잘되기를 바라지 않았다. 심지어는 집에 힘센 아이나 영리한 아이가 나오면, 부모들은 그 힘을 자랑하지 않고 쉬쉬했고, 잘난 자식이 생기면 오히려 우환 덩어리라고 근심을 했던 것이다. 그 아이는 공부도 가르치지 않고, 아예 절간에 맡기기도 했다.

부모가 평생 양반 집에서 머슴으로 살거나 땅 좀 부쳐먹으려고 갖은 모욕과 수탈을 감수하며 살았을 텐데, 똑똑한 자식이 그것을 보고 가만히 있겠는가? 계란으로 바위 치듯이 부딪쳐 보다가 몸만 상하게 되니 부모들은 잘난 자식을 원하지 않았던 것이다.

피해자는 앙심을 품게 되고 가해자는 원한을 사게 마련이다. 양반은 그 원한을 사지 않으려고 서민 집의 잘난 자식을 어떤 이유를 만들어서라도 죽였다. 여기서 귀신 이야기가 나오기도 한다. 원한을 갖고 죽으면 그 복수심 때문에 두려워하고, 자면 꿈에 나타나기도 하고, 허깨비가 보이기도 하며, 환청이 들리기도 한다.

서민들은 귀신도 없고 무서워할 일도 없다. 도깨비들도 서민들한테는 오히려 불을 밝혀 준다. 귀신도 괜한 사람 잡는 것이 아니니 걱정할 것 없다. 귀신(鬼神)도 되고 귀신(貴神)도 된다.

우주만물이 한 가지도 외따로 존재하지 않고 서로 끌리고 있다는 것을 알아야 한다. 하늘에 떠 있는 수많은 별들이 서로 부딪치지 않는 것은 서로 끌리기 때문이다. 어폐가 있는 말 같지만 끌리기 때문에 함께 공존하는 것이다.

이 끌림은 우리 일상 생활에서도 경험할 수가 있다. 새 옷보다는 늘 입던 옷이 편하고, 오랫동안 사용한 물건, 조상들이 물려 준 가보, 늘 앉던 의자가 편하고, 늘 잠자던 방이 편하고(잠자리가 바뀌면 잠을 설치는 것은 자기의 기운이 묻어 있지 않기 때문이다), 새 옷이나 좋은 물건을 접할 때의 기분과 골동품을 대할 때의 느낌이 다르다. 이러한 현상은 모두 사람의 기운이 함께한 것과 함께하지 않은 것의 차이다.

좀더 나아가 이 끌림 현상을 보면 이런 일들도 있다. 산에 칡을 캐러 갔다가 톱을 잃어버렸는데 톱하고 같이 있던 줄기에다 낫을 매달고 돌아다니면 낫이 움직이는 것을 볼 수 있다. 흙더미에 쌓인 톱은 낫과 칡과 함께 있었기 때문에 끌림이 있는 것이다. 개울에서 모래를 파 나르는데 신발 한 짝이 모래에 묻혔다. 이때도 남은 신발 한 짝을 끈에 매달고 다니면 이 신발이 모래 속에 묻힌 신발 위에서 원을 그리며 돈다

포천군 일동에 온천이 개발되면서 한 농가가 이사를 가는데 15년 전에 묻어 둔 뱀술 병을 찾는다고 땅을 여기저기 파고 있었다. 쇠붙이 추를 달아 여기저기 돌아다니니 추가 움직이는데, 병 모양까지 감이 온다.

이렇듯 사람이 만들어 낸 것들도 서로 끌리는데, 동식물이야 당연하지 않겠는가? 같은 절에 다니면서도 우리 행자, 우리 보살 찾고,

266

교회 다니면서도 신자들끼리만 가까이 지내라는 하느님의 계명이나 받은 것처럼 이방 사람, 세상 사람 찾으며 자기네끼리만 똘똘 뭉쳐 산다. 같은 당에 입당하면 평생 동지 찾고, 합당하면 민정·민주·공화계 찾고, 야권 통합하면 지분 문제 따지면서 정계를 어지럽힌다.

그러나 끌리는 힘이 가장 강한 것은 부모 자식간이다. 여기서는 조건이 없다. 무조건 주는 사랑이다. 부모는 내가 이 세상에 태어나기 전에 입었던 옷이다. 아버지 몸에서 만들어져 어머니 자궁에서 살았던 신비스러움을 간직한 옷인 것이다.

아이들이 어른 옷을 타넘고 다니면 재수가 없다고 야단을 친다. 재수라고 굳이 표현하지 않아도 누구든지 자기 옷을 타넘으면 기분이 좋지는 않다. 입다가 떨어지면 버리기도 하는 옷도 이러한데, 나의 생명을 담았던 이 옷은 언제나 잘 모셔야 한다.

부모님과 나는 살아서도 끌리고 죽어서도 끌린다. 그러니까 시신이 없어지면 기를 써서 찾고, 좋은 자리 찾아 제사를 지내고, 추도 예배를 보며 조상을 예로 대한다. 살아서 부모님을 잘 모셔야 한다는 얘기는 두꺼운 책에는 다 들어 있다. 그러나 죽어서도 잘 모셔야 한다는 얘기는 없다. 좋은 자리 찾아가며 모시고 제사를 지내는 것은 끌림이 있기 때문이다. 부모님 시체를 모시는데 어떻게 모시는지 마음을 쓴다. 그대로 보관하면 냄새가 나고, 태우기는 싫고, 땅에 묻어야 되는데, 그 시체를 물구덩이나 습기가 있는 곳에 묻으면 찜찜하니 건조한 곳이나 산맥을 따라 따뜻한 곳에 묻고 싶어한다. 그것은 사람이 습한 곳보다 건조한 곳이 편안하고 좋기 때문에 그런 것이다.

이 자리를 빌려 부탁을 하고 싶다. 산소 자리가 백 년 후에는 국토를 다 차지할 것이라고 걱정들을 하는데, 나도 동감이다. 날로 커지며 사치스러워지는 산소, 이러한 치장은 후손들이 잘살고 못 사는 데 전혀 관계가 없다.

이런 얘기도 있다. 6·25 때 부모님이 돌아가시는 바람에 엉겁결에 아무 데고 모셨는데, 후에 돈을 많이 벌어 부자가 되었다. 등 따뜻하고 배부르니 고생하셨던 부모님 생각이 왜 나지 않았겠는가? 그 자리에 가 보니 길이 되어 이 사람 저 사람 밟고 있더란다. 그래서 이장을 하면서 넓은 곳에 호화스럽게 치장을 하며 비까지 세웠는데, 우연일까 하던 일이 엉클어지면서 망했다는 얘기다.

큼직한 산소, 사치스런 산소, 이것은 말 그대로 사치일 뿐이다. 어떤 전 대통령이 부모님 산소를 허술하게 해서 귀양살이를 했겠는가? 인간의 얄팍한 욕심일 뿐이다. 길바닥에 묻혀도 건조한 곳이면 족하고, 내가 바르게 살면 하늘인들 어찌 하겠는가?

그러나 시골 사람이 장의차 불러 도시에서 태워다가 시골에 납골당 짓는 것은 싫다. 나는 죽으면 내 몸 하나 누울 수 있는 자리로 족하겠다. 그것도 납골 모양으로 해서 일하는 사람이 힘들이지 않게 말이다. 그리고 내가 잘 살다가 죽어 묻힌 자리에 아이들이 와서 뛰어놀면 좋겠다는 생각을 해본다.

이 우주 천체는 일점 일획도 엇나가지 않고 우리가 뿌린 대로 푸는 대로 풀리는 거다. 내 부모 산소를 명당 찾아 모시고 내가 삶에 충실하지 않는다면 아무리 명당이라도 소용없다. 부모님을 모신 명당과 나의 기운이 화하지 않고, 또 내가 명당에 자리하면서 세상을 역행하고 하늘의 순리를 따르지 않는다면, 내가 그 땅에서 피해를 보거나 그 땅이 나로 인해서 땅의 기운을 빼앗기게 된다.

요즘 돌아가는 세상은 언뜻 보아서는 인간이 억지로 하면 무엇이든지 다 되는 듯하다. 사람도 만들고, 천지를 뒤지며 바다도 땅도 만들고, 산도 파헤쳐 골프장 만들고. 지금 이 세상에는 우리 육신이 필요로 하는 것은 무엇이든 이루어 낸다. 조금 넓게 생각하면 세상의 모든 만물은 제자리에 있거나 언젠가는 제자리로 가게 되어 있다. 내가 살아 있을 동안 아니면 내가 젊었을 때 꼭 해야지, 또 내가 열심히 공부해서 꼭 이루어 인류를 위해 공헌해야지 하는 마음이 세상을 이렇게 만들었다.

한 발자국씩 물러나는 생활을 해보자. 반드시 좋은 기운을 받아 영육이 편안함을 누릴 수 있을 것이다. 내가 복이 없어 명당에 살지 못하고 부모님을 못 모셨다 해도 인(仁)으로써 덕(德)으로써 마음을 다스린다면 하늘인들 어찌 하겠는가?

부모님 옷을 잘 보관하고 시신을 좋은 자리에 모시는 것도 중요하지만, 더 중요한 일은 좋은 기운을 받을 수 있도록 사는 것이다.

주파수를 하늘에 맞추자

사람 몸에 맥이 있고 경락이 있듯이, 지구와 우주 천체의 움직임에도 맥이 있고 경락이 있다.

성부, 성자, 성령이 무엇인가? 그것은 우리 식대로 본다면, 하늘의 기(氣)와 땅의 기운(氣運)과 사람의 기(氣)이다. 이것이 함께 화했을 때 하느님의 역사가 일어나는 것이다. 세상 돌아가는 물결을 타면서 일 주일에 한 번 하느님을 만나겠다고 예배를 드리지만 그것은 드릴 때뿐이다. 아무리 은혜를 받아 회개를 하고 눈물을 흘려도 그 시간의 은혜로 족할 수밖에 없다.

천기는 일월성신(日月星辰)에 의해 돌고, 지기는 산맥과 혈을 따라 형성된다. 출생 날로 사주를 보고 태교를 중요하게 생각하는 조상의 풍습을 기독교인들이 적용하지 않는 것까지는 좋지만 무시해서는 안 된다. 그것은 우주가 살아 있는 이치이다. 탑이 자리한 곳, 부처상이 자리한 곳, 이런 곳들은 혈이 세게 흐르는 곳이다. 원래 부처님 말씀에 부처님을 혈 있는 곳에 모셔라, 탑돌이를 해라, 이런 구절은 없다. 어떤 종교든지 그 나라에 들어갈 때는 그 나라 풍습과 관습도 함께 들어간다. 우리 나라에 들어온 불교는 우리의 기(氣) 사상을 배척하지 않고 함께했던 것이다.

하늘의 양기(陽氣), 땅의 음기(陰氣)는, 우리가 숨을 쉬려면 산소를 공급받아야 하듯이 함께 받아야 한다. 이 기운은 동식물에 있어서 특별히 양생(養生)을 발한다. 고양이가 뜨거운 양철 지붕 위를 좋아하는 것처럼, 닭을 산맥에서 기르고 고추를 산맥에서 농사하면 틀림없이 잘되는 것처럼 말이다.

유럽에서는 태음력(우리 나라에서는 음력을 써 왔으나 다 잊혀졌다)에 맞추어 파종하고 이식하고 수확하는 농법이 정착했는데, 이것은 일본을 거쳐 우리 나라에도 들어왔다. 우리 나라에서는 24절기와 음력을 가지고 농사를 지었고, 유럽에서도 달의 움직임에 맞추어 농사를 지었다.

또 우리 조상들은 아들을 낳는 데 태시를 찾았다. 난자가 정자를 만나는 시간, 세상에 나오는 때, 시를 받아서 일을 하는 것, 이런 것들이 유치하기만 한 것일까? 동물도 달이 커질 때 교미를 하면 좋을 것이다. 이런 것은 기독교가 들어오지 않았을 때 우리 민족이 하늘의 법에 따르고 자연에 순응하며 살면서 만들어 낸 정신 문화이다.

일본이 한국의 맥을 잘라 버리겠다고 산맥에 쇠못을 박고 혈맥을 자르고, 중앙청 지붕에 쇠뭉치를 올려놓고, 경복궁의 기운을 막아 조선을 망가뜨리려 조선총독부를 그 앞에 앉힌 것에 우리는 분노했었고, 정신을 가다듬기 위해 적지 않은 경제적 손실을 감수하면서도 삼각산의 기운을 되찾으려고 노력을 했었다. 왜 그런 노력들을 하는가?

예수님이 태어나실 때 하늘에서는 큰 별이 나타났다. 그 별을 보고 동방에서 박사들이 찾아와 경배를 했다. 내가 세상에 태어났을 때는 작고 작은 별이 나타났을 것이다. 그 별이 하도 작아 서방의 박사들 눈에는 보이지 않았을 것이다. 예수님의 임종 때에는 역사상 제일 큰 일식이 일어나 세상이 캄캄해졌으나, 내가 임종할 땐 보이지 않는 별이 별식을 할 것이다. 하도 작아 사람들의 관심을 끌지 못할 것이다. 예수님의 임종 때는 지진이 나서 성전의 휘장이 찢어질 정도였으나, 내가 임종할 땐 지진이 너무 약해 문 창호지나 찢어지려는지? 어쩌면 쉬던 숨이 멈추게 될 터이니 코 털 몇 개 움직이는 바람은 될 것이다. 일식과 지진도 개벽이고, 별식과 호흡 멈춤도 천지 개벽임은 같다. 크고 작다는 차이뿐이고, 지상에서 영이 떠나는 것은 마찬가지이다.

기독교가 아무리 기(氣) 사상을 무시해도 우리 마음속에는 하늘의 기와 땅의 기를 하느님과 분리하지 않는 하나로 여기는 습성이 있다. 천만 명의 기독교인들이 기독교 사상을 가지고 생활하고 있지만 그렇다고 이 땅의 이런 정신들을 없앨 수는 없다. 강산이 변해 오는 것과 함께 우리의 정신이 만들어졌다. 요즈음 사람들이 아무리 백인 문화를 좋아한다 해도 그러한 근원까지 사라지지는 않는다.

기독교는 유대 땅에 살던 사람들의 역사에서 만들어진 것이고, 불교는 인도라는 곳에 살던 사람들의 사상과 정신으로 만들어진 그 사람들의 종교다. 그리스도 사상과 부처님의 말씀이 인간에게 미치는 영향은 영원불멸할 것이다. 그러나 우리의 정신을 무시한 채 기독교나 불교를 받아들인다면, 종교인들은 헤맬 수밖에 없다. 우리의 정신을 바탕으로 하면서 종교를 받아들여야 한다.

우리의 기(氣) 사상은 하느님을 알지 못하고 착한 마음을 지니지 않으면 통할 수가 없는 것이다. 그러니까 궁극적 선에 도달하면 어떤 종교든지 하느님(인간이 선하게 사는 것, 인간의 도리를 다하고 하느님이 부르실 때 순응하는 것)을 만나게 된다. 천지인(天地人) 삼재(三才)가 화할 때 좋은 기운을 발할 수 있고, 그래야 삼라만상이 하느님의 뜻대로 순행하게 되는 것이다.

사람의 정신이란 하루 이틀에 만들어지는 것이 아니다. 조상 대대로 부모를 공경하는 집안이 어느 대에서 갑자기 불효를 하는 예는 드물다. 부모를 공경하는 모양은 같았지만, 마음에 공경하는 바가 덜해지다가 불효자가 되었을 따름이다.

얼마 전 어떤 아이들 남매가 부득이 이곳에 오게 되었다. 부모가 경제적으로 파탄 나서 가족이 이리저리 찢어졌던 것이다. 아이들은 엄마 아빠를 찾지도 않고, 떼를 쓰거나 징징거리지도 않았다. 집안 내력을 알고 보니 엄마는 고아로 컸고 아빠는 고아원에서 장애인들과 함께 살아온 사람이었다. 이 아이들이 왜 똑같이 부모의 길을 밟고 있을까? 아무리 무당 집안에서 무당이 나오고, 정신 이상자가 나온 집안에 정신 질환자가 나오고, 충신 집안에 충신 나오고, 역적 집안에 역적 나온다고 하지만.

운명을 극복하는 방법은 지금 나와 함께 숨쉬고 있는 기운을 바꾸는 것이다. 즉 천기를 받아야 한다. 하늘에 주파수를 맞춰야 하는 것이다. 액운이 꼈으니, 즉 팔자가 기구하니 절로 들어가라는 말은, 세상 물욕을 버리고 수도를 해서 하늘의 복을 받으라는 말이다. 덕을 쌓아 베풀면서 기(氣)를 달리 하라는 말에 다름이 아니다.

운명론, 팔자 타령, 이것은 아무리 훌륭한 종교를 믿는 사람이라 해도 정도 차이뿐 누구에게나 조금씩은 잠재해 있다. 미신이라고 무시하면 어쩔 수 없지만, 이런 상황에 놓인 사람들은 팔자를 그대로 받아들이되 탐욕과 물욕과 단맛을 좇아 살 것이 아니라 자신을 죽이며 고행을 하며 후천적으로 극복할 수 있는 힘을 키워 가야 한다.

하느님 뜻대로 사는데 기가 막힐 일이 있겠는가?

장자가 말하는 도인이란 진리와 하나되고 자연과 하나된 사람이다. 자연과 같이 먹고, 자연과 함께 자고, 자연과 함께 깨고, 자연과 함께 움직이는 사람이라 했다. 모두가 도인이 될 수는 없지만, 그러한 시늉이라도 해야 하지 않을까?

종교는 그 지방 풍속을 닮아야 한다

수만 년 동안 풍화 작용과 지진 같은 만고의 풍진을 겪으면서 지금의 자연이 이루어진 것처럼, 우리의 문화도 이 땅의 역사가 만들어 낸 산물이요 이 땅의 모든 살아 있는 것들을 지탱해 주는 '힘'이다.

말 많은 목사라 또 종교 얘기를 해본다. 팔만사천대장경 다 보아도 승려들이 이 집 저 집 다니며 집터 봐 주고 물 자리 봐 주고 산맥·수맥·천기·지기 찾으라는 경문은 보지도 듣지도 못했다. 그러나 불교인들은 어느 나라에 가든지 그 나라 집을 짓고 그 나라 옷을 입고 그 나라 악기를 사용하고 그 나라 풍습을 수용한다. 한옥을 잘 지으면 절간 같다 하고, 한복을 차려입으면 중 옷 같다 할 정도이다. 나도 사물(징, 꽹과리, 장구, 북)을 집에 두고 사는데, 어떤 이는 날보고 절간이냐고 하고 무당 집이냐고 한다.

종교와 풍습, 문화는 그 지방 사람의 오랜 경험 끝에 만들어진 것으로 율법과 같은 것이다. 구약에서는 하느님을 유대 나라가 독점해 왔다. 유대 사람만 복 주고, 이스라엘만 승리하게 하시는 하느님을 믿어 왔다. 이스라엘을 복 주는 하느님으로 알고 있는 구약만을 본다면, 그것은 하느님을 200분의 1만 믿는 것이다. 말하자면 기형적인 하느님을 믿는 것이다. 세계 200여 개 국이 따로 믿는 편파적인 하느님을, 예수님이 오셔서 이방인도 구원하시고 이방인에게도 복 주시는 하느님으로 완성시켰다.

기독교를 바로 보는 이들은, 중동에서 알라신과 여호와와 전쟁을 하는데 하느님끼리 싸운다고 말한다. 그리스도를 한문으로 쓸 때 '기독'(基督)이라고 썼다. 기독교가 그리스도교다. 선교사들이 한국에 와서 기장·예장 싸우는 것을 보고 한국에서는 예수와 그리스도가 싸운다고 말했다.

하느님은 이스라엘의 하느님만도 아니고 아랍인들만 승리하라고 복 주시는 알라신도 아니다. 온 나라의 하느님이고 우주천체 삼라만상의 하느님이시지, 지구만 잘 돌아가게 주장하시는 하느님이 아니다. 자기 마음 씀씀이에 따라 자기만을 아껴 주는 신랑 예수라든지 친구 예수, 자기 가정만을 잘되게 해 주는 아버지 하느님, 자기 나라 보우하사 승리하게 하는 하느님, 자기 인종, 자기 종교만 잘되게 하는 부처·알라·마호멧, 인류만 영장으로 받드는 기독교인이어서는 안 된다. 우주천체를 다 포용하고 삼라만상을 다 지배하는 하느님, "도가도비상도"(道可道非常道)라 하였듯 말로 다 형용할 수 없는 하느님, 하도 거시기가 거시긴게 거시기가 거시기라고밖에는 표현할 수 없는 여호와 야훼로 받아들여야 하는 것이다.

천주교 믿는 서양인들이 우리 나라에 전도하러 와 보니 우리 나라에도 하느님이 있었다. 여기서 문제는 동양에서 찾고 믿어 왔고 복 빌어 왔던 하느님이 여호와와 같은 신이냐 다른 신이냐이다. 같은 신으로 알면 동양의 모든 법도를 따라야 하고, 아니면 배척해야 되겠기 때문이다. 천주교에서는 무슨 일이든 교황에게 물어 보면 된다. 교황의 법이 곧 베드로의 법이요, 베드로의 법이 예수님의 법이요, 예수님의 법이 하느님의 법이기에 그렇다. 그러나 이 문제는 교황 성하께서도 궁금하셨다. 그래서 고민 끝에 수도원에 의뢰하였다. 무슨 문제든지 신부들에게 연구를 의뢰하면 당대로 끝이 나지만, 수도원에 의뢰하면 대대로 지속되기 때문에 수도원에 의뢰를 했다.(성경이 보전되어 내려온 것도 수도원에서 보관해 왔던 덕분이다.)

교황은 수도원 두 곳을 정해 연구를 의뢰하였다. 프란치스코 수도

회와 어거스틴 수도회가 그곳인데, 연구 결과가 같이 나왔으면 좋겠으나 정반대로 나왔다. 프란치스코회에서는 동양에서 섬기는 하느님과 여호와가 같은 신이라고 하고, 어거스틴회에서는 그와 반대로 발표하게 되었다. 계속해서 연구한다 해도 이는 마찬가지이다.

그러나 언제까지 이렇게 접어 두고만 있을 수 없는 일이다. 그로부터 200년이 흘렀으니 말이다. 하는 수 없이 교황 23세는 각국 주교들에게 두 수도회에서 연구한 자료를 발송해서 각 교구별로 다시 연구·검토하도록 하고, 1962년 바티칸공의회에서 이 문제를 다루기로 했다. 각국 주교가 모여서 하느님을 놓고 투표하게 된 것이다.

주교는 교황이 직접 임명하는데, 이 주교에 대해서 교황은 임명권만 있지 해임권이 없다. 주교는 한번 임명되는 종신직이다. 더구나 각 교구 내에서 교회의 모든 운영과 법도는 주교의 권한으로, 각 성당·수도원·기타 기관의 운영·임명·해임을 모두 주교가 맡아 결정하게 되어 있다. 이 주교들이 모여 민주적으로 하느님을 투표하는데 어떤 하느님이 당선되었냐 하면, 동양에서 찾는 하느님이 여호와와 같은 신이라고 반대 없이 당선된 것이다.

바티칸공의회 이후 천주교에서는 우리 나라의 성묘법, 제사법을 옛날대로 다 수용하고 있다. 애당초 천주교에서는 사제의 제도를 계승하였고, 개신교에서는 종교 개혁자들의 만인 제사장론을 수용했다. 그런데 오늘날 천주교에서는 거꾸로 사제의 권위를 많이 낮추는데 반해, 개신교에서는 성직자들의 권위가 갈수록 높아져 우습게 되어 가고 있다.

여호와께서 세상에 복을 내릴 때 한국인이라고 해서 복을 내리지 않고 돌보아 주지 않았겠는가? 유대인에게 이사야, 예레미야, 엘리야, 아모스, 호세아를 보낼 때에 이곳 한국에도 선지자를 보냈을 것이다. 구약 시대 선지자들도 부활·재림 예언한 것처럼, 동양의 선지자들도 부활·승천·재림 예언을 하였으나, 구원은 그리스도로 창구를 단일화했을 따름이다.

우리 나라에서는 조상의 영이 하느님과 대화를 하고 중보 역할을 해서 자손들의 생사화복을 주관하는 것으로 생각하여, 우리는 조상만 잘 섬기면 된다고 믿어 왔다. 중국에서는 상제만이 하느님과 대화를 하여 중보 역할을 하니, 임금님만 잘 섬기면 된다고 믿어 왔고, 유대인들은 제사장을 통해야만이 하느님과 대화를 할 수 있고, 제사를 지내면 속죄도 되고 화목제·희생제도 된다고 믿어 왔다. 이처럼 하느님을 섬기는 방법이 다른 것뿐이다. 물론 조상을 신으로 알고 절하면 미신이다. 그러나 그것이 효도의 방법이라고 알고 예의를 갖추고 하면 효성으로 생각하게 된다. 그런데 요즈음 잘 나가는 부흥 강사들은 지금도 제사장만 잘 섬기고 와이셔츠 새 것 사 놓고 비싼 넥타이 사 놓고 과일 깎아 놓고 음료수통 갖다 놓아야 복 받는다고 떠든다. 물론 그렇게 안 해 놓는 것이 손님 대접은 아니지만.

추수 감사 명절

명절에는 노래가 있어야 한다. 노래는 즐거운 흥을 돋구어 준다. 정신대에 끌려갔던 노인이 어릴 적 불렀던 아리랑 한 절로 고국과 고향 친척을 찾는 것같이 노래란 원래 잊혀지지 않고 오래 기억된다. 그러므로 절기마다 절기에 맞는 노래와 놀이가 있어야 한다. 그 뜻을 잊지 않기 위해서이다. 이스라엘 백성들도 그렇게 했다.

우리 선조들은 추수 감사절을 추석이라 이름해서 그날 조상들의 영전에 제사를 드렸다. 우리 선조들은 신앙관이, 인간은 하느님과 멀어 감히 제사할 자격이 없고, 그래서 조상신께만 제사 잘 드리면 조상신들이 하느님께 복을 빌어 주는 것으로 알아서 이렇게 조상신들에게 제사를 드려 왔던 것이다. 하느님과 인간 사이에 그리스도가 없었기 때문에 조상들의 영을 그리스도로 알았던 것이다. 유대인들도 그리스도가 오기 전에는 제사장들이 그리스도 역할을 했다. 그리스도는 와서 자기가 중보 역할을 하고 나서지 않고 사람들이 직접 제사하도록 하고 물러섰다.

아무튼 우리 선조들은 처음 열매, 처음 곡식을 그냥 먹지 않았다. 배고픈 시절에도 먼저 익은 열매나 곡식을 따로 두어 제물로 썼고, 만약 추석이 윤달이 끼어 늦게 오면 가족끼리 '올기심리' 라 이름 짓고 먼저 조상신께 제사 드리고 나서 먹었다. 떡 해서도 자기들끼리만 먹지 않고 이웃끼리 나누어 먹었다. 이웃과 나누는 정도 정이지만, 우리는 올기심리하고 햇곡식 먹고 있다는 것을 알렸던 것이다.

우리 마을은 산신제를 먼저 지낸다. 추석 때까지 처음 곡식을 기다리지를 못한다. 예부터 보리는 남쪽에서 익어 올라오고 벼는 북쪽에서 익어 내려간다. 매년 추석 때까지 기다리지 못하고 미리 마을끼리 곡식을 거두어 산신제를 지낸다. 돼지 잡고 떡하고 술 빚는데 좨주(祭主)는 그해 삼재가 들지 않은 사람으로 한 달 동안은 병 문안이나 초상집에 가서도 안 된다. 개고기를 먹거나 부정한 음식을 먹어도 안 된다. 삼재가 드는 해가 돌기 때문에 좨주는 자동으로 매년 할 수가 없다. 이장이라고 매년 좨주가 될 수 없다. 학력이나 재산 따지지 않고 어떤 이든지 내세워 한 달 동안 정결하게 준비하고 음식 준비를 하면 된다. 부부도 마찬가지고, 온 가족이 다 참례해야 된다.

이처럼 루터, 캘빈이 만인 제사장론 주장하고 종교 개혁하기 전부터 만인 제사장 제도가 있었다. 루터, 캘빈이 태어나기 전부터, 6·25가 일어나기 전, 미군이 오기 전부터 그래 왔었다. 제사 지내는 장소는 큰 바위 밑이나 큰 나무 밑이면 된다. 큰 바위 밑이나 큰 나무 밑은 마을에서 제당으로 사용해 왔다. 우리 마을에서는 산길로 약 3~4킬로미터 떨어진 큰 절벽 밑을 제당으로 써 왔는데, 6·25 때 그쪽 마을이 옮겨진 후로는 바로 마을 뒤 큰 참나무 아래서 산신제 지내다가, 그 나무마저 잘리게 되어 지금은 더 작은 나무 밑으로 옮겨서 제당으로 쓴다. 옛날 제사 지냈던 그 바위를 지금도 제당이라 부른다.

아브라함은 유목민이나. 처음 첫 새끼 길러 그냥 먹을 수 없고 암컷은 번식용이라 잡을 수 없어서 수컷을 구워 제사를 지내는데, 제사를 지내려니 돌로 제단을 쌓고 구워야 되었기에 가는 곳마다 돌 단 먼저 쌓고 하느님께 제사부터 드렸다. 성전이 따로 없고 가는 곳마다 돌 단 쌓는 곳이 제당이었다. 그러다가 정착하면서 성전을 짓게 되었는데, 이때부터는 레위인이 제사장을 독점해 왔다. 예수께서 이를 보시고는 아무 곳이라도 하느님 모신 곳이 성전이요 누구나 제사장이 될 수 있다고 했다. 레위인이 태어나기 전 우리는 레위인도 필요 없었고 성소도 옮겨 다녔다. 여기까지가 「레위기」가 필요없는 「신명기」 3장이다.

올기심리는 가족과 이웃간의 추수 감사 축제요, 산신제는 마을 축제요, 추석은 전국적인 축제다. 우선 사흘 동안 일을 하지 말아야 한다. 구약에도 있듯이 아무 일이나 해서는 안 된다. 그것은 양반들에게 주어진 계명이 아니다. 종들 일시키지 말라는 것이다. 양반이나 지배자들은 날마다 노는데 무슨 일을 하지 마라, 해라 할 필요가 있겠는가? 그리고 사람들이 다들 일을 하게 되면 대동 놀이나 마을 축제에 참석할 수가 없다.

이때에는 햇과일, 햇곡식 준비해서 조상께 감사를 드린다. 주된 음식이 송편이다. 찹쌀가루로 여러 가지 속을 위장해서 먹도록 하는 것이다. 햇콩, 햇팥, 참깨, 밤, 꿀 등을 넣어 빚는다. 특히 주의해야 할 것은 식구들이 좋아하는 것만 골라서 넣지 말고 싫어하는 것도 넣어야 한다는 점이다. 싫은 음식 먹어야 건강해진다. 만들 때 모양을 달리해서 표시해서는 안 된다. 식구들이 좋아하는 음식만 넣어 만들어도 소용없다. 송편은 이웃끼리 바꾸어 먹게 된다. 만약 이웃집 가서 송편 안 먹으면 결례가 되고, 먹다가 뱉으면 천벌받는다고 우리는 교육받아 왔다.

집에서도 제사 지내지만 산소에 가서도 제사를 지내야 한다. 추석 전에 산소 가서 잔디 깎는 날을 정해 금초하기도 하고, 바빠서 못하면 추석날 잔디 깎고 제사 지내도 조상들께서 먹고살기 바빠 그랬을 것이라고 너그러이 이해하실 것 믿으며 죄스러운 마음 없이 인사 올린다. 이때는 가까운 조상만 찾는다. 윗 조상들은 시제(時祭) 때 모여 제사 드리기 때문에 시제까지 안 가는 3~4대 조상 산소만 찾는다.

그러기 위해서는 모든 일가가 큰집으로 모여야 한다. 아무리 멀리 떨어져 살아도 일 년에 두 번은 모여야 된다. 교통이 막혀도 모여야 되고 날씨가 궂어도 모여야 된다. 그러나 염려 말아라. 우리 나라 기후에 비오는 추석은 거의 없다. 비는 조금 때 주로 오지 보름일 때는 오지 않는다. 초여드레와 스무 사흗날이 조금이고, 그믐 때도 비가 가끔 온다. 사월 초파일이나, 칠월 칠석날 비오지 않는 날 몇 번 있었는가?

차례상을 차릴 때만이라도 전통 과일을 찾아 차렸으면 한다. 과일 이름이 외국어로 된 과일은 안 된다. 바나나, 파인애플, 키위, 오렌지, 토마토, 그리고 제철 아닌 음식도 차례상에 올라서는 안 된다. 그러나 이는 조상 제사 지낼 때 이야기이고 하느님께 제사 지내는 이들하고는 상관없다.

이스라엘 사람들의 추수 감사절과 우리의 추수 감사절을 비교해 보자. 먼저 이스라엘 사람들은 7월 10일에는 "스스로 괴롭게 하고, 괴롭게 하지 않는 자는 그 백성 중에서 끊어지리라"(「레위기」 23장 26절~32절) 하는 처벌 규정까지 헌법에 명시해 놓고 있다. 몸을 괴롭게 하는 절기인 이 추수 감사절이 되면 7일 동안 초막에서 살아야 한다. 몸을 편안하게만 한다 해서 건강할 수는 없다. 수시로 괴롭히며 밖에서 잠을 자 주어야 했다. 그리고 아름다운 과실과 무성한 가지 속에서 노래를 부르며 7일 동안 축제를 즐겨 왔다.

우리 나라에서는 추수 감사절을 11월 셋째 주일로 지킨다. 햇과일, 햇곡식을 아무 생각 없이 다 먹고 나서, 눈발 내릴 때 감사 예배 한번 드리면 끝난다. 뭐 특별한 축제도 음식도 별로 없다. 헤어져 있는 사람 모임도 없고 무슨 역사성이 깃든 것도 아니다. 가족끼리 이웃끼리 벌이는 마을 축제도 아니고, 교인들끼리 모여 감사 예배 드리는 것으로 끝난다.

바람직한 추수 감사 예식은 전통 명절인 추석과 하느님께 드리는 예배를 결합시키는 것이다. 산신제니 추수 감사니 다 필요없으나, 이웃끼리 마을끼리 전 국민이 같이 감사하고 즐길 수 있는 기회가 있었으면 좋겠다. 우리가 미국에서 옥수수 추수해서 처음 바치는 11월 둘째 주에 감사절을 맞추느냐, 아니면 미국식 기독교가 양보해서 우리 명절인 추석을 받아들여 이날에 감사절을 보내느냐 하는 선택은 교단마다 결정할 일이겠으나, 감사 헌금 많이 모으려면 11월에 드리는 것이 좋겠다.

추석을 맞이하여 건강을 지키려면 체하는 것과 감기, 이 두 가지에 신경을 써야겠다. 주로 명절 음식 먹고 병나는 일이 많다. 체하는 것은 발효 식품만 같이 먹으면 체하지 않는다. 그런데 추석 음식은 발효 식품이 없다. 햅쌀밥에 송편은 발효 식품이 아니니 체하지 않도록 조심해야 한다. 여기에 동동주 담아 같이 먹으면 체하지 않으련만 한국 기독교에서 죄악시하니 안 되겠고, 동동주 담아 오래 놔 두면 식초 되니 식초 만들어 먹으면 괜찮다. 과일주 담가 먹으면 좋으련만 이것도 한국 기독교에서는 불법이니 포도주만 담가 먹고, 나머지 과일은 과일 효소라 이름 지은 뒤 효소가 잘못되어 알코올 성분이 많아졌다고 하면서 마시면 괜찮다. 만약 체했을 때는 빨리 물 마시고 배 주무르면 된다. 뉘여 놓고 배 만져 제일 아픈 곳 찾아 힘껏 쓸어내리면 고쳐진다. 등을 만져 제일 아픈 곳을 두드려 주어도 되고, 급할 때 손끝을 바늘로 따 주어도 좋다. 혈을 아는 사람은 합곡혈에 침을 놓아도 되지만 잘못하면 의료 행위법에 걸린다.

감기는 여러 가지 증세에서 오지만 제철 아닌 과일 먹어도 감기에 걸린다. 참외, 수박, 토마토는 여름 과일이다. 복중에 몸을 차도록 해서 더위 먹지 말고 건강 지키라고 여름에 이런 과일이 나온 것인데,

값비싸게 팔려고 늦게까지 농사해서 판다고는 해도 이런 것이 차례상 음식은 아니다. 차례상이나 성묘 때 수박, 참외, 토마토 많이 보았다. 이런 과일은 더구나 햇과일이 아니다. 햇과일 가지고 조상 제사 안 지낸 죄로 감기라는 벌을 준다. 바나나도 열대 지방 과일이다. 이것도 차례상에서 보았다. 조상신이 노하신다.

감, 사과, 배, 밤, 대추는 가을 음식으로 어느 때 먹어도 좋다. 포도도 봐 준다. 복숭아는 귀신 쫓는다고 제상에도 놓지 않는다. 우리 나라 사람들은 병이 나면 귀신이 병나게 한 것으로 잘못 알고 있다. 병과 귀신을 혼동하고 사는 이들도 있다. 과일 중에 해독제로 복숭아를 들 수 있다. 복숭아는 특히 담배 즐기는 이들에게 좋다.

최근에 친구에게 들은 이야기다. 모 대학 교수가 담배를 하루에 세 갑을 피우기에 옆에서 너무 피우는 것 아니냐고 하니, 걱정 말라고 하면서 학교 실험실로 데리고 가서는 담배진을 구렁이에게 먹이니 금방 쓰러져 죽어가는데 복숭아 즙을 내서 먹이니 바로 살아나더라고 한다. 복숭아 먹으면 금방 병이 고쳐지니 귀신 도망 간 줄 알았던 것이다. 그래서 복숭아를 귀신 쫓는 과일로 여겨 집 안에는 심지 말라 하고, 동쪽으로 뻗은 복숭아 가지 꺾어다 푸닥거리하면 잔병 고쳐지니 잡귀 쫓아낸 줄 여겨서 무당이 이를 이용해 왔다.

집 안에 복숭아나무를 심지 말라는 이야기는 맞다. 복숭아 털이 몸에 묻으면 피부병을 일으킬 수도 있고, 알레르기 환자는 몸이 가려울 수도 있다. 그러니 멀리 심어 놓고 과일만 따다가 씻어서 피부 건강한 사람이 껍질 벗겨 주면 좋겠다. 복숭아가 제사상까지 올라오면 제사 참예하는 사람들 중에 약한 사람은 눈병이나 피부병에 걸릴 수도 있는데, 이것 역시 제사 잘못 지내서 조상신이 노하셔 병을 얻었다고 생각할 수 있으니, 차례상에는 올리지 않는 것이 좋겠다. 그러나 먹을 때는 상관말고 먹어도 좋겠으나, 농약 쳐서 생산한 복숭아는 역시 독을 먹게 되는 것이니 잘 판단해서 하시도록……

'여호와의 증인' 들은 복숭아를 에덴 동산의 과일이라 하고, 일반에서도 신선들이 갖고 놀았다 하여 '천도' (天桃)라는 말까지 생겨났다. 과일 잘못 따 먹으면 쫓겨나고 잘 골라 먹으면 신선된다.

잡귀 잡신 물러가라

이상한 사람

우리 이웃에 사는 50대 남자의 이야기다. 시골에 태어나 열심히 살려고 해도 농촌 생활에 별 수입이 없어 어렵게 산다. 도중에 도시에 가면 좀 나으려나 하고 10여 년간 서울 생활도 해보았으나 별로 성공도 못하고 다시 돌아왔다. 지금은 열심히 농사 짓고 사는데, 그래 봐야 연말이면 농협 돈 이자 갚기도 힘들게 생활한다.

하루는 서울에 결혼식이 있어 마을 사람들이 관광차 타고 나갔다. 그런데 이 사람이 식사 후에 결혼식장 앞 한 노인의 노점에서 만나는 사람마다 커피를 사 주는 것이었다. 내가 보기에도 몇만 원어치 사는 것이다. 커피 얻어 마시는 사람마다 이상하게 그 사람을 봤다. 그이 형편에 과소비하는 것이었다. 보는 이마다 수근거렸다. 그저 기분 내느라고 돈 많이 쓴다고 나도 하마터면 그렇게 생각할 뻔했다. 그 다음날 나는 밤늦게 그이 이야기를 들었다. 자기가 서울 살 적에 길가에서 군고구마 장사를 했다고 했다. 자신이 노점 장사를 했기 때문에 노점 상인을 도와 주느라 커피를 지나치게 샀던 것이다.

그이가 언젠가 고구마 장사 할 적에 어떤 신사 한 사람이 고구마 2천 원어치를 사고 5천 원짜리 돈을 주기에 3천 원을 내주었더란다. 그런데 이 사람이 "그냥 두라"고 하며 가기에 화가 나서 쫓아가 욕을 하며 "당신 같은 사람에게 동정받기 싫다"고 돈을 던져 주었다고 했다. 그러자 이 사람이 그러면 다시 고구마를 3천 원어치 가져가면 되겠느냐고 하기에, 그렇다면 괜찮다고 고구마 3천 원어치를 싸 주었더니 받아 가지고 가면서, 사실은 자기가 군고구마 장사를 했었노라고, 죄송하다고 하며 떠나갔다. 그는 미안한 마음이 들어서 그 사람을 쫓아가 다시 사과했다고 한다.

약수터 파란 치마 귀신

1974년 경이었을 것이다. 이웃 마을 17세 된 처녀가 갑자기 정신이 돌아 날뛰고 발작을 했다. 무엇인가에 쫓겨 울면서 밖으로 뛰어나간다. 온 교인이 사흘간이나 밤낮 붙들고 앉아 찬송도 하고 기도도 하고 귀신 나가라고 해도 별효과가 없었다. 며칠 후 그 처녀더러 조용히 물었다. "왜, 무슨 귀신이 있어서 그렇게 날뛰느냐?"고 했더니, 약수터에 파란 치마 입은 귀신이 찾아와서 그렇다는 것이다.

그래서 내가 "그럼 내 눈에는 안 보이고 왜 너의 눈에만 보이냐, 좀 이상하지 않으냐?"고 했더니 이상하다는 것이다. 하기에 내가 "그것은 네가 어릴 적에 동네 어른들에게 놀림받느라고 약수터에 가면 파란 치마 입은 귀신이 있다는 이야기를 듣고 컸기에, 그 지어 낸 전설을 사실로 알고 그런 게 너의 머리 속에 잠재해 있다가 네가 몸이 약해지니 현실같이 나타난 것이다. 나는 너랑 같이 있어도 파란 치마 귀신은 안 보인다. 우리 고향 공중 변소에는 달걀귀신과 멍석귀신뿐이 없더라" 하였다. 이 말 한 마디에 그 처녀는 정신이 온전해졌다. 지금은 시집 가서 40세 넘도록 정신 이상 없이 잘살고 있다.

잘못된 입신과 정신 이상

1972년 진달래교회에 살 적의 이야기다. 일찍 저녁 먹고 일이 피곤해서 잠깐 자느라고 누워 있는데, 여자들 방에서 한 사람이 저녁밥 먹다 죽었다고 밥상을 치우고 장의 찬송을 하는 것이다. 그 무렵 한창 우리 나라 교계에 입신과 방언이 유행하던 때라 내 짐작에 '입신했구나'하고 그냥 자는 척하고 누워 있었다. 그랬더니 옆방에서 사람이 죽었다고 우르르 뛰어와 나를 깨웠다. 내가 피곤해서 "잠 좀 자게 그만 가라"고 하니까, "사람이 죽었는데도 잠을 자느냐?"며 온 집안이 날뛰고 요란하다.

내가 하도 안 일어나니 80세 넘은 노인이 찾아오셔서 좀 와 보라고 하였다. 그 할머니를 내 방에 모시고 이런저런 이야기하며 시간을 끌었다. 그때 유행하던 입신이 두 시간이면 깨어나는 것이어서, 내가 시계를 보면서 두 시간이 되자 "할머니 건넌방에 가 보셔요. 지금 죽은 사람이 살아났어요. 가실 필요도 없어요"하고 나니, 건넌방에서 역시 죽은 사람 살아났다고 기뻐하는 것이었다. 1970년대 초반 그 자주 하던 입신을 요즈음은 다들 안 한다. 입신할 적마다 무슨 천국을 다 갔다가 왔다고들 하였다.

그 천국 갔다왔다는 이더러 제대로 돌아온 뒤에 조용히 물어보았다. "그때 어디 가서 누구 만났느냐?"고. 그는 좁은 길과 넓은 길이 있는데, 자기는 아무리 좁은 길을 가려 해도 넓은 길에서 마귀가 끌어가고 좁은 길 쪽에서 천사가 끌고 가 천사와 마귀와 중간에서 싸우다가 깨어났다고 했다. 예수님의 비유를 환상으로 보는 것이다. 이 환상은 비유라는 설명을 확실히 해 주었다. 그리고 좁은 길은 오늘 저녁 먹은 그릇 설거지하는 것이고, 넓은 길은 다른 사람이 설거지하는데 같은 시간에 찬송가 펴 놓고 예배 드리는 것이라고 했다. 내가 하기 싫은 일은 남도 하기 싫은 일이라는 것을 알아야 하고, 그 하기 싫은 일을 하는 것이 좁은 길이고 이 일을 다른 구실삼아 피해 가는 것이 넓은 길이다.

그 좁은 길의 천사의 모습을 물어 보니 날개 달리고 노랑머리라 하길래 그것은 성탄 카드에 나온 그림이라고 일러 주고, 마귀의 모습을 이야기해 보라니까 뿔이 있고 키가 크고 쇠뭉치 들고 있다길래 그것은 어릴 적 만화책에 나오는 도깨비 그림이라고 일러 줬다. 마귀가 그렇게 생겼으면 누가 마귀를 쫓아다니겠는가? 마귀는 사랑하는 사람이 될 수도 있고, 가족이 될 수도 있고, 친구가 될 수도 있다. 누구든 예수님보다 더 사랑하면 우상이 되고, 계명을 어기도록 유도하는 이들이 그때그때 마귀가 되는 것이다. 그 천국 갔다왔다는 처녀는 다시는 입신도 허깨비 천사도 만나지 않게 되었다.

위에서 말한 한 사람은 이상한 사람이고 한 여인은 귀신 들린 사람이고 또 한 여인은 입신한 사람이다. 이 글을 쓰다가 『정신분열증에 관해 나누고 싶은 이야기』라는 책을 읽는데 무슨 말을 하든지 글을 쓸 때 앞뒤 순서가 맞지 않는 사람은 정신분열 환자라고 의심해야 된답니다"라는 대목이 나온다. 나는 글을 쓸 적마다 앞뒤가 맞지 않으니 그냥 정신분열증 환자의 글이라고 생각하면서 읽어 주셔야 할 것 같다. 맨 앞의 경우는 환경적 요인으로 생긴 것이고, 그 다음 여인의 경우는 상상을 현실화한 것이고, 마지막 여인의 경우는 역시 상상을 현실화한 것이지만 종교적인 요인이 작용했다는 점이 달랐던 것뿐이다.

1970년대 그 흔하던 입신과 방언, 그때는 마치 방언할 줄 모르면 신앙인이 아닌 것처럼 부흥 집회마다 떠들었고, 그런 사람은 성령을 받지 않은 잘못된 거짓 신자처럼 여겨졌었다. 그때 모든 기독교인들이 다 같이 그렇게 떠들어 댔지만 어느 목사 한 사람도 "아니다, 잘못된 것이다"라고 이야기하는 사람은 없었다.

천당, 천당 사람
입신할 때 갔던 곳이 주로 천국이요, 그곳에서 예수 만나고 베드로

만나고 주기철 목사, 손양원 목사 만나고 왔다는 이야기들이다. 천국의 모습은 아름다운 정원에 꽃밭이 있다고 하는데, 옛날 천국은 큰 기와집이었는데 요즈음은 양옥집이 많다. 주위는 옛날에는 꽃밭이었으나 요즈음은 정원으로 바뀌었다. 쓰고 있는 면류관은 예나 지금이나 바뀐 것이 없다. 옛날에 갔다왔다는 천국은 먹을 음식이 많았는데 지금은 별로 먹을 음식이 없다. 찬송 소리도 지상에서 불렀던 찬송 소리 그대로이고, 악기는 외국에서 쓰는 악기만 있지 우리 나라 악기 중에는 겨우 거문고 정도만 있다고 한다. 건축 자재는 모두가 금, 진주 등 보석이고, 유리를 많이 썼으며, 길과 대문도 유리나 금으로 되어 있다.

그런데 「계시록」 21장에 보면 신천신지(新天新地)에는 처음에 지상에 있었던 것은 없다고 했으니 모두가 잘못 보고 온 것 같다. 내 생각에는 입신할 적에 만나보고 왔다는 성인 성녀들이 약수터의 파란 치마 입은 귀신과 구별이 가지 않는 것이다. 또 궁금한 것은 천국 가서 자기가 아는 사람들만 만나고 오는 것이다. 아니면 자가 나라 사람들 중 교회사에 나온 사람들만 만나서 이야기를 듣고 오고, 그 가운데서도 주로 목사님들만 만나고 온다. 천국에서도 지역이 나누어져 한옥도 있고 양옥도 있고 한국 사람들끼리 따로 살며 가족들을 제일 먼저 만날 수 있는 것 같다. 그 다음 이상한 것은 불교인들은 가끔 입신도 하는데 그분들의 입신 때는 부처님 만나고 관세음보살님 만난다는 점이다.

꿈 이야기에서부터

사람들이 잠을 자면 꿈을 꾼다. 짐승도 꿈을 꾸는 모양이다. 자다가 꿈틀거리기도 하고 놀라기도 한다. 사람들은 잠꼬대를 하는데 깨어나서 꿈꾸었느냐고 물어 보면 꿈 안 꾸었다고 한다. 꿈이란 잠을 자면 꾸기 시작하는데 그 동안에 자기가 경험했던 곳, 상상했던 곳, 스쳐 지나갔으나 기억하지 못한 것들만 나오게 마련이다. 나는 군대에 다녀왔기에 지금도 가끔 군에 간 꿈을 꾼다. 어느 친구는 고아원에서 컸는데 지금도 고아원 꿈을 꾼다고 한다. 나는 고아원 생활을 안 해서 고아원 생활 꿈은 꾸지 않는다.

꿈꾸는 시간은 잠깐이다. 꿈에 30리 길을 걸었다 해서 실제 꿈꾸는 시간이 세 시간 걸리는 것이 아니다. 몇 초간인지도 모른다. 언젠가 라디오 연속극이 시작되는 것을 들으며 잠이 들었는데 꿈에 많은 곳을 다녀왔다. 그런데 깨어 보니 아직도 연속극이 끝나지 않고 있었다. 역시 기도 많이 하는 사람은 꿈에 예수 만나고, 스님들은 부처 만난다.

꿈이 맞는다는 것은 불행한 일이다. 꿈은 무시하는 편이 낫다. 실제 맞지 않기 때문이다. 가령 꿈에 호랑이 새끼 두 마리가 집에 들어왔는데 아들 쌍둥이 낳았다 해서 그 꿈이 맞았다고 할 수 없다. 그것은 호랑이 새끼를 아이들 쌍둥이에다 갖다가 맞춘 것이다. 내가 말하는 것은 그런 것말고 정확히 맞는 것이다. 어릴 적 꿈에 큰 집 멀쩡한 조카가 죽었다. 며칠 후 실제 죽는 것이었다.

이런 식으로 정확히 맞는다 해도 나는 무시한다. 한 달에 한 번 맞는 꿈을 꾸었다고 기억하고 나머지 29번은 틀려서 무시한 것 가지고 사람들은 꿈이 맞는다고 한다. 한 달 동안 매일 꿈꾸면서 맞는 꿈 15번을 꿔도 맞는 것이 아니다. 15번은 틀렸기 때문이다. 뱃속에 있는 아이가 아들인지 딸인지 나는 50퍼센트는 맞춘다. 무조건 아들이라고 하면 50퍼센트 이상 맞기 때문이다.

마지막 부분을 기억하면 꿈꾸었다고 한다. 꿈을 꾸노라면 희로애

락애오욕을 스치면서 꾸다가 마지막에 깨어날 때 기억나는 것만 가지고 더듬어 떠오르는 부분이 대개 꿈 이야기다. 나는 교통 사고 나는 꿈꾸고도 그날 아침 운전하고 떠난다. 꿈 속에서 교통 사고 나기 전에 누가 나를 깨웠으면 단꿈 꿀 때 깨웠을 것인데 그때는 깨지 않았고 밖에서도 시끄러운 충격이 없었기에 꿈에 충격받아 깨었을 것이다. 그러나 실제 운전하고 다녀도 그날 사고 안 난다. 그런 꿈을 꾸다가 스스로 깨어나면 주로 불길한 꿈이라 하고, 누가 깨워서 일어나면 단꿈을 꾸는데 왜 깨우느냐고 한다. 매일같이 좋은 꿈 꾸려면 아침마다 지켜보다가 즐거운 표정 지을 때 깨워 주면 날마다 좋은 꿈 꾸게 할 수 있다. 스스로 잠에서 깨어나면 아주 즐거운 꿈이 아니면 거의가 불길한 꿈이다. 꿈에 충격을 크게 받으면 스스로 잠이 깨기 마련이다.

돼지꿈을 꾸었다 해서 재수 좋은 것이 아니다. 일본 사람들은 후지산 꿈만 꾸면 그날 재수 좋다고 복권 산다고 한다. 우리 나라 사람들은 돼지꿈만 꾸면 복권 사고 야단인데, 설령 돼지꿈을 꾸었다고 해도 복권 살 필요 없다. 복권 안 사도 다른 방법으로 재수 좋아 이익이 오게 마련이다. 후지산 꿈 꾸려면 후지산 바라보고 집 짓고 살면 되고, 돼지꿈 꾸려면 제일 좋은 방법은 양돈업을 하면 된다. 양돈장 경영하는 사람들 날마다 돼지 새끼 낳는 꿈 꾼다. 그래도 돼지 파동 나면 양돈 농가가 망하거나 빚에서 헤어나지 못한다.

저승사자

임종 때 사경을 헤매면 잠깐 깨어나서 죽음에 들어가기 전 이야기를 하기도 하고, 어떤 이는 실제 사흘 만에 깨어나서 자기가 겪은 이야기를 하기도 한다. 그때도 공통점이 있다. 자기가 생각한 곳만 다녀온다. 옛날 양반들은 평소에 가마만 타고 다녔기에 임종이 가까워지면 저승에서 가마 가지고 나를 모시러 왔다고 작별 인사하고 떠나지만, 종들은 가마채만 메고 다니거나 틈틈이 포졸들에게 끌려가서 곤장 맞던 기억만 나니 임종 때 저승사자가 까만 도포 입고 데리러 와도 끌려가지 않으려고 발악을 하다가 임종을 맞는다. 보통 포졸들은 혼자 다니지 않는다. 무슨 보복당할까봐 보통 2~3명이 함께 다닌다. 나도 1970년대 모 수사 기관에서 붙잡으러 올 때 담당 수사관이 세 명이었다.

옛날에는 임종 후에 보통 사자밥을 해놓았는데, 우선 밥을 다시 지어 세 접시 상에 놓고 짚신 세 켤레하고 동전 세 개를 같이 놓고 잘 모시고 가 달라며 제사 지낸다. 이것이 첫 번째 장례 예절이다. 그렇다면 저승에서 염라대왕이 양반은 가마로 모셔 가고 상민은 저승사자 시켜 방망이 들고 끌어가는 차별 임종을 치르겠는가?

염라국의 아시아 지역 사자들

또 한 가지, 기독교인들은 임종 때 주로 예수님이 자신을 맞이한다고 찬송도 하고 기도도 하며 기쁨중에 임종을 맞는가 하면, 천주교인들은 성모님께서 데리러 온다고 성모송을 외우다가 임종을 맞기도 한다. 불도인들은 역시 부처님이 임종을 맞이한다고 염불하다가 세상 떠난다.

이를테면 염라국에서 염라대왕이 종교 따라 다르게 사자를 보낸다는 이야기인데, 기독교인들이 죽을 때는 예수 보내고, 천주교인이 죽을 때는 성모님 보내고, 불교인이 죽을 때는 부처님이나 관세음보살, 지장보살 보내서 영혼 데려오라고 시키는 것이 아니다. 그 사람이 살았을 때 가졌던 생각이 임종에 가까워질수록 꿈이 깊어질 때처럼 그대로 현실같이 보이는 것뿐이다.

염라국의 교통 수단 변천사

옛날에는 죽었다가 깨어난 사람들 이야기를 모아 보면, 가마 타고 어디를 멀리 가다가 가마채가 부러져 충격받아 깨어나 보니 식구들이 울고 있더라, 나룻배를 타고 가다 배가 파선되어 깨어났다, 외나무 다리가 부러져 깨어났다 등등의 이야기들이었다. 그런데 요즈음에는 수술 후 깨어나서 하는 이야기도 있고, 섣부른 죽음에서 깨어난 사람들 이야기에는 차 타고 가다가 차가 충돌해서 깨어났다, 비행기 타고 가다 추락해서 살아났다는 이야기들이 나돈다.

그렇다면 옛날에는 염라국의 국가 재정이 넉넉지 못해서 임종 맞은 사람 직접 끌어가고, 그 중 양반은 가마로 데려가다가, 요즈음은 염라국에서도 박정희 도움을 받아 새마을운동을 해서 염라대왕도 고속버스 사고 승용차 사고 비행기 사서 평소 비행기 자주 탄 사람은 비행기로 모셔 가고 나머지는 고속버스, 승용차, 택시로 영혼을 불러들이는 것인가 보다.

이 모두가 자기가 생각하고 있던 것들이 몸이 약해지거나 정신을 잘 차리지 못하거나 할 때 떠오르는 것 아니면, 어릴 때 귀신 이야기를 잘못 들어 없는 귀신 입력시켜 놓았다가 역시 몸이 약해지고 정신 잘못 차려 이렇게 자기가 창조한 귀신에게 끌려다니다가 정신 이상되기도 하고 귀신 들렸다고 하기도 하는 것이다.

귀신도 공통점이 있다

귀신은 주로 흰옷 입은 여인들이고 머리가 긴 여인들이다. 왜 남자 귀신은 안 나타나는지 모르겠다. 그리고 그런 귀신들은 하나같이 전기불 하나 못 이기고, 뭐 몸 약한 사람들 아니면 정신 약한 사람들에게만 달려드는 힘없는 귀신들인지 모르겠다. 귀신은 가령 있다 해도 아무에게나 귀찮게 하지 않는다. 무슨 원한이 맺혀서 보복하려고 나타나거나 억울함을 호소하려고 나타난 것이다. 바르게만 살면 그리고 바른 신앙만 가지고 있으면 귀신 무서울 것 없다. 귀신은 도망 가면 쫓아오고 찾아가 확인하려면 없어진다. 있다고 인정하는 사람에게는 있는 것이 귀신이고 없다고 생각하는 사람에게는 없는 것이 귀신이다.

이제부터는 자기가 창조한 귀신에게 시달림 받지 말고, 자기가 멋대로 만들어 낸 염라국 사자에게 끌려가지 말자. 자기가 생각했던 염라국 사자는 예수든 마리아든 부처든 따라가 임종을 맞지 말자. 염라국 가서 자기가 창조한 허깨비 예수에게는 심판도 받지 말고 지옥도 가지 말자. 참 하느님만을 믿고 썩어 없어질 금이나 은이나 보화나 진주 따위가 없는 천국, 지상에서는 찾아볼 수도 없고 비교할 수도 없는 것으로만 꾸며진 천국, 추위도 없고 더위도 없고 배부름도 없고 배고픔도 없고 사랑도 미움도 없고 화도 복도 희도 노도 애도 낙도 없는 곳, 생도 노도 병도 사도 없는 곳, 내가 머리 속으로 창조하지 않고 하느님이 지어 놓으신 천국을 사모해야 한다.

그곳은 나의 노력만으로 안 되고 하느님이 그냥 데려가는 곳이다. 「마태복음」 26장 30~46절을 보면, 천국 갈 것을 확실히 믿고 있던 왼편 염소 분류는 영벌에 갔고, 어느 때 주의 주리신 것이나 목마르신 것이나 옥에 갇히신 것을 보았느냐고 의심했던 오른편 의인들은 영생에 갔던 심판의 기준이 나온다.

이제 어려운 환경 속에서 자라 좀 이해 못할 이상한 행동을 하더라도 억지로 너그러이 이해하며 살아가기로 하자. 어린 아이 달래느라

이불 속에서 이야기하던 호랑이나 도깨비도 변소간의 달걀귀신도 약수터 파란 치마 귀신도 멍석귀신도 다 물러가고, 무당이 돈 벌려고 불러들인 목매달아 죽은 귀신, 물에 빠져 죽은 귀신, 벼락 맞아 죽은 귀신, 동방에 청제살신, 남방에 흑제살신, 서방에 홍제살신, 북방에 백제살신, 나무 중앙 황제살신, 나무귀신, 조왕귀신, 장독귀신, 칙간 귀신, 동자귀신, 몽달귀신, 무슨무슨 없는 귀신 만들지 말고 썩 물러 가고.

잘못된 방언, 입신 들어가 헛것 보고 진땀 빼지 말고, 이런 못된 글이 『농촌과 목회』 책에 있다고 읽고 나서 성경상 맞느냐 틀리느냐, 교리상 맞느냐 안 맞느냐, 이런 글 글이라고 실었느냐, 이단이냐 사이비냐 따지다가 정신 뺏기고 귀한 시간 낭비하지 말고, 무엇이 진실하며 무엇이 거룩하며 어느 것이 사랑인지 분별하도록 하자. 20세기 잘못된 신앙 귀신 썩 물러가고, 21세기에는 지성인다운 신앙 찾아, 과학과 철학이 없는 무속 신앙도 말고, 철학과 종교관만 있는 잘못된 종교 지도자처럼도 말고, 과학과 철학과 종교가 확실한 신앙인이어야 하며, 믿음만 있고 소망이 없는 신앙, 믿음과 소망 있는 신앙을 멀리하고, 믿음 소망 없이 사랑만 강조한 신앙에서 떠나, 신망애(信望愛)를 겸한 신앙을 가져야 잡귀 잡신을 물리칠 수 있다.

선비와 길선비

우리 교회로 군부대에서 교육을 보낸다. 목적은 잘 몰라도 뭐 봉사
도 해주고, 사람이 되라고 여기서 받는 교육 제목을 '인성 교육'이라
고 이름 지어 중대원 전원을 보내기도 하고 나누어 보내기도 하고,
대대 전원이 올 때도 있고 어쩌고 한다. 언젠가는 대대장이 기독교인
만 골라서 보냈다. 이유를 물어 보니 교인들더러 절에 가서 일해 주
라 하면 싫어하듯이 불교인더러 교회 가서 일해 주라고 하면 싫어할
까봐 그렇게 했다는 것이다. 그 대장더러 다음부터는 불교인, 기독교
인 구별 말고 보내든지 아니면 불교인들만 골라 보내라고 했다. 왜냐
하면 나는 절에 가서 일해 주라고 하면 즐겁기 때문이다.

나는 부처님을 존경한다. 나는 한 때만 굶어도 배가 고파 못 견디
는데 부처님은 6년간을 금식하셨고, 나는 한 주간만 고기 안 먹어도
고기 생각이 나서 못 참겠는데 부처님은 평생을 어쩌면 몇 겁의 반복
된 윤회 동안 고기를 잡수시지 않고 참으셨다. 나는 하루만 앉아 있
기도 힘들어하는데, 어느 때인가는 발목 복사뼈에 물이 고여 의사에
게 물어 보니, "그것은 고스톱 병입니다. 발을 개고 계속 앉아 있으면
물이 고입니다" 했다. 그런데도 부처님은 6년 동안 한 곳에 앉아 계
셨어도 고스톱 병이 안 걸리신 분이다. 나는 그분을 보면 그냥 인사
드릴 것이 아니라 합장 배례하고 싶다.(윤회가 어떻고 부처상이 어
떻고 우상이 어떻고, 나도 목사니까 따지지 말기로 하고.)

불교가 우리 나라를 두 번 망쳤다. 삼국이 불교 때문에 망했고, 고
려가 그랬다. 나라를 망친 종교가 없어져야 되는데 왜 지금까지 살아
있느냐 하는 것이 무척 궁금했었다. 요즈음 생각해 보니 나라는 주로

296

주지 스님들이 망쳤고, 불교를 지금까지 망국에서 건져 유지시킨 것은 선승들이라는 생각이 든다. 주지 스님들은 다 그렇지는 않으나 주로 목탁 소리나 염불 소리가 크게 들리기도 하고 성의 없이 두들기는 듯이 들리기도 한다. 공양미 삼백 석을 가지고 불공을 왔다면 주지 스님 염불 소리에 힘이 들어가고 목탁 소리가 커진다.

내가 위아래 절 가운데서 십여 년 살 기회가 있었다. 그때 한 곳에서는 부자가 불공 드리려 왔을 때와 가난한 사람이 왔을 때 염불 소리와 목탁 두드리는 소리가 달라 절 분위기를 그대로 느낄 수가 있었다. 그렇지만 모든 절간이나 승려들이 다 그렇다는 것은 아니다. 가난한 사람 빈손으로 와도 더 열심히 염불해 주고 식량 자루 보태 주는 곳도 있다. 스님 한 분은 나더러 교회 하나 잘 지어 줄 터이니 돈 벌 생각 말고 공부나 열심히 하라고 격려하셨고, 어려울 때 쌀가마 주시며 종교 중에 기독교가 제일 좋은 종교니 기독교 버리지 말라고 부탁하신 스님도 계셨다.

주지 스님은 주로 앉아서 공양미 받고 복 빌어 준다. 절간은 크게 짓고 이름하여 대웅전이라 하고 요사채 또한 크게 지어야 한다. 수십 수백 명의 상좌를 거느려야 하고 따르는 신도들이 수백 수천 명이 된다. 사월 초파일에 쓰다 남은 초만 해도 트럭으로 싣고 나가야 한다. 부처님 구경하는 값으로 받은 입장료만도 수억 원이고, 더 큰 절 주지 파견 받으려고 문중 싸움하고 돈 써 가며 자기 세력 구축한다.

그분들도 처음 절 시작할 때는 찾아오는 신도가 없어 사찰 건축비도 만들 수 없으니 오두막부터 짓는다. 지나가는 사람 사주·관상·손금 봐 주고 병 고쳐 주고 기도해 주고 독경해 주고 침 놔 주다가, 신도들 늘고 사찰 건물 커지면 그럴 시간 없으니 그냥 바쁘다고 하지 않고 미신이라고 다 치우고는 그렇게 시작하는 승려들을 땡초라고 비난한다. 이런 스님들은 사찰 아니면 주무실 수도 없고 탁발할 시간도 없고 갖고 들어온 공양미만도 처리 곤란이다.

한편으로 절도 집도 없고 처자도 없고 토굴 속에서 아니면 이 집 저 집 다니며 떠돌이로 돌아다니는 선승들이 있다. 이들은 정처가 없기에 앉아서 공양미 받고 있을 장소도 없고 기지고 간 쌀 보관할 장소도 없다. 불상(불쌍)한 분 모실 곳도 없는 불상(불쌍)한 승려들이다.

팔만사천대장경 대략 다 읽어 보았다. 거기에는 승려들이 공양미 받아 모아 둔다는 이야기도 없고, 사찰 크게 지으라는 이야기도 없고, 불상 모시라는 말씀도 없으며, 승려들이 이 집 저 집 다니면서 집터 봐 주고 병 고쳐 주고 다니라는 이야기는 더욱이 없다. 처음 불교가 우리 나라에 포교되었을 때는 우리 토속 문화와 무척 싸웠을 것이다. 인도에는 더운 지방이라서 집에 대한 큰 관심이 없어 집터에 무관심했을 것이고, 더욱이 강산이 많은 지역이 아니라서 수맥도 관심 밖이었을 것이다.

떠돌이 승려들은 이 집 저 집 탁발을 구실삼아 찾아다니며 복 빌어 주고 어려운 일 해결해 주고 병 고쳐 주고 집안 운세 점쳐 주며, 동냥 주어도 받지 않고 주지 않아도 정중히 합장 배례한다. 애들이 건드리고 욕하고 도망쳐도 화내시는 스님 못 봤다. 밤 되면 사랑방 찾아 이곳저곳 이야기 전해 주고 어려운 일 해결해 주고 날 밝으면 전송 없이 떠난다.

불교는 밉지만 그래도 그런 선승들 덕으로 집안의 어려움을 해결해 왔기에 고마울 뿐이다. 스님 말 들어 액운 피해 가고 건강 유지하고 생명 연장했기 때문이다.

유교 또한 우리 나라를 망쳤다. 이씨 조선이 일본제국이 침략해서 망했다지만, 조정이 다투지 않고 바로 서고, 민심이 오로지 국왕을 믿고 조정을 신임했다면 비록 힘없고 가난하고 군사력이 약하다 해서 그렇게 침략당하지는 않았을 것이다. 설사 그 누구라도 침략해서 정권을 잡았다 해도 민심을 사지 않으면 허사다. 이씨 조선이 망한 것은 유교라기보다는 유교의 못된 양반들 때문으로 본다. 삼강오륜 찾고 족보 찾으며 서민들을 못살게 했고, 양반들끼리도 서로 다투고 시기하고, 충신이란 충신은 모두 역적 만들어 죽이고 귀양 보내고, 서민들이 자수성가해서 조금이라도 재산 모으면 어떤 구실을 삼아서라도 곧장 치고 빼앗고 멍석말이시키고 종살이시켰다.

그러나 한편으로는 유생들 중에서도 양반의 신분 갖고 벼슬 마다하고 시골구석 곳곳에서 비가 새는 오두막집에 처자들 거느리고, 권력이나 금력과 결탁하지 않고 청렴결백하게 살아온 선비들이 있었다. 이들은 마을에서 결혼하면 궁합 봐 주고, 결혼식 진행해 주고, 애 낳으면 이름 지어 주고, 병나면 침 놔 주고(침 놔 주고 돈 받은 예는 없었다), 약 가르쳐 주고(약 지어 준 것과 가르쳐 준 것은 다르다), 초상 나면 산소 자리 정해 주고, 제사 지내면 축문 써 주고 지방 써 주었다. 무식한 사람 대필해 주고, 가난한 과부들 땅 찾아 주고, 성주할 때 택일해 주고, 농사꾼들 파종 날짜, 이종 날짜 가르쳐 주며, 길흉도 예언해 주었다.

이러한 선비들은 사람들이 은혜에 보답한다고 할까봐 찬물 마시고 이빨 쑤시고, 빈 솥에 물 붓고 불을 펴서 연기 나게 하고, 가난한 티를 내지 않고 비굴하게 굴지도 않으며, 헐벗음과 굶주림을 잘 견뎠다. 기어이 사례를 받는다면 훈장 노릇하면서 부잣집 아이들한테나 사례를 받고 가난한 집 아이들은 그냥 가르쳐 주었다. 이들은 마을 촌장도 아니고 무슨 지도자도 아니지만, 온 마을 사람들의 정신적 지도자요 선생이요 선지자였다. 워낙 정직하고 가난했기 때문에 못된 양반들이 무슨 트집을 잡을 수도 없고, 함부로 하면 주변에서 원성 살까봐 조심하면서 속으로는 무서워했었다.

그러나 이처럼 모든 대소사를 다 처리해도 할 수 없는 일이 있다. 즉 돈 많은 양반들의 부조리를 들추어 낼 수가 없는 것이다. 어느 양반이 유부녀를 강간해도, 가난한 과부 재산을 빼앗아도, 그 선비가 충고하거나 그런 말을 누구에게라도 전한다면 그 마을에서 살아남을 수가 없는 것이다. 만약 그런 잘못된 이야기를 들추어 낸다면 그날 밤에 종들 시켜 오두막집 부수고 두들겨 패고 모르는 척했을 것이다.

관아에 고소해 봤자 워낙 사또 나리들과 결탁해 있는지라 아무 소용이 없다. 그렇지만 돈 많고 못된 양반들을 혼쭐 내주며 다니는 힘있는 선비들도 있다. 이들은 한 마을에 눌려 사는 것도 아니고, 무슨 인정에 얽매이거나 가정에 매여 있지도 않으며, 향수심에 도취해 한 마을을 지킬 생각도 하지 않는다. 조선 팔도가 다 자기 고향이고 온 백성들이 친척이고 친지다. 지연도 없고 학연도 없고 가문도 족보도 무시하고 뭐 특별한 종교도 없다. 처음부터 종교가 없었던 것은 아니다.

불가에서 큰 사람은 큰 선비[居士]라 칭하고, 유가에서 큰 사람은 길 선비[道士]라고 칭하지만, 본인들은 거사니 도사니, 불교니 유교니 구별치 않고 그런 데는 관심도 없다. 다만 구별해 보면, 큰 선비는 타고날 때 운동 신경이 발달해 있어서 무술·봉술·태술·권술·도술 등을 익히고 모자란 힘은 차력해서 힘을 가지고 있으나 아무 때고 쓰지는 않고 엄포만 놓는다. 산중에서 고기도 더러 먹으며 잘 연마해서 필요할 때 정의롭게 사용한다. 이들의 출신 신분은 대략 상민 중에 머리 영리하고 힘있는 사내 아이들이다. 이들은 태어나면 양반들이 불안해서 데려다 병신 만들고 죽이니 어릴 적에 산중에 데리고 가서 먼저 자리잡고 가르치는 더 큰 거사 밑에 맡겼는데, 내 새끼 남의 새끼 찾지 않고 조선 새끼, 팔도 새끼로 기르도록 부탁하고 잊는 것이 보통이었다.

이 큰 선비는 힘을 길렀어도 고향 찾아 부모님 찾아가면 안 된다. 그 사실을 못된 양반들이 알면 그 집 가족을 그냥 놔두지 않기 때문이다. 또 이들이 자리잡고 힘을 기르는 곳을 알려서도 안 된다. 관군들을 시켜 그냥 없애 버린다. 여우도 굴이 있으나 이들은 머리 둘 곳도 없이 이곳저곳 옮겨가면서 단련을 하였다. 산적들과는 다르다. 길렀던 힘을 정의로운 데 사용했으며, 힘이 필요할 곳이면 어느 곳이든 찾아다녔다. 그러나 자기를 나타내지 않으려 했고 힘 자랑 하지도 않았다.

한편으로는 태어날 적부터 몸이 약하게 태어난 사람들은 이 큰 선비들과 같이할 수는 없었지만, 약하면 약한 대로 재주를 기르고 학문을 닦았다. 물론 집도 없고 처자도 없이 걸어다닌 길선비[道士]들이다. 빨리 걷기 위해 축지법을 쓰고, 위급할 때 피해가려고 동서에 번쩍거리며 날고 뛰는 재주를 기르고, 서민들을 도와 줄 만한 학문도 길러 필요한 곳이면 어디든 찾아다닌다. 힘이 없으니 우주천체 삼라만상 움직이는 이치 따져, 돌아가는 궤도에 역행해서 잘못 끼어 같이 거꾸로 돌지 않도록 잘 정리해 준다. 천리를 먼저 알고 땅의 순환을 터득하고, 그 기운이 어디로 흐르고 어디서 멈추고 어느 곳에 솟는지를 잘 터득한다.

이들은 한 곳에 머무르지도 않지만 할일 있으면 밤낮 가리지 않고 머무르기도 한다. 천박하고 가난한 서민들 건강 돌봐 주고, 집 지을 자리 정해 주고, 지어 놓은 곳도 이것저것 보살펴 주고, 천리와 지리에 어긋나면 순리대로 살도록 정리해 주며, 선비들과 밤새 사는 이야기 나누면서 정보를 입수하기도 한다.

그러나 길선비가 모르는 것도 있다. 이들은 날씨에 대해서는 잘 모른다. 날씨는 한 곳에서 오래 살아야 잘 알 수 있다. 그 지역 날씨에 예민한 것은 사람들보다 짐승들이다. 동물들도 그렇거니와 곤충들도 예민하고 식물들도 잘 안다. 물론 그보다는 감각이 둔해져서 그렇지 사람들이 먼저 알 수도 있다. 어떤 이는 달만 보아도 알지만, 우리 마을 돌아가신 노인 한 분은 동짓날 하루 날씨 보고 일 년 날씨를 다 정해 놓으신다고 한다. 안타까운 것은 그분 생전에 배워 두지 못한 것이다.

강화도에서 다시 배 타고 가면 교동이라는 섬이 있다. 이곳은 배 뜨는 시간이 음력에 따라 달라진다. 이곳 사는 이 중 음력을 사용하는 노인들은 배 뜨는 시간을 다 외우고 사신다. 장로들은 물론 잘 알거니와 아녀자들도 잘 안다. 그러나 잘 모르는 이들이 젊은 목사들이다. 음력을 생활화하지 않기 때문에 날마다 선착장에 전화해댄다.

경기도 화성에 섬이 있는데, 이곳의 바닷길은 하루에 두 시간씩 육로가 드러나 배타지 않고 그냥 걸어가면 된다. 그러나 음력에 따라 그렇지 못한 때도 있다.

서천에서 강의 도중에 "초등학생만 대답해 보시오. 비오는 날이 언제이지요?" 하고 물으니, "조금날입니다" 한다. "조금날이 언제지요?" 하니, "초여드레, 스무 사흘입니다" 한다. 달과 조수 현상이 연결되어 있고 달과 날씨가 연관되어 있기 때문이다. 이런 것들을 자리 잡고 사는 선비들은 잘 알지만 정처 없이 떠도는 길선비들은 알 수가 없다.

다음 길선비들은 그 집안 유전병에 대해서 잘 모른다. 어느 집 조상 중에 나병 들어 조용히 숨기고 집을 나간 사람이 있다는 사실이라든가, 폐병 들어 집안 식구 전염될까봐 쫓겨나간 사람 있다는 일들을 모른다. 그 집안 건강 진단하려면 이런 것들도 참작해야 한다.

또 길선비들이 모르는 것이 그 집안의 중간 혈통이다. 할머니가 서모였고 상할머니가 계모였고 조상 중 씨받이가 들어오고 보쌈해서 온 일, 종에게서 아들 낳아 본실 족보에 올리고 숨기고 살아오면서 자기 종 부리듯 부리고, 자기 친어머니인 줄 모르고 종년으로만 생각하고 함부로 하다가 그 종의 딸을 노리개로 삼고 살아가는 일들을 길선비들은 잘 모르나 선비들은 잘 안다. 그런 우습고 재미있는 이야기거리를 말하려는 것이 아니고, 그 혈통에 따라 유전병이 따라 오는 것을 잘 모른다는 얘기를 하려는 것이다.

길선비들은 양반들의 부조리를 이야기하고 나서 잡으려면 앉아서 6미터를 뛰어넘고(부잣집 담장이 5미터이기에), 잡으려고 쫓아오면 축지법 쓰고, 또 잡히면 태권도를 한다. 이들은 손에 든 것도 없어야 되고 몸에 걸친 것도 없어야 된다. 가는 곳마다 그때그때 벌어먹으면 된다. 명성을 올리기 위해 이름을 밝힐 필요도 없고, 사는 곳이 일정치 않으니 어디 사는 누구라고도 할 수 없다. 출신 신분이 정확하지 않으니 성도 알 수 없고 있어도 알려서는 안 된다.

몇 년 전 "산은 산이요 물은 물"이라고 말씀하신 스님이 계셨다. 일생을 수도에 전념하셨고 계율 또한 잘 지키신 큰 스님이다. 그러나 그분에게 아쉬운 것은 길선비로서 양반들의 부조리를 말씀하시지 않았다는 것이다. 박정희 대통령이 삼선 개헌할 적에 못하게 하고 유신헌법 통과 못하게 했으면 할 수도 있었으련만, 말씀을 안하고 "산은 산, 물은 물"만 찾으시니 그만 육영수도 죽고 박정희도 죽게 되었다. 물론 산은 산이고 물은 물이다. 장기 집권하면 망한다는 뜻이다. 우매한 백성들은 모르거니와 현명하고 탁월한 정치인도 몰랐던 것이다. 길선비로서 바른 말씀을 안 하시니 뛰어난 사람들이 죽고 민주

정치는 뒷걸음을 쳤다.

도둑질을 하려면 쥐도 새도 모르게 해야 한다. 낮말은 새가 듣고 밤 말은 쥐가 듣는데, 쥐도 새도 몰라야 한다는 것은 낮에 하거나 밤에 하거나 간에 들키지 말아야 한다는 뜻이다. 그러나 쥐도 새도 모르게 할 수 있다는 것은 쥐나 새를 속일 수 있다는 뜻이다. 더 감쪽같이 하려면 귀신도 몰라야 한다. 귀신도 모르게 도둑질할 수 있다는 것은 귀신도 속일 수 있다는 뜻이다.

그러나 귀신애비는 속일 수 없을 것이다. 도둑질한 것을 귀신애비〔神父〕는 다 알고 있다. 그들은 고백 성사를 받기에 다 알고 있다. 혹 시골구석에서 사목하시는 신부님은 모른다 해도 귀신애비왕(추기경)은 다 아셨을 것이다. 전 대통령이나 전전 대통령이나 전전전 대통령께서 비자금 챙긴것 귀신애비들은 미리 다 아셨을 것이다. 노태우 전 대통령이 5천억을 챙겼는데, 2천 500억을 선거 자금으로 충분히 쓰고, 대통령 재임시에 맘대로 쓰고 나머지 은행에 감추어 두었다가 발각된 것만 5천억이다.

5천억이 얼마냐 하면 대략 이렇다. IMF 때 공무원이 안정된 직업이었다. 공무원들 중 군인들이 더 안정된 직업이었다. 군인들 중 장교보다 사병보다 더 힘든 직업이 하사관이다. 그 하사관 생활 20여 년 한 사람더러 지금 제대하면 퇴직금 얼마 받느냐고 하니, 약 1억 2천만 원, 대략 1억 정도 받는다고 한다. 제일 안정된 직업에서 제일 힘들게 한평생 번 돈 중 한푼 안 쓰고 일 년에 1억씩 저축하면 5천 년 저축해야 5천억이다. 단군 이래 지금까지 저축했어도 4천 334억뿐이 안 된다. 앞으로 570억을 더 해야 5천억이 되는 것이다. 이것은 전전 대통령 이야기고, 전전전전 대통령도 그 정도 된다고 한다. 여기서 정태수 어른께서 5조 원, 5천억의 열 배. 이 많은 부조리를 다 아시고 말씀 안 하셨으면, 이것 또한 길선비들이 책임 져야 한다. 길선비들은 관리나 양반들의 잘못을 이야기해야 한다. 이야기해도 아무 피해가 없다.

그런데 목사들은 선비로 친다. 처자와 집이 있기 때문이다. 선비들은 양반들의 부조리를 이야기하면 주리를 틀어 하옥시켜야 한다. 유신 체제 때 유신헌법 제일 반대 많이 한 사람 중에 박형규 목사를 들 수 있다. 그분은 이름이 그렇다. 박씨 정권하에 형을 규정해야 되기에 그렇다. 똑같이 문 목사와 문 신부가 이북 갔는데 귀신애비[神父]는 나와 돌아다니고, 칠스승[牧師]은 쳐서 하옥시켰다. 은총을 가득히 입으신 마리아 자주 찾는 임수경 씨도 나와 돌아다녔다. 하느님보다는 하느님이 힘이 세고, 하느님보다는 성모님의 은총이 더욱 힘이 있으시고, 그 중 천주님이 제일 무서운 것이다. 이런 말 계속하면 나도 '칠 목'(牧) 어쩌고 하니 쳐서 하옥될까 두렵다.

불교가 나라 망쳤고 유교가 나라 망쳤다. 이 다음에는 무슨 종교가 우리 나라 망칠 차례냐 하면 모두가 기독교라고 한다. 기독교만 망하고 나라가 살면 좋겠으나 그렇지를 않다. 불교나 유교나 나라만 망하고 종교는 살아 있다. 잘못된 성직자들 때문에 나라가 망한다 해도 염려할 것 없다. 나라는 망해도 기독교는 살아 왕성할 테니 말이다. 찬송가에 그런 찬송이 있다. "세상 나라들은 멸망받으나 예수 교회 영영 왕성하리라." 세상은 멸망해도 좋고 교회만 왕성하면 된다.

그렇지만 나의 못된 생각으로는 좀 안됐다. 이것이 마귀 생각인지 몰라도 세상 나라도 안 망하고 교회도 왕성했으면 좋겠다. 이렇게 되려면 우선 목사들이 못된 주지 스님처럼 공양미 삼백 석에 정신 팔지 말고 선승처럼 살아야 되겠다. 헌금 봉투 두터우면 손 높이 올리고 우렁차게 축도해 주고, 헌금 바구니 비어 있으면 힘없이 축도하며

"찌어다" 찾지 말아야겠다. 백팔번뇌, 십팔번뇌 안 찾아도 정직하게 살면 성불할 수 있다. 교회로 교인 끌어들여 교회 크게 짓고, 부목·전도사 많이 두고 당회 구성해서 목회 성공한 목사님들도 있고, 선승들처럼 찾아다니며 어려운 사람들 상담해 주고 간호해 주고 무식하고 힘없는 노인들 대필해 주고 심부름해 주고 도와 가면서 사는 선교사들도 있다.

높고 거룩한 양반 목사들보다 낮고 천박한 서민 목사들을 많이 배출한 신학교가 생겨나거나 교육이 바뀌어야 되겠다. 학위 많은 사람들 글을 많이 편집한 잡지사보다는, 좀 무식하고 보잘것없고 목회 잘 못하는 이들이지만 하느님·자연·사람이 숨쉬는, 그와 맞는 삶을 사는 이들이 글을 더 써야 되고, 엮어 내는 글일꾼들이 더 많아져야 되겠다.

꼬리글

목회자는 하루에 생·노·병·사를 다 겪는다. 어린애 난 집에 가서 축하 예배 드려 주고, 노인네 문안하고, 문병 가고, 장례식 집행도 해야 한다. 이름도 지을 줄 알아야 한다. 우리 아이 이름은 목사님이 지어 주어야 한다고 하면 지어 주어야 한다. 아이가 커서 만족하도록 잘 지어야 한다. 집 지으면 집터 볼 줄 알아야 하고, 산소 자리 잡는 풍수도 되어야 한다. 전래적인 지관을 부르지 않는 대신 목사님더러 부탁을 한다. 이때 잘못 잡아서 물 자리를 잡아 주면 망신을 산다. 물론 성도들은 이해하고 괜찮다고 하지만, 그 자리에 있는 친척 가운데는 불신자들이 더 많기 때문이다. 우리 나라 기독교인들은 4분의 1밖에 안 된다. 나머지 4분의 3의 친척이나 가족들이 두들겨 패기도 한다. 때문에 물자리를 피할 줄 알아야 한다.

온갖 종교가 우리 나라에 다 들어와 그들의 의상, 집, 악기 들이 자리잡고 있지만, 무속은 한 번도 우리 나라에서 물러선 일이 없다. 유교, 불교가 들어왔을 때도 그랬고, 이제 기독교 차례로 역시 무속화해 가고 있다. 기독교가 어떻게 우리 문화와 풍습과 손잡고, 그곳에 어떻게 그리스도의 십자가와 부활과 사랑 실천의 정신을 심어 그리스도화하느냐가 오늘 우리에게 주어진 과제이다.

이것저것, 이 말 저 말 두서가 없었다. 처음부터 끝까지 혼자서 생각하거나 경험한 것에다 옛 노인들에게 들은 이야기들이라서 더욱더 두서가 없었다.

임락경 목사의 글을 읽고

오랜만에 좋은 음식 잘 먹었는데 소감이 없을 수 있으랴? 흐뭇하고 맹랑하다. 한 마디로 이른바 성리학(性理學)의 좌충우돌 탁상공론이 주름잡던 시대에도 진짜 사람 사는 일 걱정하여 나무 심고 땅 거두고 짐승 돌보는 일에서 우주의 큰 이치를 찾던 돌파리(突破理) 선비들이 있었는데, 그들이 어찌어찌 어렵게 써서 남긴 글을 용케도 손에 넣은 느낌이다.

하늘이야 물론 높고 좋은 것이다. 사람 따위가 감히 올라가 앉아볼 수도 없는 것이요 손으로 더럽힐 수도 없는 것이다. 그러나 그것을 쳐다보는 내가 낮은 땅에 서 있지 않으면, 높고 좋은 하늘이 무엇이란 말인가? 사실상 땅이 없으면 하늘도 없는 것이다. 그리고 진짜로 중요한 것은 하늘은 하늘에서는 안 보이고 땅에서만 보인다는 사실이다.(내 비록 하늘에 올라가 보지 않았지만 하늘에서는 하늘이 안 보인다는 것 정도는 알 수 있다.)

우리 친구 임락경이는, 자기 말대로, 누가 봐도 '목사님'은 아니다. 첫눈에 목사로 안 봐 주는 건 나도 마찬가지지만, 임락경은 촌놈으로 보고 이현주는 도사로 보는 게 차이다. 나로서는 별로 유쾌하지 않은 차이지만 어쩌랴? 놔두는 수밖에.

촌놈이 여기저기 불려다니면서 얘기를 하는가 싶더니, 그 얘기가 좋아서 좀더 많이 불러 더 많은 귀에 들려 줘야 한다는 다른 촌놈들 극성에 밀려, 마침내 이런 물건(책)이 세상에 나오는 모양이다. 그 얘길 들은 게 벌써 몇 년 전이니, 사흘이면 집필에서 제본까지 마친다는 이 요상스런 컴퓨터 시대에, 과연 촌놈다운 걸음걸이다. 아 참, 기분 좋구나.

　이것은 그냥 좋은 물 마시고 좋은 데 터잡아 건강하게 살고 그러자
는 얘기가 아니다. 눈이 있는 독자라면 그가 물 얘기, 산 얘기, 음식
얘기를 하면서 손으로 은근 슬쩍 어디를 가리키고 있는지 알 것이다.

　구름이야 있건 말건, 서초동 싸롱의 네온이 돌아가건 말건, 임락경
이 눈에는 언제나 별 총총이라, 새까만 하늘이 오늘따라 더욱 고맙
다.

관옥 이현주 씀